Langenbecks Archiv für Chirurgie
vereinigt mit Bruns' Beiträge für Klinische Chirurgie
Supplement 1979

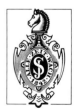

Chirurgisches Forum '79

für experimentelle und klinische Forschung

96. Kongreß der Deutschen Gesellschaft für Chirurgie,
München, 25. bis 28. April 1979

Wissenschaftlicher Beirat

F. Linder (Vorsitzender)
H. G. Borst, Hannover
W. Isselhard, Köln
W. Lorenz, Marburg
K. Messmer, München

R. Pichlmayr, Hannover
L. Schweiberer, Homburg/Saar
M. Turina, Zürich
G. Zimmermann, Salzburg

Schriftleitung

F. Linder   H.-D. Röher   U. Mittmann

Herausgeber

H. Junghanns, Generalsekretär der
Deutschen Gesellschaft für Chirurgie

Springer-Verlag Berlin Heidelberg New York 1979

Schriftleitung:

Professor Dr. Fritz Linder, Chirurgische Universitätsklinik,
Im Neuenheimer Feld 110, D-6900 Heidelberg

Professor Dr. Hans-Dietrich Röher, Chirurgische Abteilung,
Krankenhaus Bethesda, Heerstraße 213, D-4100 Duisburg

Professor Dr. Ulrich Mittmann, Chirurgische Universitätsklinik,
Abt. Experimentelle Chirurgie, Im Neuenheimer Feld 347,
D-6900 Heidelberg

Herausgeber:

Professor Dr. Herbert Junghanns, Auerfeldstraße 29,
D-6000 Frankfurt/Main

Mit 87 Abbildungen

ISBN 3-540-09337-0 Springer-Verlag Berlin · Heidelberg · New York
ISBN 0-387-09337-0 Springer-Verlag New York · Heidelberg · Berlin

CIP-Kurztitelaufnahme der Deutschen Bibliothek.
Chirurgisches Forum für Experimentelle und Klinische Forschung < 1979, München >;
Chirurgisches Forum '79 [neunundsiebzig] für Experimentelle und Klinische Forschung : 96.
Kongreß d. Dt. Ges. für Chirurgie, München, 25. - 28. April 1979 / Hrsg. H. Junghanns. -
Berlin, Heidelberg, New York : Springer, 1979. (Langenbecks Archiv für Chirurgie :
Suppl. : 1979)

Das Werk ist urheberrechtlich geschützt. Die dadurch begründeten Rechte, insbesondere die
der Übersetzung, des Nachdruckes, der Entnahme von Abbildungen, der Funksendung, der
Wiedergabe auf photomechanischem oder ähnlichem Wege und der Speicherung in Datenverarbeitungsanlagen bleiben, auch bei nur auszugsweiser Verwertung, vorbehalten. Bei
Vervielfältigungen für gewerbliche Zwecke ist gemäß § 54 UrhG eine Vergütung an den Verlag
zu zahlen, deren Höhe mit dem Verlag zu vereinbaren ist.
© by Springer-Verlag Berlin · Heidelberg 1979
Printed in Germany.
Die Wiedergabe von Gebrauchsnamen, Warenbezeichnungen usw. in diesem Werk berechtigt
auch ohne besondere Kennzeichnung nicht zu der Annahme, daß solche Namen im Sinne der
Warenzeichen- und Markenschutzgesetzgebung als frei zu betrachten wären und daher von
jedermann benutzt werden dürften.
Druck und Bindearbeiten: Beltz Offsetdruck, Hemsbach/Bergstr.
2131/3140-543210

Vorwort

Ebenso wie die Tagung der Deutschen Gesellschaft für Chirurgie jährlich Rechenschaft über die Entwicklung der chirurgischen Disziplinen ablegt, so ist das Chirurgische FORUM als fester Bestandteil der Tagung zum traditionellen Austragungsort wissenschaftlicher Auseinandersetzung in der klinischen und experimentellen chirurgischen Forschung geworden.

Entgegen der Zeitströmung, die sich in fortlaufender Spezialisierung und damit einer zunehmenden Entfremdung unterschiedlicher chirurgischer Disziplinen äußert, wurden Beiträge aus verschiedenen Themenkreisen in das FORUM aufgenommen: Gastroenterologie, Leber, Galle, Pankreas, kardiovasculäre Chirurgie, prä- und postoperative Therapie, Trauma und Schock, Onkologie und Transplantation.

Die größere Breitenstreuung der Themen, die der Einseitigkeit von Informationsimpulsen vieler wissenschaftlicher Zeitschriften entgegenwirken soll, bringt leider auch Nachteile mit sich. So resultierte die notwendige zahlenmäßige Begrenzung der Beiträge auf den verschiedenen Einzelgebieten in einer Annahmequote von 38 % der eingesandten Vorträge, die im vorliegenden Band veröffentlicht sind.

Den Beiträgen vorangestellt ist wiederum eine Abhandlung über einen Exponenten der chirurgischen Forschung, Alexis Carrel, der für seine Verdienste 1912 mit dem Nobelpreis ausgezeichnet wurde.

Abschließend gilt unser Dank der Deutschen Gesellschaft für Chirurgie, dem Springer-Verlag und unseren tatkräftigen Sekretärinnen, Frau I. Jebram und Frau U. Morath, die einen wesentlichen Anteil an der endgültigen Ausführung des Schriftsatzes der Manuskripte haben.

Für die wissenschaftliche FORUM-Kommission	Für die Schriftleitung
F. LINDER	U. MITTMANN H.D. RÖHER

Alexis Carrel, 1912 – Nobel Prize

Alexis Carrel was born near Lyon, France on June 28, 1873. He entered the University of Lyon, obtaining a Bachelor of Science in 1890, and shortly thereafter became interested in medicine. While a medical student in Lyon he became fascinated with experimental surgery, and following graduation in 1900 remained there for an internship. He was appointed a prosector with teaching responsibilities in anatomy and operative surgery and began his classic work on blood vessel anastomosis. Carrel's initial observations were made in human cadavers and were later followed by animal experiments in collaboration with Morel in the laboratory of Professor Soulier at the University of Lyon. He later confided that his original interest in vascular suture was stimulated by the tragic death of President Carnot of France in 1894. The President was the victim of a knife wound by an assassin with injury of a major blood vessel and exsanguinating hemorrhage (1). In 1902 Carrel published his pioneering observations on the operative technique of anastomosis of small vessels, and these epoch-making contributions rapidly escalated Carrel into a position of surgical prominence. Despite these brilliant achievements, he was disappointed with the facilities made available to him in Lyon and left to spend a year of further postgraduate work in Paris. Seeking a better opportunity, in 1904 he emigrated to USA and after a short stay in Montreal accepted an appointment at the University of Chicago in Professor Stewart's physiological laboratory. There he continued his work on small vessel anastomosis in collaboration with Guthrie.

In the United States news of Carrel's innovative work soon spread, and in 1906 Simon Flexner offered him an appointment at the newly-established Rockefeller Institute in New York. He eagerly accepted this opportunity and pursued his innovative concept in an extraordinarily well-equipped and supported laboratory. In this environment he continued the productive work in vascular surgery, and it was soon apparent that his basic work had made a profound influence upon clinical surgery. The reasons for Carrel's success in vascular anastomoses are captured in his own statement:

> "In operations on blood vessels, certain general rules must be followed. These rules have been adopted with the view of eliminating the complications which are especially liable to occur after vascular sutures, namely stenosis, hemorrhage, and thrombosis. A rigid asepsis is absolutely essential. Suture of blood vessels must never be performed in infected wounds. It seems that the degree of asepsis under which general surgical operations can safely be made may be insufficient for the success of a vascular operation. It is possible that a slight nonsuppurative infection, which does not prevent the union of tissues 'per primum,' may be sufficient to cause thrombosis" (3).

In addition to the many exciting techniques which Carrel performed in the experimental laboratory, he also continued an interest in clinical surgery. In 1909 a dramatic episode occurred in which a premature infant, the son of a New York physician, developed melena neonatorum on the third day of life with loss of much blood from the intestinal tract. The father immediately appealed to Carrel, whereupon the latter anastomosed the father's radial artery to the infant's popliteal vein by direct suture. As soon as the vascular clamps were removed, blood flowed from the father into the baby and the infant's color dramatically improved. Fortunately, this ingenious feat was followed by complete clinical recovery, and since the condition had previously been associated with a very high mortality it was immediately reported and received wide-spread attention (2).

In 1912 Alexis Carrel received the Nobel Prize in Medicine "in recognition of his work on vascular suture and on transplantation of blood-vessels and organs" (3). In his own account of the prize-winning work, published under the title of "Suture of Blood Vessels and Transplantation of Organs" in Les Prix Nobel en 1912, Carrel concluded his historic remarks saying:

> "The termino-terminal (end-to-end) anastomosis is effected by bringing the extremities of the vessels into contact, no traction being necessary. The ends are united by three retaining stitches located in three equidistant points of their circumference. By traction on the threads the circumference of the artery can be transformed into a triangle, and the perimeter can be dilated at will. Then the edges of each side of the triangle are united by a continuous suture whilst they are under tension. During the suture great care is taken to approximate exactly the surfaces of section of the wall. .... In venous anastomoses the ends of the veins are also united by three retaining stitches. A venous suture, however, requires more stitches than an arterial suture, on account of the thinness of the walls. The union of the extremities is made be eversion of the edges, which are united not by their surface of section, but by their endothelial surfaces. An inversion of the edges would be very dangerous and would provoke the formation of a thrombus" (3).

During World War I Carrel returned to France and served as a major in the French Army Medical Corps. During that period he assisted the chemist, Dakin, in the development of the widely used Carrel-Dakin antiseptic solution in the treatment of open wounds. In his military service he was ably assisted by Madame Carrel, a surgical nurse who served with him during this period.

Following the war Carrel returned to the Rockefeller Institute where he pursued work on transplantation of the thyroid, kidney, and heart, demonstrating that these organs could be maintained in a functional state for days or weeks. He further showed that segments of vessels could be preserved in cold storage for prolonged period and then transplanted successfully. In later studies he entered an entirely different field with in vitro cultivation of cells from a number of animals using embryonic cardiac tissue as a culture medium. In fact, some of his connective tissue cultures remained alive at the Rockefeller Institute many years after his death.

In 1935 Carrel joined Charles A. Lindbergh, the noted aviation pioneer, in the development of a mechanical heart. They were able to demonstrate that various organs, including the heart and kidney, could be kept alive for study in a glass chamber supplied by circulation of artificial blood.

With the onset of World War II, Carrel returned to France and died there in 1944. His achievements as a surgeon and a scientist were succinctly summarized in his own words: "Je suis une creature des techniques" (1). Despite the humble nature of this statement, the medical profession clearly recognizes that Carrel's feats were based upon exacting scientific knowledge executed with perfection in surgical technique. This combination was responsible for his many surgical triumphs which will remain for all time.

DAVID C. SABISTON, Jr., M.D.

References
---

1. CORNER, G.W.: A History of the Rockefeller Institute 1901-1953. Origins and Growth. New York: The Rockefeller Institute Press 1964
2. MOSENTHAL, H.O.: Transfusion as a Cure for Melena Neonatorum. J.A.M.A. 54, 1613 (1910)
3. SCHUCK, H., SOHLMAN, R., OSTERLING, A., LILJESTRAND, G., WESTGREN, A., SIEGBAHN, M., SCHOU, A., STAHLE, N.K.: Nobel. The Man and his Prizes. Amsterdam: Elsevier Publishing Company 1962

Inhaltsverzeichnis

A. Cardiovasculäre Chirurgie
   (Sitzungsleiter: H. DALICHAU, Köln und M. TURINA, Zürich) 1

1. Gefäßnähte mit resorbierbarem Nahtmaterial: röntgenologische, hämodynamische, licht- und elektronenmikroskopische Befunde (1. Mitteilung) (W. SANDMANN, W. STASKIEWICZ, K.H. WILDESHAUS, W. LENZ und P. PERONNEAU) ... 1

2. Venöse End-zu-End Anastomosen mit nicht auflösbaren und auflösbaren Schraubflanschringen (D. RÜHLAND, P.H. SCHOMACHER, K.M. MÜLLER, M. PFAUTSCH, W. TIEBEN und U. SPIEGEL) 7

3. Venenersatz durch PTFE-Prothese - tierexperimentelle Ergebnisse und erste klinische Erfahrungen (K.J. HUSFELDT, F.P. GALL, H.P. SCHULZ und H. ZIRNGIBL) 11

4. Ein mathematisches Modell zur Bestimmung des venösen Kapazitätsverlustes mit der Impedanzplethysmographie (K. BALZER, D. SCHREIBER und G. CARSTENSEN) 17

5. Die Oberflächenveränderungen der Pulmonalklappen nach Pulmonalklappen-Xenotransplantation in die Aorta descendens. Eine experimentelle Studie an Hunden (S. GEROULANOS, M. TURINA und Å. SENNING) 23

6. Myokardialer Stoffwechselstatus bei verschiedenen Verfahren zur Einleitung eines reversiblen Herzstillstandes (W. ISSELHARD, B. SCHORN, U. UEKERMANN und W. HÜGEL) 29

7. Regionale Myokarddurchblutung und Ventrikelfunktion nach hypothermer Ischämie und Kardioplegie (W.W. SAGGAU, I. BAĆA, K.H. FEY, M. METZKER und U. MITTMANN) 33

8. Minderung des myokardialen Reperfusionsschadens mit hypocalcämischem, hyperkaliämischem, alkalischem Blut während der postischämischen Wiederaufsättigung mit Sauerstoff (K.H. FEY, D.M. FOLLETTE, D.G. MULDER, J.V. MALONEY Jr. und G.D. BUCKBERG) 39

9. Zur Innenschichtgefährdung des hypertrophierten Myokards (K.L. WAAG, U. MITTMANN, H.E. KELLER, H. SCHÄFER und A. SCHWIERCZENSKI) 43

10. Vergleichende Studie über pulsatilen und kontinuierlichen Fluß während des extracorporalen Kreislaufs. Auswirkungen auf die Leberfunktion und endokrine Pankreassekretion (I. BAĆA, W. BIEGER, U. MITTMANN, W.W. SAGGAU, H. SCHMIDT-GAYK und H.H. STORCH) 49

B. Schock
   (Sitzungsleiter: G. BLÜMEL, München und W. HARTEL,
   Koblenz) 55

11. Hyperdynamer septischer Schock des Menschen: Konzentrationsverlauf von ausgewählten Gerinnungsfaktoren und Plasmaproteinen (J. WITTE, H. SCHIESSLER, R. SCHERER, M. JOCHUM, W. SCHRAMM und H. FRITZ) 55

12. Auswirkungen der bakteriellen Peritonitis auf das Niederdrucksystem des Menschen (R. EISELE, D. BIRNBAUM, D. BÜSCHER und M. NASSERI) 61

13. Extravasaler Albumin- und Wassergehalt der Lunge im traumatisch-hämorrhagischen Schock (M. METZKER, U.B. BRÜCKNER, H.J. BUHR, W. LÖFFLER, U. MITTMANN und H. VICTOR) 67

14. Bettseitige Bestimmung des extravasalen Lungenwassers (J.A. STURM, F.R. LEWIS und V.B. ELINGS) 73

C. Gastroenterologie
   (Sitzungsleiter: A. ENCKE, Heidelberg und G. ZIMMERMANN,
   Dornbirn) 79

15. Pharmakologische Beeinflussung der regionalen Magenschleimhautdurchblutung der Ratte (R. JAKESZ, M. STARLINGER, P. BRATUSCH-MAREIN und R. SCHIESSEL) 79

16. Superselektive Vagotomie bei der Ratte. Funktionelle Kriterien unter Ruhebedingungen und während Stress (E. HANISCH, P.O. SCHWILLE und L. von RAUFFER) 83

17. Einfluß der Hypophysektomie auf die Freisetzung von Gastrin und die antrale Gastrinkonzentration (R.K. TEICHMANN, P.L. RAYFORD und J.C. THOMPSON) 89

18. Effects of Celiacectomy and Stellatectomy on Gastric Mucosal Innervation and Acid Secretion in the Dog (G.M. LARSON, B.H.J. AHLMAN, M. SANO, C.T. BOMBECK and L.M. NYHUS) 93

19. Hemmung der stimulierten Magensekretion durch simultane Gabe von Cimetidin und Somatostatin (H. BAUER, G. SCHMIDT, W. BRÜCKNER, W. LONDONG und F. HOLLE) 97

20. Der präoperative Nachweis von Antrumschleimhaut bei Patienten mit peptischem Ulcus nach Magenresektion - Indikation zur Nachresektion? (L. LEHR, G. TIDOW, H. HUCHZERMEYER, P. MARISS und R. PICHLMAYR) 103

21. Vergleichende endoskopische, lichtmikroskopische und rasterelektronenmikroskopische Untersuchungen der Magenschleimhaut bei Patienten mit chronischer Urämie (E. SCHÖLZEL, P. CORRODI, F. LARGIADER, U. BINSWANGER, H. SULSER und M. KNOBLAUCH) 109

22. Glucose - Homeostase bei resezierenden und nicht resezierenden Verfahren am Magen (A. SCHAFMAYER, H.W. BÖRGER, E.F. COELLE und H.D. BECKER) 115

23. Über die Bedeutung der Duodenalpassage für die Insulin- und Gastrinsekretion des Patienten nach totaler Magenentfernung (R. BITTNER, H.G. BEGER, B. WILLERT, Technische Assistenz: E. MARZINZIG) 119
24. Der Einfluß von Somatostatin auf den Ileocoecalsphincter (ICS) vor und nach ausgedehnten Dünndarmresektionen (M. LAUSEN, F. STEUER, W. UMMENHOFER und W. STREMMEL) . 125
25. Tierexperimentelle Untersuchungen zum Stagnant-Loop-Syndrom (H. BINDEWALD und P. MERKLE) 129
26. Freies Jejunuminterponat in mikrochirurgischer Technik als Ersatz des Halsoesophagus - morphologische und funktionelle Ergebnisse in Langzeitversuchen (B. ULTSCH, H. SCHÖNEICH, T. HOLZMANN, H.-M. FRITSCHE, I. WRIEDT-LÜBBE und G. BLÜMEL) 133
27. Funktionelle und morphologische Untersuchungen zur Divertikelerkrankung des Dickdarms (Th. RAGUSE und J. BUBENZER) 139
28. Die gewebeständige fibrinolytische Aktivität des Dickdarms und ihr Einfluß auf die Wundheilung (S. v. BARY, H. KORTMANN, H. MAIR, K. MESSMER und W. KÖPCKE) 145
29. Eine Methode zur Differenzierung zwischen dem Anteil der glatten und quergestreiften Analsphinctermuskulatur am Ruhetonus (M. SCHWEIGER) 151
30. Operationstechnik zur Behebung der Analinkontinenz mit Hilfe eines magnetischen Analverschlusses (G.H. WILLITAL, H. MEIER, C. KREBS und H. GROITL) 157

D. Onkologie
(Sitzungsleiter: F. LARGIADÈR, Zürich und D. BOKELMANN, Heidelberg) 161
31. Einfluß einer parenteralen Ernährung auf den cellulären Immunstatus bei Patienten mit gastrointestinalen Carcinomen (M. BETZLER, M. GOLLWITZER, H. FLAD und Ch. HERFARTH) 161
32. Farbstoffverdünnung zu Leakage-Bestimmung während regionaler Perfusion bei der Behandlung von malignen Tumoren der Extremitäten (F. GHUSSEN, W. ISSELHARD, J. STURZ, C.P. WELTE, W. STOCK und E.W. MÜLLER) 165
33. Der Einfluß der Milz auf das Wachstum von Tumoren in Mäuselinien mit unterschiedlicher Milzgröße (H.v. WALLENBERG, P. MAINUSCH, J. MEYER und C. HAMMER) 169
34. Xenotransplantation menschlicher Mammacarcinome auf thymusaplastische Nacktmäuse (G. BASTERT, U. STEINAU, H.P. FORTMEYER, H. EICHHOLZ und H. SCHMIDT-MATTHIESEN) 175
35. Topische Unterschiede im Östrogenreceptorgehalt primärer Mammacarcinome (R. KOLB, G. REINER, R. JAKESZ und M. SCHEMPER) 179
36. Einfluß von Östradiol auf die RNS-Biosynthese von menschlichen Mammacarcinomzellen in vitro (P. SCHLAG, G. GEIER, J. VESER, D. BREITIG, M. BETZLER und Ch. HERFARTH) 183

E. Traumatologie
    (Sitzungsleiter: W. SCHINK, Köln und C. BURRI, Ulm) ... 189

37. Modell zum Studium von Einflüssen auf die Frakturheilung. Tierexperimentelle Untersuchungen (O. HELLERER, W.L. BRÜCKNER, R. AIGNER, K.W. WESTERBURG und J. KLEINSCHMIDT) 189

38. Über die Einheilung nicht konservierter homologer Gelenkknorpeltransplantate im Experiment (W. HESSE, H. TSCHERNE und I. HESSE) 193

39. Reaktion des Gelenkknorpels auf subchondrale Defektauffüllung mit autologer Spongiosa, Kieler Knochenspan und Knochenzement (U. MOMMSEN, H. SCHEER, K.H. JUNGBLUTH, G. DELLING und G. SIEBERT) 199

40. Fluorescenzmikroskopische Untersuchungen über Osteosynthesen und Knochendefektauffüllungen mit Cyanoacrylat (Th. TILING, O. MEFFERT und P. STANKOVIĆ) 203

41. Intramedulläre Druckentwicklung und ihre Folgen bei der Marknagel-Osteosynthese (K.M. STÜRMER und W. SCHUCHARDT) 207

42. Hüftkopfdurchblutung beim Hund unter intraarticulärer Druckerhöhung und Entlastung (T. MISCHKOWSKY, U. MENZEL, M. METZKER und U. MITTMANN) 213

43. Experimentelle Untersuchungen zur Biomechanik der Seitenbänder am Kniegelenk (L. CLAES, C. BURRI, W. MUTSCHLER und E. PLANK) 217

44. Untersuchungen zur intraossären Verankerung des alloplastischen Bandersatzes mit Kohlenstoffasern beim Schaf (D. WOLTER, L. CLAES, C. BURRI und R. NEUGEBAUER) 221

45. Argumente für die Naht der Beugesehnen der Finger im Niemandsland (M. GREULICH, U. LANZ und W. KRON) 225

46. Eine neue Behandlungsmethode von Flußsäureverätzungen an den Extremitäten (R. ACHINGER, H.E. KÖHNLEIN und K. JACOBITZ) 229

F. Prä- und postoperative Therapie
    (Sitzungsleiter: M. TREDE, Mannheim und U. MITTMANN, Heidelberg) 233

47. Die postoperative Insulinsekretionsstörung: Untersuchung zum veränderten Sekretionsmodus (E. KRAAS, R. BITTNER, H. GÖGLER und H.G. BEGER) 233

48. Untersuchungen zur organbezogenen Utilisation postoperativ zugeführter Aminosäuren (D. LÖHLEIN, F. DONAY und R. ZICK) 237

49. Untersuchungen zur Beeinflussung der Wundheilung durch Mangel an essentiellen Fettsäuren (P. MERKLE, H. BIGGEL und L. CLAES) 243

50. Zur Prophylaxe und Therapie gastroduodenaler Stressblutungen bei Intensivpatienten mit dem Histamin-H2-Receptoren-Antagonisten Cimetidin (V. ZUMTOBEL, R.K. TEICHMANN und D. INTHORN) 247
51. Wirkungsweise und Verträglichkeit einer wöchentlichen Einzeldosis von 1 mg L-Thyroxin zur Kropfrezidivprophylaxe (H.D. RÖHER, P. GORETZKI und G. HOREYSECK) 251
52. Veränderungen des ionisierten Calciums und des Zitratspiegels beim Hund während maschineller Autotransfusion mit Heparin, ACD und CPD (P. KLAUE, H. MAIER, K. FELDMANN und B. HOMANN) 255
53. Enhancement of Local Immune Response in the Treatment of Experimental Peritonitis (T. HAU, L.D. JOYCE, R.C. LILLEHEI und R.L. SIMMONS) 261
54. Viscosimetrische Untersuchungen zur Wirksamkeit einer postoperativen Bronchialsekretolyse (Th. HEIL, P. MATTES und S. BRAUN) 265

G. Leber - Galle - Pankreas
  (Sitzungsleiter: M. REIFFERSCHEID, Aachen und M. ROTHMUND, Mainz) 269
55. Zur Rolle des Histamins bei der akuten Pankreatitis (H. SCHULT, W. LORENZ, D. MAROSKE, E. LANGE und L. LÜBEN) 269
56. Histamingehalt und Histaminstoffwechsel der menschlichen Leber bei Erkrankungen der Gallenwege (H. BARTH, W. PRIESACK, M. CROMBACH, B. KAPP, H. HAMELMANN und W. LORENZ) 273
57. Reaktion der Leberzelle auf chirurgische Intervention beim Verschlußikterus. Elektronenoptisch-morphometrische Untersuchungen an der Rattenleber (E. BERTRAM, U. RIEDE und L. BREYMEIER) 279
58. Aus welchem Material sollen Gallenwegs-T-Drains bestehen? (K. URFER und F. LARGIADÈR) 283
59. Tierexperimentelle Untersuchungen zur Hämodynamik der prähepatisch bedingten portalen Hypertension vor und nach verschiedenen portosystemischen Anastomosen (M. BOLKENIUS, A. BULLINGER, R. DAUM, U. MITTMANN und U. SCHANK) 289
60. Die Funktion des Rest-Pankreas nach partieller Duodeno-Pankreatektomie (K.D. RUMPF, R. ZICK, H. CANZLER, J. ANTONSCHMIDT und C. DARTAN) 293
61. Die Bedeutung des Komplementsystems bei der akuten Pankreatitis der Ratte (J. HORN, B. HEYMER, N. MERKLE, R. BURK und Ch. HERFARTH) 299
62. Kryochirurgie in der Behandlung des Echinococcus Alveolaris. Tierexperimentelle Untersuchungen (P. MATTES, F. KRAMER und R. DISKO) 303

H. Transplantation
   (Sitzungsleiter: B. MESSMER, München und T. LIE, Bonn) 307

63. Hypotherme Lagerung unter aeroben Bedingungen - Einfluß unterschiedlicher Freispüllösungen auf die Funktionserhaltung der Niere (J.H. FISCHER, M. MIYATA, W. ISSELHARD und H.R. CASSER) 307

64. Einfluß der hochdosierten Prednisolonverabreichung auf das interstitielle Transplantatödem nach allogener Ratten-Nierentransplantation (E. WAGNER, J. SCHWEITZER und K.-H. GERTZ) 313

65. Klinische Bedeutung immunologischer Befunde für die Überlebenszeit von Nierentransplantaten unter ALG-Therapie (W. BULLINGER, C. HAMMER, W. LAND und H. WELTER) 319

66. Effektivitätsbeurteilung von ALG bei klinischer Nierentransplantation in alternierender Studie (G. TIDOW, H. BUNZENDAHL, K. WONIGEIT und R. PICHLMAYR) 325

67. Verlängerte Überlebenszeiten xenogener Nierentransplantate nach intravenöser Applikation von Concanavalin A (H. WELTER, H. KRAUSE, C. HAMMER und W. BRENDEL) 329

68. Untersuchungen zur immunsuppressiven Eigenschaft von Anturan (U. QUELLMALZ, G. DOSTAL und P. HEESEN) 333

69. Orthotope Lebertransplantation bei der Ratte. Verlängerung der Überlebenszeit von Allotransplantaten durch Cyclosporin A in einem starken Abstoßungsmodell (F.A. ZIMMERMANN, D.J.G. WHITE, J.M. GOKEL und R.Y. CALNE) .. 339

70. Aktives Enhancement durch B-Lymphocyten (W. LAUCHART, B.J. ALKINS und D.A.L. DAVIES) 345

71. Frühabstoßung von intraportalen und intralienalen Pankreas-Allotransplantaten (Edith KOLB und F. LARGIADÈR) 349

72. Der Einfluß exokrinen Drüsengewebes auf den Transplantationserfolg isolierter Langerhansscher Inseln (U. GERASCH und K.D. RUMPF) 353

Bedingungen für Vortragsanmeldungen zum Chirurgischen FORUM 1980 359

A. Cardiovasculäre Chirurgie

1. Gefäßnähte mit resorbierbarem Nahtmaterial: röntgenologische, hämodynamische, licht- und elektronenmikroskopische Befunde (1. Mitteilung)

W. Sandmann[1], W. Staskiewicz[1], K. H. Wildeshaus[1], W. Lenz[2] und P. Peronneau[3]

[1] Chirurgische Klinik A der Universität Düsseldorf;
[2] Pathologisches Institut der Universität Düsseldorf;
[3] Hôpital Broussais, Rue Didot, Paris, Frankreich

Einleitung

Jedes Gefäßlumen weist im Anastomosenbereich mit Ausbildung der fibro-elastischen Thrombusauskleidung sowie durch periadventielles Narbengewebe eine Einengung auf. Kunststoffäden begünstigen diese Reaktion, weiterhin können sie eine Gefäßinfektion unterhalten. Gesucht wird ein Nahtmaterial, welches infolge Resorption zu einer möglichst geringen, intra- und perivasalen Narbe führt, dadurch nur geringe Auswirkungen auf die Strömungsqualität hervorruft, dadurch eine hohe Funktionsrate von Anastomosen gewährleistet, sich zur Naht von Arterien und Venen eignet, im wachsenden Organismus und im infizierten Bereich Anwendung finden kann.

Methode

An Beagle-Hunden (ca. 15 KG) wurden einfache End-zu-End Anastomosen in Einzelnahttechnik mit 6x0 Dexon ohne Heparin und ohne Antibiotica 14 mal im Femoralis- und 12 mal im Carotisbereich angelegt. Gleiche venöse Anastomosen erfolgten 12 mal im Jugularis- oder Femoralisbereich. Bei bilateralen Anastomosen nähte je eine Seite ein Anfänger bzw. ein Fortgeschrittener in der gefäßchirurgischen Technik. An weiteren Hunden wurden in der A. femoralis, A. carotis und in der abdominellen Aorta bis zu 3 cm lange Längsincisionen mit fortlaufender 6x0 bzw. 4x0 Dexonnaht verschlossen. 3 Carotisanastomosen wurden absichtlich um 90° torquiert, um den Einfluß dieses Fehlers auf Strömung und Gefäßwand zu erfassen. An den Arterien wurde die Strömungsqualität ober- und unterhalb der Anastomose sofort sowie nach 1 - 234 Tagen jeweils vor der Angiographie in einer Ebene mit Hilfe des systolischen Turbulenzindex (2, 3) gemessen. Lichtoptische und rasterelektronenmikroskopische Untersuchungen erfolgten an 12 Anastomosen der A. carotis und 9 Anastomosen der A. femoralis nach 1 - 234 tägiger Durchströmung sowie an 12 venösen Anastomosen nach 5-60 Tagen Versuchsdauer. Die jeweils ca. 3 cm langen Resektate wurden sofort nach der Entnahme in Längsrichtung aufgeschnitten, 2 mm breite Streifen für die Lichtmikroskopie abgetrennt und die verbliebene Gefäßwand unter Vermeidung von Zug auf Korkplatten gespannt und wenige Sekunden in NaCl 0.9% gespült. Nach Immersionsfixation in Glutaraldehyd und Osmiumlösung, Entwässerung und Trocknung mittels der Kritischen-Punkt-Methode und Goldbeschichtung ("Sputterung") erfolgte die Untersuchung der Proben in einem Rasterelektronenmikroskop JSM-U 3 (JEOL). Die formalinfixierten Streifen für die Lichtmikroskopie wurden an Paraffinschnitten, gefärbt mit Hämatoxylin-Eosin oder Eisen-Hämatoxylin-Pikrofuchsin nach van Gieson, kombiniert mit Resorcin, untersucht.

Ergebnisse

Makroskopisch war nach mehr als 6 Wochen an Arterien und Venen die Anastomose ohne Markierung nicht mehr auffindbar. Die Verwachsungen mit der Umgebung blieben sehr gering.

Arterien

Aneurysma, Verschluß oder Infektion wurden nicht beobachtet. Gleiches Ergebnis nach fortlaufender Längsnaht, diese Gefäße werden z.Z. seit 120 Tagen durchströmt und befinden sich noch in situ. Komplette angiographische, hämodynamische und feingewebliche Befunde liegen z.Z. von 12 Carotis- und 9 Femoralisgefäßen vor (zusammenfassende Übersicht Tabelle 1, 2 und 3).

Tabelle 1. Angiographie

Turbulenzindex	I	II	III	IV
bis 30	8	-	-	-
30 - 40	2	4	-	-
40 - 50	-	2	-	-
mehr als 50	-	-	4	1

Tabelle 2. Morphologie (Rasterelektronenmikroskop)

Turbulenzindex	flach	prominent	eingeengt	hochgradig eingeengt
bis 30	5	3	-	-
30 - 40	3	3	-	-
40 - 50	-	1	1	-
mehr als 50	1	-	3	1

Tabelle 3. Morphologie (Rasterelektronenmikroskop)

Angiographie	flach	prominent	eingeengt	hochgradig eingeengt
I	7	3	-	-
II	1	4	1	-
III	1	-	3	-
IV	-	-	-	1

Angiographie

I. glatte Gefäßwand ohne Einengung: 10 Anastomosen;
II. Unregelmäßigkeiten und Stenosierung bis zu 10%: 6 Anastomosen;
III. Einengung bis 20%: 4 Anastomosen;
IV. hochgradige Stenose bis ca. 70%: 1 Anastomose.

Turbulenzindex (T.I.; Tabelle 1)

Die 8 Anastomosen der ersten Gruppe waren bei fortgeschrittener Nahttechnik erzielt worden. Die letzte Gruppe mit T.I. 50 enthält auch die drei torquierten Anastomosen. Bei der Freilegung zur Entnahme zeigte sich eine Zunahme der Strömungsstörung bei solchen Anastomosen, welche zum Zeitpunkt der Rekonstruktion bereits hochgradig gestörte oder turbulente Strömung aufwiesen. Der T.I. war unverändert normal oder wieder normal bei solchen Anastomosen, welche bei der Rekonstruktion normale oder kaum gestörte Strömung aufwiesen.

Morphologie

Bei der lichtoptischen Untersuchung der Arterien bestand im Anastomosenbereich bis zum 15. Tag ein keilförmiges, alle Wandschichten durchsetzendes, mittelgradig vascularisiertes Granulationsgewebe, das später durch lockeres Kollagengewebe ersetzt wurde. Das Fadenmaterial war bis zum 45. Tag nicht resorbiert und wies in der unmittelbaren Umgebung eine in ihrer Intensität wechselnde Fremdkörperreaktion auf. Nach 80 Tagen ließen sich Fäden nicht mehr nachweisen, auch fehlte jetzt eine Fremdkörperreaktion. Dichtes zellarmes Kollagengewebe übernahm eine Platzhalterfunktion. Die in den ersten Tagen an der Anastomose regelmäßig nachweisbaren filmartigen Fibrinabscheidungen ließen sich über den 15. Tag hinaus nicht mehr belegen. Der bis zum 20. Tag diskontinuierliche Endothelbelag überzieht nach dem 45. Tag lückenlos mit dicht zusammenliegenden Endothelkernen das Bindegewebe der Anastomose. War die kollagene Vernarbung nach 15 Tagen zunächst nur auf die Anastomose begrenzt, so ließen sich nach 234 Tagen auch in der hier angrenzenden Gefäßwand fibröse Intimapolster nachweisen. Bei drei Arterien eines Versuchstieres bestand eine geringe entzündliche Reaktion.

Rasterelektronenmikroskopisch waren die Anastomosen in den ersten Versuchstagen von wenige mm breiten, tapetenartigen flachen Fibrinbelägen abgedeckt. Bei den torquierten Gefäßen sind schräg zur Strömungsrichtung gelegene Steg- und Wulstbildungen entstanden, die das Lumen einengen können. Bis zum 20. Tag ließen sich regelmäßig die unterschiedlich stark gegen das Lumen vorgewölbten und partiell in Fibrin eingemauerten Fäden erkennen. Sie überkreuzten die leicht eingesenkten Zonen der Anastomose. Die Fäden waren frühestens nach 20 Tagen von einem dichten endothelartigen Zellverband manschettenartig überzogen. Zuvor bestanden hier an der Oberfläche streifige Fibrinabscheidungen, auf denen Leukocyten regellos verstreut aufsaßen. In der frühen Phase einer solchen endothelartigen Abdeckung kamen noch Zellücken unter einer ersten verbandsartigen Anordnung vor. Die Zellen erinnern nach Größe und polygonalen bis triangulären Formen an Leukocyten, wie sie in ganz ähnlicher Ausprägung bereits bei Reparation kleinherdiger Endotheldefekte in heterologen Arterienprothesen und in Coronararterien der Ratte nach experimenteller Hypertonie beobachtet wurden (1). Bis 20 Tage nach Anastomosierung war die Endothelialisierung im Anastomosenbereich unvollständig. Anschließend überzog ein sehr zelldichter Endothelbelag das Bindegewebe der Anastomose. Dicht liegende Endothelien mit einer deutlichen Polarisierung waren in ihrer Längsrichtung entsprechend der lokalen Randströmung in Strömungsrichtung orientiert. Das neugebildete Endothel ließ auch in dieser Lokalisation polygonale Zellformen erkennen. Aus dem Oberflächenbild ergaben sich keine verwertbaren Hinweise dafür, daß die Endothelreparation aus den Randpartien der Anastomose vom ortsständigen Endothel ausgeht. Gefäßeinengungen im Anastomosenbereich waren je nach Versuchsdauer durch Fibrinauflagerungen, polster- oder stegartige bindegewebige Intimaverdickungen oder auch durch die in das Lumen hereinragenden Fäden bedingt.

Bei der Überprüfung der Anastomose erwies sich die Bestimmung des Turbulenzindex als besonders sensibel (Tabelle 1). Während angiographisch in 10 Fällen eine ideale Wiederherstellung dokumentiert wurde, konnte nur 8 mal eine normale Strömungsqualität gefunden werden. Auf der anderen Seite führte nicht jede im Rasterelektronenmikroskop festgestellte Prominenz zu einer Strömungsstörung (Tabelle 2).

Venen

10 von 12 Venenanastomosen waren angiographisch offen und ohne Einengung. An zwei Anastomosen mit nahtbedingter hochgradiger Einengung entstand ein verschließbarer und ein stenosierender Thrombus. Bei allen Venen war das Fadenmaterial noch nicht resorbiert. Es bestand auch hier jeweils eine mit den Arterien vergleichbare Fremdkörperreaktion, die nach 5 Tagen nur sehr gering ausgeprägt war. Nach 52 Tagen zeigte sich an einer Stelle bereits eine partielle Resorption und Ersatz des Fadens durch lockeres Bindegewebe. Rastermikroskopisch sind die Oberflächenveränderungen der Anastomose durchweg mit denjenigen der Arterien vergleichbar. Nach 20 Tagen bestehen nur noch ausnahmsweise einige kleinherdige Endotheldefekte von der Größe einiger Zellen, die Anastomosen waren weitgehend glatt.

Diskussion

Im Gegensatz zu Gefäßanastomosen mit alloplastischem Material werden solche zwischen autologen Gefäßen als heilende Anastomosen bezeichnet, d.h. nach Ausbildung der Gefäßwandnarbe ist ein Verbleiben des allgemein verwendeten nicht resorbierbaren Kunststoffnahtmaterials nicht mehr erforderlich. Letzteres führt zu einer permanenten Fremdkörperreaktion mit Ausbildung einer intra- und perivasalen Narbe, und es kann bei einer Gefäßinfektion deren Ausheilung verhindern. Obwohl atraumatisches Nahtmaterial auf Polyglykolsäurebasis in vielerlei Hinsicht noch nicht die Anforderungen erfüllt, die man an eine optimale Gefäßnaht stellen muß, bietet es in seiner Resorptionsfähigkeit durch die Elimination jeglichen Kunststoffs einen möglichen Vorteil. Diese Versuche zeigen, daß die Heilung von Arterien- und Venenanastomosen sowie fortlaufender Längsnähte mit resorbierbarer Kunststoffnaht ohne weiteres möglich ist. Makroskopisch und mikroskopisch trat eine vergleichsweise geringe bindegewebige Reaktion auf. Bis zu 8 Monaten durchströmte Anastomosen lassen den Schluß zu, daß die langsame Resorption des Nahtmaterials ohne Einfluß auf die Festigkeit der Anastomosenwand ist. Trotz Verzicht auf Heparin war die Durchgängigkeitsrate an den Arterien mit 96% und an den Venen mit 83% akzeptabel. Da Stenosen und Verschluß nur zu Beginn der Versuchsreihe auftraten, kann bei fortgeschrittener Nahttechnik noch eine höhere Funktionsrate erwartet werden. Es ist bemerkenswert, daß trotz der ungünstigen Oberflächenbeschaffenheit des Nahtmaterials bei der späteren Freilegung nur an 5 Anastomosen turbulente Strömung nachweisbar war, wobei in drei Fällen die Strömungsstörung durch 90° Torsion bewußt programmiert war.

Diese Untersuchungen wurden durchgeführt, um das Verhalten einer resorbierbaren Gefäßnaht zu erarbeiten. Ferner lassen sich an diesen einfachen End-zu-End Anastomosen die Beziehungen zwischen Morphologie und Hämodynamik studieren. So bestand das morphologische Substrat einer gestörten Strömung lichtoptisch in einer Wandunregelmäßigkeit, einer Vertiefung im Nahtbereich oder in einer fibrösen Leiste mit geringer Einengung. Rastermikroskopisch fand sich schon bei einem Turbulenzindex zwischen 30 und 40 die polarisierte Ausrichtung der Endothelzellverbände. Mit zunehmendem Störungsgrad der Strömung konnten bei länger durchströmten Anastomosen diagonale bis nahezu quer verlaufende prominente Endothelstraßen nachgewiesen werden. Diese Veränderungen waren bei solchen Anastomosen besonders ausgeprägt, welche zum Zeitpunkt der Rekonstruktion bereits hochgradig gestörte oder turbulente Strömung aufwiesen. Somit ergab sich durch die Korrelation von Turbulenzindex und Elektronenmikroskopie, daß die spätere intraluminale Wandbeschaffenheit des Anastomosenbereichs davon abhängt, wie es gelingt, die Symmetrie des Gefäßrohres bei der Rekonstruktion wiederherzustellen. Zurückbleibende Wandunregelmäßigkeiten erzeugen quantitativ meßbare Strömungsstörungen, welche ihrerseits die Morphologie der Reparation an der Gefäßwand entscheidend beeinflussen.

Zusammenfassung

Es wurde an Arterien- und Venenanastomosen und an fortlaufend genähten Längsarteriotomien gezeigt, daß heilende Anastomosen mit resorbierbarem Nahtmaterial hergestellt werden können. Nach 80 Tagen war das Nahtmaterial lichtmikroskopisch nicht mehr nachweisbar, entsprechend trat auch keine Fremdkörperreaktion mehr auf. Die Durchgängigkeitsrate betrug ohne Verwendung von Heparin an Arterien nach 1 - 234 Tagen 98% und an Venen nach 1 - 60 Tagen 83%. Durch den Vergleich zwischen Turbulenzindex der Anastomose mit dem rasterelektronenmikroskopischen Bild konnten Grundzüge der Anastomosenheilung studiert werden. Die Wechselwirkung zwischen Hämodynamik und Morphologie wurde eindeutig belegt.

Summary

Simple end-to-end anastomoses were performed in the common carotid and femoral arteries and in the jugular and femoral veins of dogs. In other dogs, lateral sutures (running) consisting of absorbable material made from polyglycolic acid were inserted. No occlusions, aneurysms, or infections occurred in the arteries. Without heparin, the patency rate after up to 234 days was 98%. In veins, the observation period was 60 days and a patency rate of 83% was found. All vessels were studied by angiography and by light and electron microscopy. Additionally, an original method of hemodynamic assessment was used (Turbulence Index). The alternating effect of morphological variations in the vessel wall and the degree of blood flow disturbance was evident.

Literatur

1. LENZ, W., STOEPEL, K.: Leukozytäre Reaktionen am Coronararterienendothel der Ratte nach experimenteller renaler Hypertonie. Zbl. Allg. Path. (im Druck)
2. SANDMANN, W., PERONNEAU, P., WILDESHAUS, K.H., XHAARD, M., SCHWEINS, G.: Measurement of Blood Flow, Blood Velocity Profiles and Turbulence in Arterial Surgery. INSERM-Euromech 92. Cardiovascular and Pulmonary Dynamics 71, 133-142, Sept. 1977
3. SANDMANN, W., PERONNEAU, P., SCHWEINS, G., BOURNAT, J., HINGLAIS, J.: Turbulenzmessung mit dem Doppler-Ultraschallverfahren: Eine neue Methode der Qualitätskontrolle in der Arterienchirurgie. In: A. Kriessmann und A. Bollinger: Ultraschall-Doppler-Diagnostik in der Angiologie. Stuttgart: Thieme 1978

Priv. Doz. Dr. med. W. Sandmann, Chirurgische Klinik A der Universität Düsseldorf, Moorenstraße 5, D-4000 Düsseldorf

2. Venöse End-zu-End Anastomosen mit nicht auflösbaren und auflösbaren Schraubflanschringen

D. Rühland[1], P. H. Schomacher[1], K. M. Müller[2], M. Pfautsch[3], W. Tieben[1] und U. Spiegel[1]

[1] Chirurgische Universitäts-Klinik Münster, Allgemeinchirurgie (Direktor: Prof. Dr. med. H. Bünte);
[2] Pathologisches Institut der Universität Münster (Direktor: Prof. Dr. E. Grundmann);
[3] Institut für Medizinische Physik der Universität Münster (Direktor: Prof. Dr. G. Pfefferkorn)

Veno-venöse Anastomosen sind mit einer hohen Komplikationsrate behaftet. Technische Fehler und postoperative Anastomosenschrumpfung sind häufig für diese Schwierigkeiten verantwortlich zu machen. Schon um 1900 begannen die Chirurgen deshalb, nach nahtlosen Methoden zur Verbindung von Blutgefäßen zu suchen. So hat 1900 PAYR (3) bereits eine Methode vorgestellt, wobei die zu verbindenden Gefäßenden über einen Magnesiumtubus gezogen und dann durch Ligatur verbunden wurden. Magnesium wurde deswegen verwendet, weil man annahm, daß es sich im Körper völlig auflöst. Auch in neuerer Zeit sind Versuche unternommen worden, Gefäße nahtlos zu anastomosieren. So wurden auch komplizierte Nähapparate (2) und Klebetechniken entwickelt (1). Alle diese Verfahren haben die Nahtanastomose jedoch bisher nicht ablösen können. Auf Grund neu entwickelter Techniken und neuer Materialien ist es jedoch gerechtfertigt, nach weiteren Methoden zu suchen, um die Erfolgsrate von Blutgefäßanastomosen zu verbessern. Dazu wurde ein neues Schraubflanschringsystem bei venösen End-zu-End Anastomosen tierexperimentell untersucht.

Material und Methodik

Zur Herstellung einer Anastomose werden zwei flache Plastikringe und zwei kleine Schrauben und Muttern aus Stahl benötigt. Die Ringe enthalten kleine Löcher für die Nahtverbindung mit dem Blutgefäß und je nach Größe zwei bis drei Löcher für die Schraubverbindung.

Bei der Anastomosierung wird je ein Ring über die Gefäßenden gesteckt und der Gefäßrand dann evertierend durch Einzelknopfnähte an den Ringen befestigt. Die Ringe werden anschließend durch Schrauben und Muttern zusammengefügt, wobei besonders gefertigte Schraubenzieher und Schraubenschlüssel Verwendung finden. Nach Fertigstellung der Anastomose liegt Intima auf Intima, die Gefäßwand hat eine Dichtungsfunktion (Abb. 1).

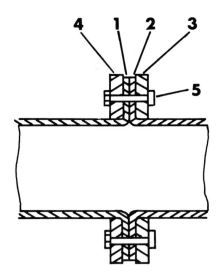

Abb. 1. Schema einer fertiggestellten Schraubflanschring-Anastomose im Querschnitt: 1 und 2 = evertierte Gefäßenden; 3 und 4 = Ringpaar; 5 = Schraube und Mutter

In einer ersten Serie wurden 15 End-zu-End Anastomosen bei 15 Bastardhunden an der Vena femoralis mit Kunststoffringen aus Knochenzement (Palacos) gefertigt. Der innere Ringdurchmesser betrug dabei 6 - 9 mm.

Nach Abschluß der Serie wurden 25 veno-venöse Anastomosen mit auflösbaren Schraubflanschringen aus dem Kunststoff Polyglactin 910 (Vicryl) an der Vena femoralis von 13 reinrassigen weiblichen 1 Jahr alten Beagle-Hunden auf gleiche Weise operiert. Da Schrauben aus auflösbarem Material nicht zur Verfügung standen, wurde weiterhin auf Metallschrauben zurückgegriffen. Der Ringdurchmesser betrug bei diesen Versuchen 6 mm.

Ergebnisse und Schlußfolgerungen

Die in der ersten Serie operierten 15 venösen End-zu-End Anastomosen bei 15 Hunden an der Vena femoralis mit Kunststoffringen aus Knochenzement (Palacos) wurden 8 Tage bis 1 1/2 Jahre lang beobachtet. Phlebographiekontrollen erfolgten 3 - 5 Wochen postoperativ sowie vor Tötung der Tiere. Es zeigte sich dabei nur in einem Falle ein durch eine gebrochene Schraube bedingter Anastomosenverschluß, die anderen Anastomosen waren röntgenologisch frei durchgängig. Alle entnommenen Anastomosen wurden auch histologisch untersucht. Dabei zeigte sich der Anastomosenspalt bereits nach 8 Tagen durch Fibrin überbrückt und von Endothel überkleidet. Bei Anastomosen, die 26 Wochen und älter waren, fand sich in allen Fällen eine feste bindegewebige Überbrückung des Anastomosenspaltes, wobei im neuen Bindegewebe wieder vereinzelt elastische Fasern nachgewiesen werden konnten.

Die 25 veno-venösen Anastomosen mit auflösbaren Schraubflanschringen aus Vicryl an der Vena femoralis von 13 reinrassigen Beagle-Hunden wurden 10 Tage - 26 Wochen nachbeobachtet. Röntgenkontrollen wurden hier ebenfalls 3 - 5 Wochen postoperativ und vor Tötung der Tiere erneut vorgenommen. Nach 3 - 4 Wochen zeigte die Lageveränderung der Metallschrauben die beginnende Auflösung der Ringe an. Dabei war jetzt gelegentlich eine leichte taillenförmige Einschnürung im Anastomosenbereich erkennbar, ohne daß sich funktionelle Auswirkungen mit Ausbildung eines Umgehungskreislaufes nachweisen ließen. In zwei Fällen fand sich eine funktionelle Anastomosenstenose und in zwei Fällen ein infektionsbedingter Anastomosenverschluß. Die histologische Auswertung der Präparate zeigte auch bei den Anastomosen mit Vicryl-Ringen eine schnelle Überbrückung des Anastomosenspaltes und im rasterelektronenmikroskopischen Bild war der Anastomosenbereich schon nach 10 Tagen glatt mit jungen Endothelzellen überzogen. Der Auflösungsmechanismus war histologisch schon nach 10 Tagen im Randbereich der Vicryl-Prothesen durch einzelne, kleinere doppelbrechende Fremdkörper mit umgebendem entzündlichem Fremdkörpergranulationsgewebe nachweisbar. 5 Wochen postoperativ konnten die Ringe nur noch durch eine makroskopisch breiige Masse nachgewiesen werden, und lichtmikroskopisch wies der ehemalige Prothesenbereich massenhaft schollige, kristallartige doppelbrechende Substanzen auf, umgeben von einem dichten Fremdkörperzellsaum mit Histiocyten, Schaumzellen und einzelnen Fremdkörperriesenzellen. Nach 90 Tagen war die Vicryl-Prothese makroskopisch resorbiert und als Reste fanden sich bei der Autopsie nur noch die im Bindegewebe abgekapselten Metallschrauben wieder. Histologisch waren Fremdkörperreste noch als intracelluläre doppelbrechende Substanzen nachweisbar.

Das neue Anastomosensystem bietet bei veno-venösen Anastomosen den Vorteil, daß durch die Ringe der Anastomosenbereich aufgespannt wird. Das ist auch bei den auflösbaren Ringen für etwa 3 Wochen gewährleistet, was sich als ausreichend erwiesen hat. Als weiterer Vorteil kann angeführt werden, daß das Nahtmaterial keinen Kontakt mit dem Blut im Anastomosenbereich hat und somit die Gefahr der Ausbildung von Thromben am Fremdkörpermaterial verringert ist. Durch die verwendeten Schrauben kann der Druck auf das Gewebe exakt dosiert werden und Gewebsnekrosen lassen sich so bei der Anastomosierung vermeiden. Weiterhin sind durch dieses Schraubflanschringsystem ideale Flowverhältnisse gewährleistet, da die Gefäßwand an exakt gleich großen Ringen genau zusammengefügt werden kann.

Zusammenfassung

Ein neues Schraubflanschring-Anastomosensystem hat bei 40 venovenösen Anastomosen an der Femoralvene von Hunden gute Ergebnisse erbracht. In 15 Fällen wurden Palacos-Ringe zur Herstellung verwandt. Es zeigte sich bei einer Beobachtungszeit von 8 Tagen bis zu 1 1/2 Jahren nur ein Anastomosenverschluß. 25 Anastomosen wurden mit auflösbaren Ringen aus Vicryl gefertigt. Hier ergab die Nachbeobachtung von 10 Tagen bis zu 26 Wochen 2 Anastomosenstenosen und 2 Verschlüsse. Die histologisch beobachtete Auflösung der Vicryl-Ringe dauert bis zu 1/2 Jahr.

Summary

Forty veno-venous anastomoses performed on femoral blood vessels of dogs showed good results using a new flange ring system. In

15 cases Palacos rings were used for the anastomoses. Follow-up studies during a period of 8 days to 1 1/2 years showed only one occlusion. Twenty-five anastomoses were performed with absorbable rings of Vicryl. Follow-up studies of these anastomoses during a period of 10 days to 26 weeks showed two stenoses and two occlusions. Dissolution of the Vicryl rings lasts up to 26 weeks.

Literatur

1. GOTTLOB, R. BLÜMEL, G.: Anastomoses of small arteries and veins by means of bushings and adhesive. J. Cardiovasc. Surg. 9, 337 (1968)
2. NAKAYAMA, K., TAMIYA, T., YAMA, K., AKIMOTO, S.: A simple new apparatus for blood vessel anastomoses (free autographs of the sigmoid included). Surgery 52, 918 (1962)
3. PAYR, E.: Beiträge zur Technik der Blutgefäß- und Nervennaht nebst Mitteilungen über die Verwendung eines resorbierbaren Metalles in der Chirurgie. Arch. Klin. Chir. 62, 67 (1900)

Priv. Doz. Dr. med. D. Rühland, Chirurgische Universitäts-Klinik, Jungeblodtplatz 1, D-4400 Münster

3. Venenersatz durch PTFE-Prothese – tierexperimentelle Ergebnisse und erste klinische Erfahrungen

K. J. Husfeldt, F. P. Gall, H. P. Schulz und H. Zirngibl

Aus der Chirurgischen Klinik mit Poliklinik der Universität
Erlangen-Nürnberg (Direktor: Prof. Dr. F.P. Gall)

Einleitung

Die Hauptgefahr des Venenersatzes ist die Frühthrombose des Transplantates. Diese ist dadurch bedingt, daß es sich bei den chirurgisch angehbaren Venen um ein Niederdrucksystem handelt, mit Blutdruckwerten, die etwa ein Zwanzigstel des mittleren arteriellen Drucks betragen und Strömungsgeschwindigkeiten, die höchstens ein Fünftel bis die Hälfte der Größe erreichen, die in den großen Arterien zustandekommt.

Nach HORSCH (1) sollte ein geeignetes Venenersatzmaterial folgende Eigenschaften besitzen:

1. Geeignete Länge, Kaliber- und Wandstärke,
2. Stabilität bei ausreichender Elastizität,
3. Porosität bei ausreichender Dichtigkeit,
4. Geringe Thrombogenität,
5. Geringe Cytotoxizität,
6. Biologische Indifferenz,
7. Keine blastogene Potenz,
8. Sterilisierbarkeit,
9. Gute chirurgische Verarbeitungsmöglichkeit,
10. Lagerungsfähigkeit.

Eine von uns seit etwa 4 Jahren als Arterienersatz 550mal eingesetzte "expanded PTFE-Prothese" (Polytetrafluor-äthylen-Prothese der Firma Gore) scheint diese Eigenschaften zu besitzen. Der große Vorteil dieser Prothese gegenüber den gestrickten oder gewebten Dacron-Prothesen ist die Eigenstabilität bei ausreichender Elastizität und die Porosität von etwa 85%. Ihre Tauglichkeit als Venenersatz wurde von uns zunächst im Tierversuch geprüft. Beim Ersatz der Vena cava inferior des Hundes haben wir uns folgende Fragen gestellt:

1. Ist die PTFE-Prothese als Venenersatz geeignet oder kommt es zu Frühthrombosen?

2. Wie ist die freie Durchgängigkeitsrate nach über 1/2 Jahr?

3. Besteht ein Unterschied in der freien Durchgängigkeitsrate und der Histologie zwischen der Gruppe mit und der ohne arteriovenösen Shunt?

Material und Methode

Die verwendete Gore-Tex-Prothese ist eine mikroporöse Polytetrafluor-äthylen-Prothese (PTFE). Eine offene Knoten-Fibrillen-Struktur mit 85%iger Porosität erlaubt ein transmurales Einwachsen von Zellen und Capillaren sowie eine feste Verankerung mit perivasculärem Gewebe.

Versuchsanordnung

23 Bastardhunde unterschiedlichen Alters und Geschlechts und einem durchschnittlichen Gewicht von 30 kg wurden in Trapanalnarkose, Relaxierung und Beatmung laparotomiert. Die infrarenale Vena cava inferior wurde freipräpariert. Bei 21 Tieren wurde ein 3-5 cm langes Venensegment reseziert und der Defekt durch eine Interposition einer 10-12 mm im Durchmesser betragenden Gore-Tex-Prothese überbrückt. Als Nahtmaterial verwendeten wir Prolene 5x0. Bei 9 Tieren wurde zusätzlich ein arterio-venöser Shunt zwischen der rechten Arteria iliaca externa und rechten Beckenvene angelegt.

Bei 2 Hunden führten wir eine Ligatur der infrarenalen Cava inferior durch und legten zur Überbrückung einen 5-6 cm langen Gore-Tex-Prothesen-Bypass (8 mm) mit termino-lateraler Anastomosierung an.

Eine Heparinisierung wurde nicht durchgeführt. Postoperativ gaben wir für 3 Tage Paraxin 1g/die.

Phlebographische Kontrolluntersuchungen wurden nach 8 Tagen, nach 4 Wochen und dann in monatlichen Intervallen durchgeführt. Der durchschnittliche Nachbeobachtungszeitraum betrug 233 Tage.

Ergebnisse

Durchgängigkeit

2 Tiere verstarben vorzeitig, 1 Tier am ersten postoperativen Tag bei ungeklärter Ursache, jedoch frei durchgängiger Prothese. Das 2. Tier am 2. postoperativen Tag an einer massiven Blutung mit thrombosierter Prothese. Alle Tiere wurden im Durchschnitt nach 233 Tagen getötet. In der Gruppe der ohne Shunt Operierten fand sich eine freie Durchgängigkeit von 86%, bei den mit Shunt Operierten von 89%. Alle Verschlüsse waren bereits innerhalb der ersten 4 Wochen postoperativ aufgetreten und röntgenologisch verifiziert.

Histologischer Befund

Nach 30 Tagen findet sich an der Innenseite des Interponats eine mäßig breite Zone von zusammengesintertem Fibrin, dabei nur an einzelnen Stellen auch Fibroblastenbildung. Im Interponat selbst keine zellige Durchwanderung, zum Teil homogenisiertes Fibrin in den Maschen des Interponats. An der Außenseite eine ganz schmale, aus 2 bis 4 Zellreihen bestehende Bindegewebsreaktion ohne Fremdkörper-Riesenzellen, keine Entzündung.

Nach 9 Monaten findet sich an der Innenseite der Prothese eine zartfaserige Neointima. Die Gefäßprothese zeigt nur sporadisch minimale Fibrindurchsetzungen und keine bindegewebige Durchwachsung. Es besteht in ihrer Umgebung keine Fremdkörperreaktion. An der Anastomose ist der Übergang vom Gefäß in die Prothese fugenlos.

Weder makroskopisch noch histologisch zeigt sich ein Unterschied zwischen der Gruppe der mit Shunt und der ohne Shunt Operierten.

Diskussion

Im Gegensatz zur rekonstruktiven Chirurgie der Arterien muß sowohl der experimentelle als auch der klinische Venenersatz noch als unbefriedigend bezeichnet werden. Verantwortlich hierfür sind bestimmte anatomische und pathophysiologische Gegebenheiten wie die Dünnwandigkeit und Verletzlichkeit der Venenwand sowie der geringe intravasale Druck und die relativ langsame Flußgeschwindigkeit mit einer stark wechselnden, überwiegend turbulenten Strömung.

Einige protektive Maßnahmen wie Ringsuspension der Anastomose, temporäre AV-Fistel, endothelschonende Technik haben in den letzten Jahren eine leichte Verbesserung der Ergebnisse gebracht (3).

Trotzdem findet sich nach einer tierexperimentellen Sammelstatistik von SHERCK (2) beim Ersatz der Vena cava inferior durch biologisches und synthetisches Material nur eine Durchgängigkeit von 3-46% und bei der Verwendung einer autologen Vene in Kombination mit einer AV-Fistel eine Durchgängigkeitsrate von 80%.

HORSCH (1) konnte bei der Verwendung einer modifizierten bovinen Kollagen-Prothese (Solcograft) ohne Anlegen einer AV-Fistel im Tierexperiment eine freie Durchgängigkeit von 79% erzielen.

Nachteile der arteriovenösen Fistel sind eine Mehrbelastung für das Herz, eine erhöhte Komplikationsrate auch von seiten des arteriellen Systems und die Tatsache, daß zusätzlich eine weitere Operation für den Fistelverschluß notwendig ist.

Da die schlechtesten Ergebnisse von allen Autoren beim Ersatz der infrarenalen Vena cava inferior erzielt wurden, haben wir diese Region als Test für die PTFE-Prothese gewählt. Eine Durchgängigkeitsquote von 86% ohne Anlegen einer AV-Fistel liegt deutlich über der bisher in der Literatur angegebenen.

Wir haben daraufhin die PTFE-Prothese ohne AV-Shunt bei 4 Patienten im Niederdrucksystem eingesetzt und zwar als Ersatz der Vena cava superior, zweimal als femoro-cavale Umleitung beim postthrombotischen Syndrom und in einem Fall als Jugularis interna-Ersatz bei erweiterter Tumorresektion (Neck dissection). Nach 2 bis 10 Monaten sind alle Transplantate noch frei durchgängig.

Zusammenfassung

Eine von uns seit 4 Jahren als Arterienersatz benutzte "expanded PTFE-Prothese" der Firma Gore (Gore-Tex-Prothese) wurde im Niederdrucksystem des Hundes untersucht.

Bei 23 Hunden wurde ein infrarenales Segment der Vena cava inferior reseziert und eine 3-5 cm lange Gore-Tex-Prothese von 10-12 mm Durchmesser interponiert. Bei 9 Hunden wurde zusätzlich ein arterio-venöser Shunt zwischen der rechten Beckenarterie und Vene gelegt. Phlebografische Kontrolluntersuchungen führten wir nach 8 Tagen und dann in monatlichen Intervallen durch. Die Tiere wurden nach einer mittleren Beobachtungszeit von 233 Tagen getötet, das Transplantat entnommen und pathologisch - histologisch sowie elektronenmikroskopisch untersucht. 86% der Transplantate ohne AV-Shunt und 89% der Transplantate mit Shunt waren frei durchgängig. Wir haben daraufhin die Gore-Tex-Prothese klinisch erfolgreich im Niederdrucksystem eingesetzt und zwar als Ersatz der Vena cava superior und der Beckenvene beim postthrombotischen Syndrom und als Jugularis interna-Ersatz bei erweiterter Tumorresektion (Neck dissection).

Summary

The expanded PTFE prosthesis (Gore Tex), which has been used for 4 years as an artery substitute, was examined in the "low-pressure system" in dogs. In 23 dogs an infrarenal segment of the vena cava was resected and substituted by a Gore Tex prosthesis. In nine dogs an arteriovenous shunt between the right iliac artery and the corresponding vein was also performed. Phlebographic examinations were made 8 days after the operation and at monthly intervals thereafter. After a mean period of 233 days the dogs were killed and histopathologic and electron microscopic analyses performed. Patency was found in 89% of transplants with, and 86% of transplants without, the arteriovenous shunt.

After these experiments the Gore Tex prosthesis was implanted successfully in patients suffering from postthrombotic syndrome to serve as a substitute for the superior vena cava and iliac vein. It also acted as a substitute for the jugular vein after neck dissection.

Literatur

1. HORSCH, S., PICHLMAIER, H., WALTER, P., LANDES, Th.: Heterologer Gefäßersatz von Beckenvenen und infrarenaler Vena cava inferior im Tierexperiment. Langenbecks Arch. Chir. 344, 225-238 (1978)
2. SHERCK, J.P., KERSTEIN, M.D., STANSEL, H.C. Jr.: The current status of vena cava replacement. Surgery 76, 209-233 (1974)
3. VOLLMAR, J., LOEPRECHT, H., HUTZSCHENREUTER, S.: Rekonstruktive Eingriffe am Venensystem. Chirurg 49, 296-302 (1978)

Dr. med. K.J. Husfeldt, Chirurgische Universitätsklinik Erlangen-Nürnberg, D-8520 Erlangen

4. Ein mathematisches Modell zur Bestimmung des venösen Kapazitätsverlustes mit der Impedanzplethysmographie

K. Balzer, D. Schreiber und G. Carstensen

Chirurgische Klinik (Chefarzt: Prof. Dr. G. Carstensen) des
Evangelischen Krankenhauses Mülheim a. d. Ruhr

Untersuchungen venöser Erkrankungen der unteren Extremität mit der Impedanzplethysmographie, durchgeführt an 120 Patienten, von denen 72 nach Überprüfung der Diagnose einer statistischen Auswertung unterzogen wurden, sollen die bestehenden diagnostischen Möglichkeiten quantitativ und qualitativ ergänzen.

Methodik

Nach NYBOER (1) besteht zwischen Volumenänderung und gemessener Widerstandsänderung eines Meßsegmentes folgende Beziehung:

$$\Delta V = - \rho_{F1} \left(\frac{L}{Z_O}\right)^2 \times \Delta Z$$

ρ_{F1} = spez. Widerstand
L = Länge des Meßsegmentes
Z_O = Basisimpedanz
ΔZ = Impedanzänderung

Durch eine provozierte Abflußverzögerung mit einer Oberschenkelmanschette ergibt sich das Volumen ΔV.

Für den venösen Schenkel gilt im Normalfall:

$V_{zu} - V_{ab}$ = const.

V_{zu} = zufließendes Volumen
V_{ab} = abfließendes Volumen

Durch eine Abflußverzögerung verkleinert sich das Abflußvolumen:

$V_{zu} - V_{ab}$ (Stau) = const. + V_{sp} (Speichervolumen)

Aus dieser Überlegung ergibt sich, daß das errechnete Volumen ΔV dem Speichervolumen V_{sp} entspricht.

Das Speichervolumen wurde bei unterschiedlichen Staudrucken berechnet und als Funktion des Staudrucks aufgezeichnet. Durch Anlegen einer Regressionsgeraden ließ sich eine individuelle "Beinkennlinie" ermitteln. Diese Versuchsanordnung ermöglicht ohne Durchführung eines Arbeitsversuchs eine Aussage über die Funktion des venösen Systems bei Belastung. Für die vergleichende Querschnittsuntersuchung wurde das Volumen aus der Regressionsgeraden bei 80 mm Hg interpoliert. Dabei zeigte sich, daß das errechnete

Volumen nicht eindeutig zwischen gesunden und kranken Probanden differenziert, da zu viele nicht erfaßbare Parameter individuell in diese Größe eingehen, so daß zur eindeutigen Zuordnung "gesund" bzw. "pathologisch" zusätzliche Kriterien benötigt werden (Abb. 1a).

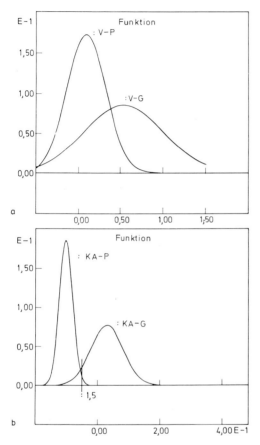

Abb. 1a und b. *Drainagevolumen bei 80 mm Hg Staudruck (Abb. 1a, oben). V-P: Volumen der kranken Probanden, V-G: Volumen der gesunden Probanden. Die beim gleichen Kollektiv ermittelten Exponentialkoeffizienten ergeben sich aus der Abb. 1b, unten. Die Entzerrung zwischen "gesund" und "krank" tritt deutlich hervor. Schnittstelle bei $K_a = 0,15$*

Diese Kriterien ergeben sich aus der Kurvenanalyse des registrierten Signals. Der Kurvenverlauf entspricht einer e-Funktion mit negativem Exponentialkoeffizienten, wie die Analyse bei allen Probanden ergab. Die Ähnlichkeit des Kurvenverlaufs mit dem Lade- und Entladevorgang eines Kondensators bestätigte sich durch dieses Ergebnis.

Sättigungsfunktion:

$$A_{(t)} = A_O (1 - e^{-K_z \cdot t})$$

A_O = maximales Signal
$A_{(t)}$ = zeitliche Änderung des Signals
K_z = Exponentialkoeffizient der Sättigungsfunktion

Entladungsfunktion:

$$B_{(t)} = B_O \times e^{-K_a \cdot t}$$

B_O = maximales Signal
$B_{(t)}$ = zeitliche Änderung des Signals
K_a = Exponentialkoeffizient der Entladungsfunktion

Die zu der mathematischen Analyse ergänzende physikalische Überlegung besagt, daß der Exponentialkoeffizient K_z eine Aussage über die Elastizität des kapazitiven Gefäßsystems macht, die Größenordnung des Exponentialkoeffizienten K_a eine Diagnose der hämodynamisch wirksamen Abflußbehinderung erlaubt. Die Exponentialkoeffizienten wurden als Funktion des Druckes - analog der Volumen-Berechnung - aufgetragen, die Regressionsgerade ermittelt und der Wert für 80 mm Hg interpoliert.

Ergebnisse

Die statistische Untersuchung bei einem Patientenkollektiv von je 36 Gesunden und Kranken läßt das Ergebnis der K_z- und K_a-Werte beurteilen (Tabelle 1 und 2). Als Maß für den Grad einer venösen

Tabelle 1. Deskriptive Statistik der ausgewerteten Exponentialkoeffizienten der Sättigungsfunktion (K_z)

	kZ-G Sample	kZ-P Sample
N	36	36
Mean	0.0866	0.2424
Variance	4.6360×10^{-4}	0.0017
Std dev	0.0215	0.0414
Data min	0.0426	0.1788
Data max	0.1268	0.3485
Data range	0.0842	0.1697
Standard err of mean	0.0036	0.0069
Coefficient of variation	24.8558	17.0975
Skewness	-0.1829	0.8694
Kurtosis	2.3225	-1442.3676
Pooled variance	0.0011	

Abflußverzögerung kann der K_a-Faktor dienen. Die Analyse der gewonnenen Meßwerte ließ die Schnittstelle zwischen gesundem bzw. krankem Kollektiv für den K_a-Wert bei einer Größe von 0,15 festlegen (Abb. 1b). Das Festsetzen dieses Grenzwertes gestattet die Aussage, daß bei dem untersuchten und verglichenen Kollektiv 1% der Kranken fälschlich "gesund" und 6% der Gesunden fälschlich "krank" eingestuft werden.

Zur Quantifizierung der hämodynamischen Beeinträchtigung wurde von der Vorstellung ausgegangen, daß die Summe der Einzelquerschnitte der Venen einer angenommenen "Beinscheibe" einem fiktiven Gesamtquerschnitt entspricht. Bei Verlegung eines Einzelquerschnitts bedeutet das eine Verminderung des pro Zeiteinheit abfließenden Volumens, somit eine vermehrte Volumenbelastung für den Restquerschnitt

Tabelle 2. Deskriptive Statistik der ausgewerteten Exponentialkoeffizienten der Entladungsfunktion (K_a)

	kA-G Sample	kA-P Sample
N	36	36
Mean	0.2307	0.0996
Variance	0.0027	4.6165×10^{-4}
Std dev	0.0518	0.0215
Data min	0.1548	0.0555
Data max	0.367	0.1394
Data range	0.2122	0.0839
Standard err of mean	0.0086	0.0036
Coefficient of variation	22.4715	21.5743
Skewness	0.8666	0.2345
Kurtosis	3.2478	18225.4166
Pooled variance	0.0016	

$$\sum_{1}^{n} Q_i = \frac{\pi}{4} \sum_{1}^{n} R_i^2 = Q_{ges}$$

Q_i = Querschnitt der offenen Venen
R_i = Radius der offenen Venen
n = Anzahl der offenen Venen

$$\sum_{1}^{n} Q_i - \sum_{1}^{m} Q_j = \frac{\pi}{4} \sum_{1}^{n} R_i^2 - \frac{\pi}{4} \sum_{1}^{m} R_j^2 = Q_{ges} - \Delta Q$$

Q_j = Querschnitt der eingeengten Venen
R_j = Radius der eingeengten V.
m = Anzahl der eingeengten / verschlossenen Venen

Ausgehend von dem fiktiven Gesamtquerschnitt Q_{ges} geht bei Verlegung oder Einengung die Änderung des Radius proportional der Änderung des K_a-Wertes einher.

$$R^2 \sim K_a$$

Daraus folgt, daß bei kontinuierlicher Einengung des Gesamtquerschnittes der K_a-Wert gegen 0 strebt.
Zur Beurteilung der quantitativen Einengung gilt folgende Beziehung:

$$Y = \left(\frac{R - \Delta R}{R}\right)^2 \times K_a$$

Läßt man R von 0 bis 100 wachsen, so ergibt sich eine prozentuale Korrelation mit dem K_a-Wert. Diese Beziehung besagt, daß K_a-Werte größer als 0,15 keine Berücksichtigung im Sinne einer Abflußverzögerung finden müssen. Durch Einsetzen der gemessenen K_a-Werte bei 80 mm Hg ergibt sich die Verminderung der venösen Drainagefunktion in Prozent. Somit ist eine Aussage über die Größenordnung der venösen Abflußbehinderung exakt möglich (Abb. 2).

Zusammenfassung

Mit einer mathematischen Kurvenanalyse wurden impedanzplethysmographische Untersuchungsbefunde ausgewertet. Die Größe der Expo-

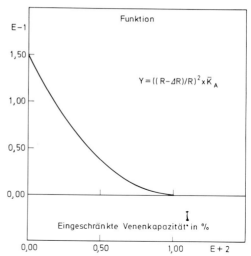

Abb. 2. *Prozentuale Funktionseinbuße des Venensystems in Abhängigkeit vom K_a-Wert. Durch Einsetzen des K_a-Wertes auf der Y-Achse ergibt sich die eingeschränkte Venenkapazität in Prozent auf der X-Achse*

nentialkoeffizienten der Sättigungs- und Entladungsfunktion ermöglichen mit großer Genauigkeit eine Aussage über die funktionelle Einbuße des Venensystems. Durch Einsetzen des Exponentialkoeffizienten in eine modellmäßig entwickelte Formel kann die Funktionseinbuße in Prozent angegeben werden.

Summary

The results of impedance plethysmographic examination were evaluated by a mathematical curve analysis. The magnitude of the exponential coefficient of the saturation and discharge function provides a highly accurate measure of the loss of functionality. The percentage change in the flow rate may be obtained by substitution of the exponential coefficients in a model formula.

Literatur

1. NYBOER, J.: Electrical impedance plethysmography. A physical and physiological approach to peripheral vascular study. Circ. 2, 811 (1950)
2. WEIDINGER, P.: Die Wertigkeit der Venenkapazitätsmessung in der venösen Funktionsdiagnostik. Acta Med. Austriaca 3, 112 (1976)

Dr. med. K. Balzer, Chirurgische Klinik des Evangelischen Krankenhauses, Teinerstraße 62, D-4330 Mülheim (Ruhr)

5. Die Oberflächenveränderungen der Pulmonalklappen nach Pulmonalklappen-Xenotransplantation in die Aorta descendens. Eine experimentelle Studie an Hunden

S. Geroulanos, M. Turina und Å. Senning

Chirurgische Klinik A, Universitätsspital Zürich (Direktor: Prof. Dr. Å. Senning)

Glutaraldehyd konditionierte Schweineklappen werden seit 1968 (2) immer häufiger mit Erfolg eingesetzt. Die Klappentaschen werden aber gelegentlich steifer und die Klappen selber insuffizient; sie müssen deswegen hin und wieder durch konventionelle Klappen ausgetauscht werden (5). Da die hohen Kosten der kommerziell erhältlichen Bioprothesen einen experimentellen Gebrauch stark limitieren, haben wir eine durch Glutaraldehyd konditionierte Pulmonalklappe in die Aorta descendens von Hunden eingepflanzt und nach Herausnahme die Oberflächenveränderungen der Klappentaschen rasterelektronenoptisch und histologisch untersucht.

Material und Methodik

Die Pulmonalklappen der frisch aus dem Schlachthof entnommenen Schweineherzen inkl. eines Muskelringes aus dem Conus pulmonalis, werden sofort nach Entnahme in eiskalter physiologischer Kochsalzlösung während ca. 4 Std gespült, das Klappenendothel mechanisch entfernt, anschließend in 0,3%igem gepuffertem Glutaraldehyd fixiert und bei ca. 12°C im Dunkeln gelagert. In der Folge ist bei 26 narkotisierten, 1 1/2 bis 4 Jahre alten Bastardhunden (24 - 36 kg) eine kalibergerechte, in physiologischer Kochsalzlösung während mindestens 3 x 3 min gespülte Pulmonalklappe, durch eine linksseitige Thoracotomie in die Aorta thoracica descendens eingesetzt worden. EKG, arterielle Druckmessung in der Aorta ascendens und abdominalis und der Druck in der V. cava sup. sind während der Operation oder Reintervention fortlaufend registriert worden. Klappen mit einem Druckgradienten von über 10 mm Hg und solche, bei denen die Klappe nicht spürbar auf und zu ging, sind ersetzt oder von der Studie ausgeschlossen worden. Zwanzig Hunde sind während der Operation heparinisiert (3 mg/kg KG) worden. Es wurde eine aktivierte Blutgerinnungszeit von über 300 sec gefordert, was bei vier Versuchstieren eine Nachinjektion von 0,5-1,5 mg/kg KG benötigte. Sechs weitere Hunde sind nicht heparinisiert worden. Ebenso ist bei 10 Tieren mehrmals nacheinander eine Pulmonalklappe eingesetzt worden, so daß insgesamt 46 Klappen zur Verfügung stehen.

Die Klappen sind nach 15, 30, 45, 60 sec; 1,5, 2, 3, 5, 10, 30 60, 90 min; 2, 3, 4, 12, 24 Std; 2, 5, 10, 20, 30 Tagen; 2, 3,

6, 9, 12 Monaten entfernt worden. Die eine Klappentasche ist histologisch (n=46), die anderen zwei rasterelektronenoptisch von beiden Seiten untersucht worden (n=184).

Die Oberflächenveränderungen sind mit weiteren 24, in der Mitralklappenposition eingesetzten, selbst hergestellten Bioprothesen und 18 gleich präparierten und orthotop eingesetzten Pulmonalklappen verglichen worden.

Weitere 9 Bioprothesen, welche bei 7 Patienten eingesetzt waren und wegen verschiedener Ursachen 1 bis 26 Monate später entfernt werden mußten, dienten als Kontrolle der Übertragbarkeit der tierexperimentell erhaltenen Resultate zu den Veränderungen der Bioprothesen am Menschen.

Resultate

Unbewegliche Prothesenstellen und Unebenheiten sind mit oder ohne Heparinisierung innert 1 bis 1 1/2 min durch eine feine Thrombusschicht überzogen und geglättet worden.

In der Gruppe der heparinisierten Tiere (n=20) wird die Oberfläche der beweglichen Klappenanteile bereits 15 sec nach dem Einsetzen der Klappe durch eine Eiweißschicht überzogen, welche die Nischen zwischen den kollagenen Fibrillen völlig ausfüllt. Nach 30 sec hatten vereinzelte Thrombocyten und Leukocyten sowie Thrombocytenaggregate Kontakt mit der Oberfläche der Klappe, wobei sie die Seite vom Sinus valsalva bevorzugen. Es sind vorwiegend einzelne Thrombocyten, die rasterartig auf der Oberfläche festsitzen, ohne besonders lange Pseudopodien zu bilden und miteinander zu verschmelzen. Nach 60 bis 90 sec erscheinen die ersten Fasern auf der Klappenoberfläche. Nach 2 bis 30 min werden mehrere celluläre Elemente (wahrscheinlich Makrophagen) durch ein Fibrinnetz überzogen und in die Klappenoberfläche eingebaut. In dieser Zeit ist das Bild recht variabel. Bei der gleichen Klappe kommen nebeneinander Früh- und Spätbilder vor. Man gewinnt den Eindruck, daß dieser Prozeß nicht konstant ist, sondern durch den Blutstrom teils weggewischt, teil neu gebaut wird. Während der ungefähr gleichen Zeit (10-30 min) sind verschieden große Mikrothromben auf der Klappenoberfläche sichtbar, zum Teil ganz locker, zum Teil durch Fibrinfasern überzogen und in der Klappenoberfläche eingebettet.

In den nächsten Stunden und Tagen sind keine wesentlichen neuen Elemente zu erkennen. Fibrinnetz, Thrombocyten und weiße Blutkörperchen werden konstant, aber in unterschiedlicher Zahl und Menge auf der gesamten Oberfläche beobachtet. Das Oberflächenbild ist sehr variabel. Nach 20 Tagen sind die ersten kollagenen Fasern sichtbar. Sie sind locker übereinander gelegen, rundlich ovalär und weisen eine deutliche Drehung auf. Diese sind vor allem über den nicht beweglichen Klappenanteilen zu finden und reichen bis zum Übergang der beweglichen Anteile. Diese Fasern sind nach 1 Monat ein konstant wiederkehrendes Element. Nach 6 Monaten sind diese Fasern abgeflacht und in die Oberfläche so inkorporiert, daß sie kaum davon abzugrenzen sind. Hier hilft nur noch der histologische Schnitt, der die Dicke dieser bindegewebigen

Schicht beurteilen läßt. Nach 9 Monaten ist eine einzige Klappe inkl. Wand der A. pulmonalis, Muskelring aus dem Conus pulmonalis und Tasche ausgedehnt verkalkt gewesen. Die Dicke der Tasche hat dagegen kaum zugenommen. Nach 12 Monaten ist der Prozeß der Fibrosierung soweit fortgeschritten, daß die kollagenen Fibrillen, welche auf der dem Strom zugekehrten Seite liegen, bis zur Mitte der Klappentasche reichen. Die Sinus-valsalvae-Seite weist ebenfalls über die ganze Ausdehnung der Oberfläche eine dünne Bindegewebsschicht auf.

In der Gruppe der nicht heparinisierten Tiere (n=6) ist kein wesentlicher Unterschied zu finden, mit der Ausnahme, daß Fibrinfäden bereits nach 45 sec auf der Oberfläche der Klappentasche erkennbar sind. Auch das Einbetten von Makrophagen ist häufiger als in der Gruppe der heparinisierten Tiere.

Diskussion

Das Interesse, biologisches Material zum Herzklappenersatz benützen zu können, beruht auf der Tatsache, daß zahlreiche verkalkte oder defekte Herzklappen ersetzt werden müssen und viele Patienten nicht anticoaguliert werden können. 1952 implantierte LAM (3) frische homologe Aortenklappen in der Aorta descendens von Hunden. 1956 folgte BREWIN (1) mit seiner ersten Implantation einer Aortenklappe in der Aorta descendens beim Menschen. Die erste erfolgreiche homologe und orthotope Herzklappentransplantation erfolgte jedoch erst 1962 durch ROSS. Im gleichen Jahr begann SENNING mit dem Ersatz der Aortenklappe durch einen Fascialata-Streifen. Da jedoch bei allen diesen Methoden Oberflächenveränderungen der Klappentaschen auftraten, die zur Klappeninsuffizienz führten, mußten sie mit der Zeit weichen.

Wegen der hohen Kosten der kommerziell erhältlichen Bioprothesen übernahmen wir die Versuchsanordnung von LAM (3), benützten aber auch nach CARPENTIER (2) konditionierte Klappen.

Da das Glutaraldehyd aber Nekrosen in der Umgebung des Implantates verursachte, gingen wir auf 0,3%iges Glutaraldehyd, wie es HANCOCK benützt, über. Dieses ist innert 10 min auswaschbar und ruft eine weichere Klappenkonsistenz hervor. Die gewünschte Sterilität wird durch ein kurzfristiges Tauchen in 2%iges Glutaraldehyd für den experimentellen Gebrauch gewährleistet.

In unserer Untersuchungsserie konnten wir durch die rasterelektronenoptische Untersuchung sehr schön erkennen, daß ein konstanter zeitlicher Ablauf vorliegt, der erst in den Spätphasen individuell geprägt wird. Der Vergleich mit weiteren experimentellen Serien sowie mit den beim Menschen eingesetzten Bioprothesen zeigen keine wesentlichen Unterschiede. Innert Sekunden wird das lockere kollagene Gerüst durch Eiweiß ausgefüllt, welches die ganze Klappenoberfläche überdeckt. Innert Minuten wird aber trotzdem die Oberfläche von einzeln haftenden Thrombocyten und Leukocyten rasenartig austapeziert. Stellenweise sind auch Mikrothromben zu erkennen, welche nach einiger Zeit durch ein feines Fibrinnetz zusammen mit Makrophagen in die Oberfläche eingemauert werden.

Kollagene Fasern sind erst nach 3 Wochen erkennbar, vermehren sich aber deutlich und wandeln sich nach 3-6 Monaten in ein richtiges Narbengewebe um. Dieses ist auf der Seite des Sinus valsalvae dünn und auf der Gesamtoberfläche gleichmäßig verteilt. Über der Stromseite dagegen nimmt es zentripetal ab; die freien Klappenränder bleiben auch nach 26 Monaten frei. Die Zunahme des bindegewebigen Überzuges erfolgt schichtweise, wobei wir in einem Fall - wie auch von OKAMURA (4) und ZYLBERBERG (6) beschrieben - nach 18 Monaten mindestens 11 Schichten zählen konnten. Klappenverkalkungen haben wir unter 96 Klappen nur in einem Fall nach 9 Monaten gesehen, wobei aber alle drei Taschen gleichmäßig und diffus verkalkt waren. Ebenso ist nach 18 Monaten eine kleine mucoide Degeneration beobachtet worden. Ein Endothelüberzug konnte auch nach 26 Monaten nicht beobachtet werden. Diese Veränderungen entsprechen den uns seit langem bekannten Oberflächenveränderungen der Fascia-lata-Klappen (SCHÖLZEL et al., 1976), mit der Ausnahme, daß wir bisher keine aneurysmatische Ausweitung des Klappengrundes gesehen haben. Wir fürchten deswegen, daß die Klappen mit der Zeit insuffizient werden können und eventuell ausgetauscht werden müssen. Der zeitliche Ablauf scheint im Vergleich zur Fascia-lata langsamer fortzuschreiten, so daß der Zeitpunkt des Austausches wahrscheinlich etwas später erfolgen wird. Wir sind somit mit Mc GOVERN einig: "Durable valves are limited by thomboembolism and nonthrombogenic valves are limited by durability." Wir pflanzen deswegen die Bioprothesen nur in ca. 1/3 unserer Patienten ein und wählen diejenigen aus, bei denen eine Anticoagulation unerwünscht ist.

Zusammenfassung

Glutaraldehyd konditionierte und in die Aorta descendens eingesetzte Pulmonalklappen (n=46) zeigen zeitabhängige Oberflächenveränderungen. Innerhalb von Sekunden wird die Oberfläche erst von Eiweiß und anschließend von einer feinen Fibrinschicht überzogen. Innerhalb von Minuten bis Stunden werden Thrombocyten, Leukocyten, Makrophagen und Mikrothromben in die Oberfläche eingemauert. Nach 3 Wochen sind die ersten kollagenen Fasern erkennbar, welche sich mit der Zeit abflachen und gegen den freien Rand fortschreiten. Diese Veränderungen entsprechen den Oberflächenveränderungen von Bioprothesen, welche beim Menschen eingesetzt werden.

Summary

Upon implantation in the descending aorta, glutaraldehyde-conditioned pulmonary valves (n = 46) are immediately covered by a protein layer, followed by a fibrinous layer. Two to thirty minutes later platelets, WBCs, macrophages, and microthrombi are incorporated into the valve's surface. After 3 weeks the first collagen fibers appear on the surface and slowly build a collagen layer that grows toward the free edge. These changes are very similar to the surface changes of bioprostheses implanted in humans.

Literatur

1. BREWIN, E.G.: The use of tissue transplants in surgery of cardiac valvar disease. Guys Hosp. Rep. 105, 32 (1956)
2. CARPENTIER, A., LEMAIGRE, G., ROBERT, L., CARPENTIER, S., DUBOST, C.: Biological factors affecting long-term results of valvular heterografts. J. Thorac. Cardiovasc. Surg. 58, 467 (1969)
3. LAM, C.R., ARAM, H.H., MUNNEL, E.R.: Experimental study of aortic valve homografts. Surg. Gynecol. Obstet. 94, 129 (1952)
4. OKAMURA, K., YUGE, I., IRIYAMA, I.: Pathologic and haemodynamic observation on the Glutaraldehyd preserved porcine aortic valves implanted in tricusp. and pulmonary positions. J. Jpn. Assoc. Thorac. Surg. 23, 11 (1975)
5. SPRAY, T.L., ROBERTS, W.C.: Structural changes in porcine xenografts used as substitute cardiac valves: Gross and histologic observations in 51 Hancock valves. Am. J. Cardiol. 40, 319 (1977)
6. ZYLBERBERG, L.: Contribution à l'étude des Hétérogreffes aortiques par le microscopie électronique. Pathol. Biol. 23, 691 (1975)

Dr. S. Geroulanos, Chirurgische Klinik A, Universitätsspital, CH-8091 Zürich

6. Myokardialer Stoffwechselstatus bei verschiedenen Verfahren zur Einleitung eines reversiblen Herzstillstandes*

W. Isselhard, B. Schorn, U. Uekermann und W. Hügel

Institut für Experimentelle Medizin der Universität zu Köln (Direktor: Prof. Dr. W. Isselhard) und Abteilung für Kardiochirurgie der Universitäts-Kliniken (Direktor: Prof. Dr. H. Dalichau)

Nach wie vor ist die Frage nach der grundsätzlich besten und in der Praxis am besten durchzuführenden Myokardprotektion umstritten. Vergleichende Untersuchungen verschiedener Verfahren in einem einheitlichen Modell liegen nicht vor. Es wurden daher drei verschiedene Verfahren zur Einleitung eines reversiblen Herzstillstandes im Tierexperiment vergleichend geprüft. Untersucht wurden der ischämische Herzstillstand, die Injektionskardioplegie nach KIRSCH unter Verwendung von Cardioplegin (Firma Fr. Köhler-Chemie, Alsbach) und die Infusionskardioplegie nach BRETSCHNEIDER mittels Lösung LK 352 (Firma Fr. Köhler-Chemie, Alsbach). Alle drei Verfahren wurden in milder Ganzkörper-Hypothermie von 30°C durchgeführt. Als Parameter für die Güte der Myokardprotektion wurden die Veränderungen im myokardialen Stoffwechselstatus während und nach Herzstillegung gewertet.

Methodik

Die Versuche wurden an Hunden (20-28 kg) in Analogie zum klinischen Vorgehen durchgeführt, wobei auf die Standardisierung des Versuchsablaufs besonderer Wert gelegt wurde. Nach Prämedikation mit Morphin und Atropin wurde die Narkose mit Nembutal i.v. eingeleitet und als Neuroleptanalgesie mit Dehydrobenzperidol und Fentanyl fortgesetzt. Für den extrakorporalen Kreislauf wurden Sarns-Pumpen und ein Temptrol Disposable Oxygenator verwendet. Das System wurde mit 1.300 ml Ringer-Lösung unter Zusatz von 5% Glukose und Na-Bicarbonat gefüllt und nach rechtsseitiger Thorakotomie über die Hohlvenen und eine A. femoralis mit dem Versuchstier verbunden. Nach Ablauf einer Beobachtungsperiode von 45-60 min Dauer (steady-state) wurde die extrakorporale Zirkulation begonnen und innerhalb 10 min die Körpertemperatur auf 30°C Kerntemperatur gesenkt. Fünfzehn Minuten nach Beginn der extrakorporalen Zirkulation wurde der Herzstillstand eingeleitet. Für den ischämischen Stillstand wurde dazu nur die Aorta ascendens occludiert. Bei der Injektionskardioplegie nach KIRSCH wurden nach Ab-

---

* Unterstützt durch die Deutsche Forschungsgemeinschaft im SFB 68 und durch die Doktor-Karl-Wilder-Stiftung der Deutschen Lebensversicherungen.

klemmung der Aorta 2-3 ml Cardioplegin pro kg Körpergewicht mit einer Temperatur von 4°C mittels einer Spritze mit großlumiger Kanüle in die Aortenwurzel injiziert. Bei der Infusionskardioplegie nach BRETSCHNEIDER wurde eine Kanüle durch eine mit einer Tabaksbeutelnaht gesicherte Stichcision in die Aortenwurzel gelegt. Nach Abklemmung der Aorta wurde für die Dauer von 5-7 min Lösung LK 352 mit einer Temperatur von 10°C zunächst unter einem Druck von 100-120 mm Hg und nach Eintritt des Herzstillstandes unter einem Druck von 30 mm Hg in die Aortenwurzel infundiert. Die Perfusatmenge belief sich auf etwa 30 ml/kg Körpergewicht. Die Zusammensetzung der Lösungen war wie folgt: 1000 ml Cardioplegin enthalten 142 mval Mg^{++}-Aspartat, 3 g Procain, 45 g Sorbit; 1000 ml Lösung LK 352 enthalten 12 mval Na^+-Aspartat, 8,5 mval K^+-Aspartat, 2 mval Mg^{++}-Aspartat und 50 g Sorbit. Eine Stunde nach Abklemmung der Aorta wurde das halbe Volumen Cardioplegin nachinjiziert bzw. Lösung LK 352 nachperfundiert. Die Durchblutung des Herzens wurde beim ischämischen Herzstillstand 45 min, bei der Injektions- und Infusionskardioplegie 90 min nach Abklemmung der Aorta wieder hergestellt. Bereits 10 min zuvor wurde mit der Wiederaufwärmung begonnen. Nach Kardioversion oder nach spontaner Defibrillation wurde die extrakorporale Zirkulation so früh wie möglich ausgeleitet.

Herzmuskelproben aus dem linken Ventrikel wurden während der ischämischen Phase 5 min vor Eröffnung der Aortenklemme und 60 min nach Beginn der Wiederdurchblutung des Herzens entnommen und mittels der Gefrierstopmethode fixiert. Kontrollwerte entstammen dem Myokard scheinoperierter Tiere. Nach Perchlorsäureextraktion des Gewebes wurden die Metabolite und Substrate enzymatisch bestimmt. Die Angaben beziehen sich auf Feuchtgewebe, wobei experimentell bedingte Änderungen des Anteils des Trockengewichts am Feuchtgewicht (normal 22%) berücksichtigt wurden.

Ergebnisse

An Kontrollherzen (n=13) betrugen der Gewebsgehalt an ATP 5,73 ± 0,33 µMol/g und die Summe der Adeninnucleotide (SAN) 6,54 ± 0,41 µMol/g. Nach ischämischem Stillstand von 45 min Dauer und Cardioplegin-Stillstand von 90 min Dauer sowie nach 60-minütiger Erholung waren die Veränderungen im Adenylsäure-System quantitativ gleich. Nach 90-minütigem Stillstand durch Lösung LK 352 sowie nach 60-minütiger Erholung lagen die Gewebsgehalte an ATP und an SAN signifikant höher ($p < 0.01$).

Der Gewebsgehalt an Phosphokreatin (PKr) lag in allen Gruppen zu Ende der Stillstandsperiode sehr niedrig. Er war jedoch in der Gruppe mit Herzstillstand durch LK 352-Lösung signifikant höher als in den anderen Gruppen ($p < 0.01$). Nach 60-minütiger Erholung lagen die Werte ohne Unterschied zwischen den Gruppen deutlich über dem Kontrollwert (7.37 ± 1.37 µMol/g). Der Gewebsgehalt an Gesamtkreatin (GKr) wich in keiner Gruppe und zu keiner Zeit von dem Kontrollwert ab.

Der Glykogengehalt war, bei großen Schwankungen in allen Gruppen, zu Ende der Stillstandsperiode auf 71% beim ischämischen Stillstand und auf 88% bei den anderen Stillstandsformen gegenüber

Tabelle 1. Stoffwechselstatus (µMol/g FG) des linksventriculären Hundemyokards unter Kontrollbedingungen, zu Ende eines durch verschiedene Methoden eingeleiteten Herzstillstandes und nach 60-minütiger Wiederdurchblutung

	Herzstillstand durch			60 min Erholung nach		
	Ischämie 45 min	Cardiopl. 90 min	LK 352 90 min	Ischämie 45 min	Cardiopl. 90 min	LK 352 90 min
n	5	6	6	5	6	6
ATP	3.42 ± 0.32	3.34 ± 0.33	4.64 ± 0.91	3.95 ± 0.47	4.14 ± 0.33	5.13 ± 0.68
SAN	4.49 ± 0.38	4.72 ± 0.35	5.67 ± 0.88	4.71 ± 0.39	4.76 ± 0.37	5.85 ± 0.64
PKr	0.46 ± 0.34	0.64 ± 0.23	1.61 ± 0.75	12.82 ± 1.50	11.35 ± 2.69	13.27 ± 2.73
GKr	21.61 ± 3.88	25.75 ± 3.64	26.43 ± 2.29	23.80 ± 2.99	25.58 ± 1.45	25.42 ± 2.00

dem Kontrollwert (39.6 ± 8.6 µMol/g) vermindert. Nach 60-minütiger Erholung war das Glykogen durchschnittlich 3,5 bis 6 µMol/g ohne signifikanten Unterschied zwischen den einzelnen Gruppen angestiegen. Der myokardiale Lactatgehalt betrug nach ischämischem Stillstand nach 45 min Dauer 16,78 ± 1,20 µMol/g. Er war in den beiden anderen Gruppen geringfügig niedriger. Nach 60-minütiger Erholung war der Lactatgehalt erniedrigt, lag jedoch mit durchschnittlich 6-8 µMol/g in allen Gruppen signifikant über dem Kontrollwert (1,14 ± 0,45 µMol/g).

Diese Ergebnisse über die Änderungen des myokardialen Stoffwechselstatus und insbesondere des Adeninnucleotidsystems stehen in Übereinstimmung mit den Veränderungen mechanischer Parameter des Herzmuskels unter den selben Versuchsbedingungen (HÜGEL et al., 1978).

Zusammenfassung

Im Tierexperiment an Hunden wurden drei verschiedene Methoden zur Einleitung eines reversiblen Herzstillstandes vergleichend geprüft: (A) Der ischämische Herzstillstand von 45 min, (B) die Injektionskardioplegie nach KIRSCH mit Cardioplegin für 90 min Dauer und (C) die Infusionskardioplegie nach BRETSCHNEIDER mit Lösung LK 352 für 90 min. Während der Stillstandsperiode war die Körpertemperatur auf 30°C abgesenkt. Aus den Veränderungen im Adenylsäure-System des linksventrikulären Myokards zu Ende der Stillstandsperiode und nach 60-minütiger Erholung ist abzuleiten, daß die Methode C die beste Myokardprotektion darstellt. Am wenigsten effektiv ist die Methode A.

Summary

In experiments with dogs, three different methods of inducing a reversible cardiac arrest were compared: (A) the ischemic arrest for 45 min, (B) the cardiac arrest for 90 min due to injection of Cardioplegin according to KIRSCH, and (C) the cardiac arrest for 90 min due to infusion of solution LK 352 according to BRETSCHNEIDER. The body temperature was reduced to 30°C during the period of cardiac arrest. From the alterations in the adenylic acid system of the left ventricular myocardium at the end of the period of myocardial standstill and after 60 min of recovery, it can be deduced that the best myocardial protection is given by method C. Method A has the least effect.

Literatur

HÜGEL, W., UEKERMANN, U., FRANZ, C., ISSELHARD, W., SCHORN, B., HIRCHE, H.J., LÜBBING, H., DALICHAU, H.: Tierexperimentelle Untersuchungen zur Kontraktilität des Myokards bei verschiedenen Methoden des kardioplegisch induzierten Herzstillstandes. Thoraxchirurgie 26, 201-204 (1978)

Prof. Dr. W. Isselhard, Institut für Experimentelle Medizin der Universität zu Köln, Robert-Koch-Straße 10, D-5000 Köln 41

7. Regionale Myokarddurchblutung und Ventrikelfunktion nach hypothermer Ischämie und Kardioplegie

W. W. Saggau, I. Baća, K. Fey, M. Metzker und U. Mittmann

Abteilung für Spezielle Thoraxchirurgie der Chirurgischen Universitätsklinik Heidelberg (Direktor: Prof. Dr. Dr. h.c. W. Schmitz), Abteilung für Allgemeinchirurgie der Chirurgischen Universitätsklinik Heidelberg (Direktor: Prof. Dr. Dr. h.c. F. Linder) und Abteilung für Experimentelle Chirurgie (Komm. Leiter: Prof. Dr. U. Mittmann)

Irreversible ischämische Myokardschäden treten bei normothermer Ischämie nach 30 min auf (3). Das Ausmaß der ischämischen Myokardschädigung hängt davon ab, wie schnell und wie weitgehend der myokardiale O_2-Bedarf gesenkt wird. Lactatacidose (5), Myokardödem (1) und verminderte diast. Relaxation erhöhen den Coronarwiderstand und können eine ausreichende Reperfusion des Myokards verhindern. In der vorliegenden Arbeit werden Herzmuskeldurchblutung und -Funktion vor und nach ischämischem Herzstillstand bei unterschiedlicher Myokardprotektion untersucht.

Methodik

Bei 8 Bastardhunden (Gruppe I, 22 ± 2,5 kg) wird die Myokarddurchblutung (MBF) mit der Tracer-Microspheres Methode (4) am kardiopulmonalen Bypass vor und nach 60 min Ischämie untersucht. Unmittelbar nach Aortenabklemmung und nach 30 min wird das Herz mit 800 ml kardioplegischer Lösung nach Bretschneider[1] (4°C) durchströmt. Durch externe Lavage wird die Myokardtemperatur bei 14 - 16°C gehalten. Die Reperfusionszeit nach Öffnen der Aorta beträgt 30 min.

Bei einer II. Gruppe von 10 Hunden (22,7 ± 1,2 kg) werden die gleichen Messungen vor und nach 60 min Ischämie lediglich unter lokaler Hypothermie von 14 - 16°C vorgenommen.

Zusätzlich zur MBF werden folgende Parameter am leerschlagenden Herzen und unter isometrischer Belastung mit enddiastolischen Volumina (EDV) von 10 - 30 ml (intraventrikulärer Ballon) bestimmt: linksventrikulärer Spitzendruck (LVP), enddiastolischer Druck (EDP) und dp/dt_{max}. Zeitgleich mit den hämodynamischen Parametern werden Blutproben aus dem arteriellen und coronarvenösen Blut zur Bestimmung von K^+, Na^+, pH, pCO_2, pO_2, O_2-Sättigung,

---

[1] Kardioplegische Lösung-Hp, Köhler Chemie, Alsbach.

Lactat und Hb entnommen. Die Myokardtemperatur wird mit Thermistoren in der Vorder- und Hinterwand des linken Ventrikels (LV) gemessen.

Ergebnisse

Präischämisch steigt LVP-EDP in beiden Gruppen unter isometrischer Belastung kontinuierlich an (Abb. 1). Während die belastungsabhängig entwickelten LVP vor und nach Ischämie mit Kardioplegie (K) gleich sind, liegen die postischämischen LVP in Gruppe II ($p < 0,001$) niedriger und erreichen bei einem EDP von 30 ml 87 $\pm$ 13 mm Hg. Dp/dt_{max} steigt in Gruppe I bei zunehmender Kammervordehnung von EDV-10 auf EDV-30 von 1780 $\pm$ 640 mm Hg/sec auf 3100 $\pm$ 830 mm Hg/sec an. Der Anstieg nach Ischämie und K ist zwar um 26% geringer, unterscheidet sich aber nicht signifikant vom Vorwert. In Gruppe II nimmt dp/dt_{max} von 1633 $\pm$ 900 mm Hg/sec auf 3020 $\pm$ 800 mm Hg/sec zu und ist nach hypothermer Ischämie um die Hälfte vermindert ($p < 0,025$).

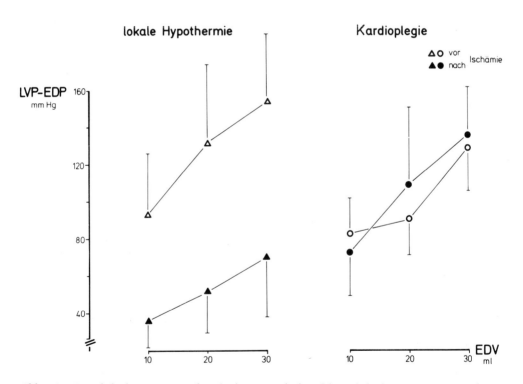

Abb. 1. Entwickelter Kammerdruck (LVP-EDP) in Abhängigkeit vom Kammervolumen (EDV) vor und nach 60 min hypothermer Ischämie mit Kardioplegie (Gruppe I: O—O) und ohne Kardioplegie (Gruppe II: △—△)

Die O_2-Aufnahme des Myokards korreliert vor und nach Ischämie in beiden Gruppen erwartungsgemäß mit dp/dt_{max} (Abb. 2). Während die Regressionsgeraden vor und nach K fast parallel verlaufen, ist die Steigerung in Gruppe II nach hypothermer Ischämie deutlich flacher ($p < 0,05$).

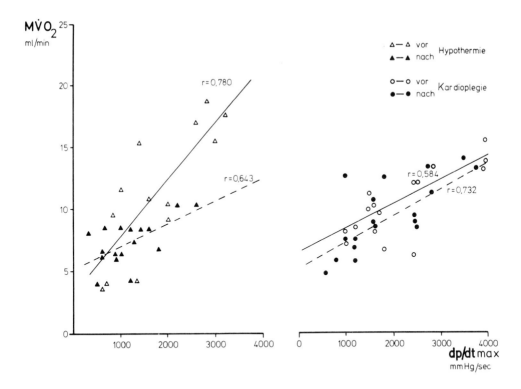

Abb. 2. O_2-Aufnahme des gesamten Herzens ($M\dot{V}O_2$) in Abhängigkeit von dp/dt_{max} vor und nach 60 min hypothermer Ischämie mit Kardioplegie (Gruppe I: O—O) und ohne Kardioplegie (Gruppe II: △—△). Im Gegensatz zu Gruppe I verläuft die Regressionsgerade postischämisch in Gruppe II signifikant flacher als präischämisch

Die mittlere MBF des gesamten linken Ventrikels steigt in Gruppe I von 90 ± 11 ml/100 g·min (leerschlagend) auf 148 ± 17 ml/100 g ·min (EDV-30) und nach Ischämie von 92 ± 25 ml/100 g·min auf 152 ± 23 ml/100 g·min an (Abb. 3). Die Werte vor und nach Ischämie unterscheiden sich nicht signifikant. Nach K korreliert die MBF mit der Funktion des LV (dp/dt_{max}) mit r = 0.81. In Gruppe II steigt die MBF vor Ischämie von 84 ± 3,3 ml/100 g·min (leerschlagend) auf 107 ± 5,4 ml/100 g·min (EDV-20). Nach Ischämie wird kein signifikanter Anstieg beobachtet. Die vor Ischämie enge Korrelation zwischen MBF und LV-Funktion (r = 0.83) ist nach Aortenabklemmung auf r = 0.34 vermindert.

In beiden Gruppen bestehen keine Unterschiede in der Verteilung der MBF zwischen Vorder- und Hinterwand des li. Ventrikels. Ebenso ändert sich das Verhältnis von Innenschicht- zur Außenschichtdurchblutung bis zu einem EDV von 20 ml nicht signifikant.

Diskussion

Im Gegensatz zur Kardioplegiegruppe ist der aerobe Stoffwechsel in Gruppe II nach hypothermer Ischämie erheblich beeinträchtigt, erkennbar an der besonders unter Belastung verminderten O_2- und

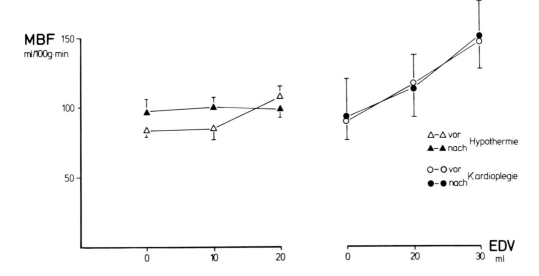

Abb. 3. *Myokarddurchblutung des linken Herzens (MBF) in Abhängigkeit vom enddiastolischen Volumen (EDV) vor und nach 60 min hypothermer Ischämie mit Kardioplegie (Gruppe I) und ohne Kardioplegie (Gruppe II). Die MBF ändert sich nach Reperfusion in beiden Gruppen nicht wesentlich gegenüber den präischämischen Werten*

Lactataufnahme. Hoher K^+-Verlust des Myokards, angestautes Lactat und ein erniedrigtes cor. ven. pH von 6,93 (Tabelle 1) in der ersten Reperfusionsminute bestätigen den unzureichenden Myokardschutz durch externe Hypothermie.

Trotz der in Gruppe II erheblich verschlechterten LV-Funktion nach hypothermer Ischämie ist die mittlere MBF des linken Ventrikels und ihre transmurale Verteilung nach 30 min Reperfusion nicht signifikant vermindert. Die postischämisch aufgehobene Korrelation zwischen LV-Funktion und MBF weist jedoch auf eine im Gegensatz zur Kardioplegiegruppe erheblich beeinträchtigte Regulation der Coronardurchblutung. Die Tatsache, daß nach 30 min Reperfusion weder bei weitgehend erhaltener noch bei beeinträchtigter LV-Funktion eine verminderte Gesamtdurchblutung des LV oder eine Ischämie der Innenschichten ([1]) nachweisbar sind, legt nahe, daß die MBF unter den vorliegenden Bedingungen kein limitierender Faktor für die Wiederbelebbarkeit des Herzens darstellt.

Zusammenfassung

Regionale Myokarddurchblutung (MBF) und linksventriculäre Funktion werden nach 60 min hypothermem (14 - 16°C) Herzstillstand mit (Gruppe I) und ohne Kardioplegie (Gruppe II) gemessen. Unabhängig davon, ob die Kammerfunktion erheblich (Gruppe II) oder nur wenig (Gruppe I) beeinträchtigt war, veränderten sich MBF und ihre transmurale Verteilung nach 30 min Reperfusion nicht wesentlich gegenüber den präischämischen Werten. Im Gegensatz zu alleiniger lokaler Hypothermie blieb die Regulation der MBF bei zusätzlicher

Tabelle 1. Vergleich von H-Ionenkonzentration, Lactat-, K$^+$- und Na$^+$-Spiegel eine und 10 min nach Öffnen der Aorta in Gruppe I und II. Die Werte wurden zeitgleich arteriell (a) und coronarvenös (cv) entnommen. In Gruppe I sind hohe K$^+$- und niedrige Na$^+$-Konzentrationen im coronarvenösen Blut nach einer Minute Reperfusion durch Auswaschen der kardioplegischen Lösung zu erklären. a und b = Signifikanter Unterschied zwischen Gruppe I und II

		pH		Lactat		K$^+$		Na$^+$	
		a	cv	a	cv	a	cv	a	cv
REPERFUSION HYPOTHERMIE	1' $\bar{x}$	7,47	6,93^a	60,6	88,7^b	3,6	4,8	146	151^a
	$\pm$ SD	0,12	0,19	13,0	19,0	1,1	1,36	6,8	2,9
	n	7	6	5	5	4	7	6	7
	10' $\bar{x}$	7,38	7,36	70	72,5	3,6	3,9	143	143
	$\pm$ SD	0,05	0,05	12	11,5	0,92	0,86	4,6	4,1
	n	7	6	5	5	7	6	7	7
REPERFUSION KARDIOPLEGIE	1' $\bar{x}$	7,37	7,20^a	78,9	79,7^b	3,7	5,5	138	121^a
	$\pm$ SD	0,07	0,07	27,5	22	0,8	2	4,9	15,7
	n	6	6	6	6	6	6	6	6
	10' $\bar{x}$	7,35	7,30	88,4	87,4	3,4	3,3	138	137
	$\pm$ SD	0,07	0,06	25	24	0,8	0,7	10,5	9,6
	n	6	6	5	5	6	6	6	6

a = p $<$ 0,01; b = p $<$ 0,001.

Anwendung der kardioplegischen Lösung erhalten. Nach 60 min hypothermer Ischämie und Reperfusion ist die MBF und ihre regionale Verteilung offenbar kein limitierender Faktor für eine vollständige Wiederbelebbarkeit des Herzens.

Summary

Regional myocardial blood flow (MBF) and left ventricular (LV) function were measured in 18 dogs after 60 min hypothermic (14-16°C) arrest with (group I) and without cardioplegia (group II). Regardless whether postischemic LV function was severely (group II) or only moderately (group I) impaired, the amount of MBF and its transmural distribution was not significantly altered after 30 min reperfusion. In contrast to topical hypothermia, additional cardioplegia maintained metabolic regulation of coronary flow.

Literatur

1. ENGELMAN, R.A., ADLER, S., GOUGE, T.H., CHANDRA, R., BOYD, A.D., BAUMANN, F.G.: The effect of normothermic arrest and ventricular fibrillation on the coronary blood flow distribution of the pig. J. Thorac. Cardiovasc. Surg. 69, 858-869 (1975)
2. GREENBERG, J., EDMUND, H.: Effects of myocardial ischemia at varying temperatures on left ventricular function and tissue oxygen tension. J. Thorac. Cardiovasc. Surg. 42, 84-92 (1961)
3. KÜBLER, W.: Nutzbare Ischämiedauer des Herzens in Abhängigkeit von der energetischen Ausgangslage des Myokards, der Kardioplegieform und der Temperatur. Langenbecks Arch. klin. Chir. 319, 648 (1967)
4. RUDOLPH, A.M., HEYMANN, M.S.: The circulation of the fetus in utero. Circulat. Res. 21, 163-184 (1967)
5. SCHÄFER, W., SATTLER, R.: Myokardiale Kalium- und H-Ionen-Verluste während normothermer ischämischer Herzstillstände. Langenbecks Arch. Chir., Suppl. Chir. Forum 1978

PD Dr. W.W. Saggau, Abteilung für Spezielle Thoraxchirurgie der Chirurgischen Universitätsklinik Heidelberg, Im Neuenheimer Feld 110, D-6900 Heidelberg

8. Minderung des myokardialen Reperfusionsschadens mit hypocalcämischen, hyperkaliämischen, alkalischem Blut während der postischämischen Wiederaufsättigung mit Sauerstoff

K. H. Fey, D. M. Follette, D. G. Mulder, J. V. Maloney Jr. und G. D. Buckeberg

Klinikum der Universität Heidelberg, Chirurgische Klinik (Dir.: Prof. Dr. Dres. h.c. F. Linder) und
Department of Surgery (Thoracic), University of California Los Angeles, Medical Center, Los Angeles, California 90024, U.S.A.

In vorangegangenen Arbeiten konnten wir nachweisen, daß ein zusätzlicher Myokardschaden nach ischämischem Herzstillstand durch die postischämische Reperfusion zwar signifikant verringert, jedoch nicht vollständig vermieden werden kann
a) durch Herabsetzen des dem Zellaustausch zur Verfügung stehenden ionisierten Calciums (4),
b) durch Erhöhen des Kaliums zur Verringerung des Stoffwechsels bei weiterbestehendem Herzstillstand (5) oder
c) durch Anheben des pH-Wertes auf 7.8 zum Ausgleich der postischämischen Acidose während der Reperfusionsphase (6).

Diese Untersuchung soll die Fragestellung beantworten, inwieweit die kombinierte Anwendung dieser drei Verfahren zu einer deutlicheren Verringerung einer postischämischen Reperfusionsschädigung des Myokards führen kann.

Methodik

15 Hunde wurden an den kardiopulmonalen Bypass in Normothermie angeschlossen und linksventriculäre (LV) isovolumetrische Funktionskurven, Compliance (intraventriculärer Ballon), Myokard-Wassergehalt (Feucht-Trocken-Gewichte), Durchblutung (Microspheres) und Sauerstoffaufnahme gemessen. Davon wurden 5 Hunde lediglich einer dreistündigen kontinuierlichen Coronarperfusion unterzogen, 10 Hunde jedoch einem einstündigen ischämischen Herzstillstand mit Oberflächenhypothermie (LV Temp. 16°C). Nach Ischämie bestand die initiale Reperfusionslösung aus 500 ml oxygeniertem Blut gegeben über 5 min, d.h. 100 ml/min direkt vor Wiedereröffnen der abgeklemmten Aorta. Diese Reperfusionslösung war bei 5 Hunden unverändert, bei den anderen 5 Hunden angeglichen auf 0.5 mval/L (Ca^{++}), 30 mval/L (K^+) und pH 7.8 (THAM). Die postischämischen Vergleichsmessungen wurden 30 min nach Reperfusion durchgeführt.

Ergebnisse (s. Tabelle 1)

Ohne die vorübergehende Modifikation der initialen Reperfusionslösung nach einstündigem ischämischen Herzstillstand mit Oberflächenhypothermie war die linksventriculäre Myokardfunktion um $40 \pm 3\%^{+}$, die Compliance um $50 \pm 12\%$ herabgesetzt; der transventriculäre Wassergehalt stieg um $2.5 \pm 0.1\%$, die linksventriculäre Durchblutung und die Sauerstoffaufnahme stiegen nur minimal bei zunehmender Herzarbeit (isovolumetrische Funktionskurve) an. Im Gegensatz dazu führte die initiale modifizierte Reperfusion mit hypocalcämischem, hyperkaliämischem alkalischem Blut zu einer $104 \pm 2\%^{*}$ Erholung der LV-Funktion, zu einer $80 \pm 1\%^{*}$ Wiederherstellung der Compliance, zu einer Myokardwasseraufnahme von nur $0.8 \pm 0.1\%^{*}$ und zu einer nahezu normalen Zunahme der linksventriculären Myokarddurchblutung* sowie Sauerstoffaufnahme* bei zunehmender Herzarbeit. Die postischämische linksventriculäre Funktion, Wassergehalt, Durchblutung und Sauerstoffaufnahme bei Modifizierung der initialen Reperfusionslösung waren den Werten der Herzen vergleichbar, die lediglich einer dreistündigen kontinuierlichen Perfusion unterzogen worden waren.

Die Untersuchungen erfolgten jedoch an gesunden Herzen mit normalen Coronararterien und ohne Myokardhypertrophie.

Zusammenfassung

Die postischämische Myokardschädigung wird zu einem Teil durch die Reperfusion verursacht. Durch eine initiale postischämische Sauerstoffwiederaufsättigung des Myokards mit hypocalcämischem, hyperkaliämischem alkalischem Blut kann dieser zusätzliche Reperfusionsschaden fast vollständig vermieden werden. Die postischämische Myokardfunktion erreicht wieder Werte wie bei kontinuierlicher Coronarperfusion.

Summary

Postischemic myocardial depression is largely caused by a reperfusion injury which can be avoided almost completely by initial reoxygenation with hypocalcemic, hyperkalemic, alkalotic blood. Reperfusate modification resulted in postischemic myocardial performance comparable to that achieved in hearts receiving continuous coronary perfusion.

Literatur

1. JENNINGS, R.B., SOMMERS, H.M., SMYTH, G.A., FLACK, H.A., LINN, H.: Myocardial necrosis induced by temporary occlusion of a coronary artery in the dog. Arch. Pathol. 70, 68 (1960)
2. BLUMGART, H.L., GILLIGAN, D.R., SCHLESINGER, M.J.: Experimental studies on the effect of temporary occlusion of coronary arteries. II. The production of myocardial infarction. Am. Heart J. 22, 374 (1941)

---

* $p < 0.05$ zu unmodifizierter Reperfusionslösung, [+] $\pm$ SEM.

Tabelle 1. Linksventriculäre (LV) Durchblutung, Wassergehalt, Compliance und Myokardfunktion

	LV Durchblutung (ml/100g/min) leerschlagend	LV Durchblutung 25ml EDV	LV Wassergehalt (% Feucht-Trocken-Gew.)	LV Compliance (ml H$_2$O/ mm Hg)	LV Funktion[a] (dp/dt min %)
Kontrolle (Präischämie) n = 15	53 ± 3[d]	120 ± 8	77.5 ± 0.1	----	----
Ischämischer Herzstillstand in Hypothermie + unmodifizierte Reperfusion (30 min nach Reperfusion) n = 5	72 ± 8[b]	95 ± 10[b]	79 ± 0.2[b]	50 ± 12	60 ± 6
+ hypocalcämische, hyperkaliämische, pH 7.8 Reperfusion (30 min nach Reperfusion) n = 5	70 ± 14	120 ± 15	78.4 ± 0.4[b]	80 ± 1[c]	104 ± 3[c]
Kontinuierliche Coronarperfusion (3 Std) n = 5	70 ± 12	115 ± 12	78.2 ± 0.4	55 ± 16	97 ± 15[c]

a = %Kontrolle bei 25 ml enddiastolischem Volumen (EDV).
b = $p < 0.05$ zu Kontrolle.
c = $p < 0.05$ zu ischämischem Herzstillstand in Hypothermie mit unmodifizierter Reperfusion.
d = ± SEM.

3. MEERBAUM, S., CORDAY, E.: Reperfusion during acute myocardial infarction. Am. J. Cardiol. 36, 211 (1975)
4. FOLLETTE, D., FEY, K.H., LIVESAY, J., NELSON, R., MALONEY, J.V., Jr., BUCKBERG, G.D.: The beneficial effects of citrate reperfusion of ischemic heart on cardiopulmonary bypass. Surg. Forum 27, 244 (1976)
5. FOLLETTE, D.M., STEED, D., FOGLIA, R., FEY, K.H., BUCKBERG, G.D.: Reduction of postischemic myocardial damage by maintaining arrest during initial reperfusion. Surg. Forum 28, 281 (1977)
6. FOLLETTE, D.M., FEY, K.H., LIVESAY, J., MALONEY, J.V., Jr., BUCKBERG, G.D.: Studies on myocardial reperfusion injury. I. Favorable modification by adjusting reperfusate pH. Surgery 82, 149 (1977)

Dr. K.H. Fey, Klinikum der Universität Heidelberg, Chirurgische Klinik, Im Neuenheimer Feld 110, D-6900 Heidelberg
D.M. Follette, M.D., Department of Surgery, Div. of Thoracic Surgery, UCLA School of Medicine, Los Angeles, California 90024, U.S.A.

9. Zur Innenschichtgefährdung des hypertrophierten Myokards

K. L. Waag, U. Mittmann, H. E. Keller, H. Schäfer und A. Schwierczenski

Abteilung für Experimentelle Chirurgie (Komm. Leiter: Prof. Dr. U. Mittmann) der Chirurgischen Universitätsklinik Heidelberg und Kinderchirurgische Klinik der Medizinischen Fakultät Mannheim der Universität Heidelberg (Direktor: Prof. Dr. I. Joppich)

Erhöhte Infarktgefährdung (1) und gesteigerte Flimmerbereitschaft stellen ein besonderes Problem bei chirurgischer Intervention am hypertrophierten Herzen dar. Besonders ischämiegefährdet sind offenbar die Herzinnenschichten (2). Da Angaben über die Myokarddurchblutung (MBF) bei der Hypertrophie weitgehend fehlen, wird die regionale Durchblutungsverteilung in den vorliegenden Experimenten untersucht. Um der Frage nach der Ischämiegefährdung der Innenschichten nachzugehen, wurde bei den Versuchstieren zusätzlich eine akute Coronarstenose erzeugt, welche die Durchblutungsreserve der Innenschichten bereits unabhängig von der Myokardhypertrohpie einschränkt (2).

Methodik

Bei 13 jungen Foxhounds mit einem mittleren Körpergewicht von 4,6 kg wurde eine Banding Op der supracoronaren Aorta durchgeführt. Als Kontrolle diente ein Kollektiv von 8 Foxhounds gleichen Alters. Nach 94 $\pm$ 16 Tagen betrug das mittlere Körpergewicht 12 kg und der Druckgradient 31 mm Hg. Die Dicke der Herzhinterwand des LV nahm in dieser Zeit um 65% und das LV-Gewicht um 35% gegenüber den Kontrollen zu. Die MBF wurde mit der Tracer-Microsphere Methode am offenen Thorax in Allgemein-Narkose gemessen.

Am proximalen r. descendens (LAD) der linken Coronararterie wurde eine Mikrometer-Coronardrossel angebracht. Die Messung der regionalen MBF erfolgte bei 0, 60 und 70%iger Coronarstenose in Ruhe und unter maximaler Coronardilatation mit 0,4 mg/kg Dipyridamol. Der Coronardrossel-abhängige (CD) Myokardbezirk wurde durch Injektion von Lissamingrün in die LAD angefärbt. Postmortal wurde die LV-Wand in 3 Schichten geteilt, um eine klare Trennung von Innen- und Außenschichtdurchblutung zu ermöglichen.

Ergebnisse

Bei den Kontrolltieren betrug die mittlere MBF 115 $\pm$ 18 ml/100 g ·min. Bei Myokardhypertrophie (Abb. 1) fanden wir etwas geringere Werte in der freien Wand des LV mit 95 $\pm$ 10 in der Innenschicht

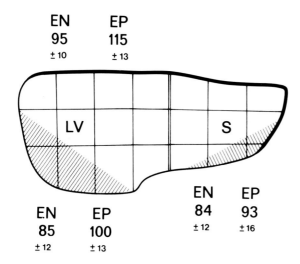

Abb. 1. Myokarddurchblutung (ml/100 g·min ± SE) des aufgeschnittenen hypertrophierten linken Ventrikels (LV) und des Septums (S), getrennt nach Innenschicht (EN) und Außenschicht (EP). Weiße und schraffierte Felder geben die Areale an, aus denen die Myokardproben gewonnen wurden

und 115 ± 13 ml/100 g·min in der Außenschicht. Die MBF im Bereich der LAD betrug 85 ± 12/100 ± 13 ml/100 g·min und im Septum 84 ± 12/93 ± 16 ml/100 g·min. Diese Minderung der MBF beim hypertrophierten Herzen war gegenüber den Kontrollen nicht signifikant (t-Test). Bei Hypertrophie fiel eine konstante Umkehr des Quotienten der MBF der Innen- und Außenschicht auf. Er betrug bei den Kontrollen in Übereinstimmung mit der Literatur 1,02 - 1,17. Bei den Tieren mit Hypertrophie war dieser Quotient jedoch konstant kleiner 1 (Abb. 2), d.h. die subendokardiale Schicht war gegen-

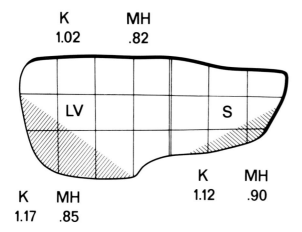

Abb. 2. Verhältnis von Innen- zu Außenschichtdurchblutung (ENDO/EPI) des linken Ventrikels (LV) und des Septums (S). Mittelwerte von 13 Hunden mit Myokardhypertrophie (MH) und 8 Kontrollen (K). Erklärung der Felder s. Abb. 1

über der Außenschicht relativ minderperfundiert. In der freien
Wand des hypertrophierten LV berechneten wir diesen Quotienten
mit 0,82, im Gebiet der LAD mit 0,85 und im Septum mit 0,9. Durch
Gabe von Dipyridamol stieg die MBF bei maximaler Coronardilatation immer noch um das 3 1/2fache, aber das atypische ENDO/EPI
Verteilungsmuster der MBF blieb bei der Hypertrophie erhalten.
Die Coronarreserve war bei der Hypertrophie deutlich aber statistisch nicht signifikant niedriger als bei den Kontrollen.

Bei einer Coronarstenose bis zu 70% war die Ruhedurchblutung bei
Kontrollen und Hypertrophietieren unverändert. Nach zusätzlicher
Coronardilatation mit Dipyridamol war die Coronarreserve jedoch
in beiden Kollektiven vermindert. Die myokardiale Durchblutungsreserve ist bei Coronarstenosen ein empfindlicher Parameter der
Myokardversorgung (1, 2). Bei 70%iger Coronarstenose war die Coronarreserve der hypertrophierten Herzen sowohl in der drosselabhängigen freien Wand des LV (Abb. 3) als auch im Septum (Abb. 4)
signifikant stärker eingeschränkt als bei den Kontrollen. Dagegen
wurde keine überproportionale Beeinträchtigung der Innenschichtversorgung beobachtet. Das bereits unter Ruhebedingungen atypische
ENDO/EPI Verteilungsmuster blieb unverändert (0,86 - 0,94).

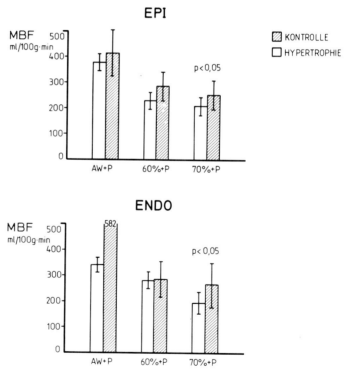

*Abb. 3. Mittelwerte der Myokarddurchblutung (MBF + SE) im coronardrosselabhängigen Bereich des LV (schraffierte Felder des $\overline{LV}$ in Abb. 1) getrennt nach
Herzaußenschicht (EPI, obere Bildhälfte) und Innenschicht (ENDO, untere
Bildhälfte). Die MBF wurde unter Coronardilatation mit Dipyridamol (0,4 mg/kg)
bei 60 und 70% Coronarstenose gemessen. Hypertrophie n = 13; Kontrollen n = 8*

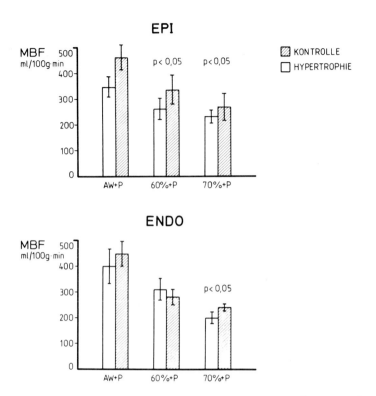

Abb. 4. Mittelwerte der Myokarddurchblutung (MBF ± SE) im coronardrosselabhängigen Bereich des Kammerseptums (schraffiertes Feld des Septums in Abb. 1), getrennt nach Herzaußenschicht (EPI, obere Bildhälfte) und Innenschicht (ENDO, untere Bildhälfte)

Bei erhöhtem O_2-Bedarf des hypertrophierten Herzens (3) deutet eine eingeschränkte Coronarreserve, die besonders bei zusätzlicher Coronarstenose deutlich wurde, auf eine erhöhte Ischämiegefährdung des hypertrophierten Herzens. Weitere Untersuchungen besonders in fortgeschrittenen Stadien der Hypertrophie müssen zeigen, ob der bereits in Ruhe veränderten transmuralen Durchblutungsverteilung eine pathophysiologische Bedeutung zukommt.

Zusammenfassung

Bei mäßiger LV-Druckhypertrophie (+ 35%) des Hundeherzens war die Ruhedurchblutung des Myokards nicht sig. gegenüber einem Kontrollkollektiv verändert. Das transmurale Verteilungsmuster der Durchblutung war jedoch im Sinne einer relativen Minderperfusion der Innenschichten verändert.

Bei pharmakologischer Coronardilatation war die Coronarreserve eingeschränkt, was besonders bei zusätzlicher 70 %iger Coronarstenose deutlich wurde. Gegenüber dem Kontrollkollektiv war keine stärkere Gefährdung der Innenschichten bei 60 und 70 %iger Coronarstenose nachzuweisen.

Summary

In moderate hypertrophy (+35%) of the canine left ventricle (LV), resting myocardial blood flow (MBF, tracer microspheres) was not significantly altered when compared with controls. The endo/epi flow ratio of the LV was, however, significantly smaller (0.82 -0.9) than in controls (1.02-1.17).

After coronary dilatation with dipyridamole, coronary flow reserve was smaller in hypertrophied hearts. This became particularly obvious when acute coronary constriction (70%) was induced. There was, however, no indication that after coronary constriction in early hypertrophy the subendocardium was more jeopardized than in controls.

Literatur

1. BACHE, R.J., COBB, F.R., GREENFIELD, I.C.: Limitation of the coronary vascular response to ischemia in the awake dog. Circ. Res. $\underline{35}$, 527 (1974)
2. FLAMENG, W., WÜSTEN, B., SCHAPER, W.: On the distribution of myocardial flow, effects of arterial stenosis and vasodilatation. Bas. Res. Cardiol. $\underline{69}$, 435 (1974)
3. GUNNING, J.F., COLEMAN, H.N.: Effects of hypertrophy on myocardial energy utilization. In: Myocardiology Vol. I, Ed.: E. Bajusz & G. Rona, 190-199. Baltimore: University Park Press 1972
4. KOBER, G.: Regionale MBF im normalen und chronisch druckbelasteten linken Ventrikel. Z. Kreisl. Forsch. $\underline{60}$, 471 (1971)
5. MALONEY, Jr., J.V., NELSON, R.L.: Myocardial preservation during cardiopulmonary bypass. J. Thorac. Cardiovasc. Surg. $\underline{70}$, 1040-1050 (1975)

Dr. K.L. Waag, Abteilung für Experimentelle Chirurgie der Chirurgischen Universitätsklinik Heidelberg, Im Neuenheimer Feld 347, D-6900 Heidelberg

10. Vergleichende Studie über pulsatilen und kontinuierlichen Fluß während des extracorporalen Kreislaufs. Auswirkungen auf die Leberfunktion und endokrine Pankreassekretion

I. Baća, W. Bieger, U. Mittmann, W. Saggau, H. Schmidt-Gayk und H. H. Storch

Abteilung für Spezielle Thoraxchirurgie der Chirurgischen Universitätsklinik Heidelberg (Direktor: Prof. Dr. Dr. h.c. W. Schmitz),
Abteilung für Experimentelle Chirurgie (Komm. Leiter: Prof. Dr. U. Mittmann) der Chirurgischen Universitätsklinik Heidelberg und Abteilung für klinische Pathophysiologie der Medizinischen Poliklinik der Universität Heidelberg (Direktor: Prof. Dr. E. Weicker)

Die extracorporale Pumpweise mit kontinuierlichem Fluß führt zu Störungen der Organfunktion, die sich in verminderter O_2-Aufnahme und Lactatakkumulation äußern (1, 4). Durch pulsatile Perfusion läßt sich eine Verbesserung der cerebralen und renalen Mikrozirkulation erreichen (4). Das Ziel dieser Arbeit ist, die Pankreas- und Leberfunktion unter Berücksichtigung zweier verschiedener Pumpmodalitäten zu untersuchen. Die Studie wird an einem klinischen Krankengut von 20 Patienten durchgeführt und die Ergebnisse werden mit denen einer tierexperimentellen Serie verglichen.

Methodik

In der klinischen Studie werden beide Pumparten bei 2 Gruppen von je 10 Patienten mit gleicher Verteilung der Grunderkrankung in beiden Kollektiven untersucht. Folgende Parameter werden 24 Std präoperativ, unmittelbar vor, während und 3 Std nach EKK, ferner 24 und 48 Std nach Beendigung der Operation bestimmt: Serumglucose (enzymatisch), Insulin (RIA), Glucagon (RIA), Wachstumshormon (RIA) und Cholinesterase (Boehringer-Test nach G. Ellmann). Die Pumpenfüllung besteht aus Ringerlactat mit 5% Glucose und Blut.

Experimentell wird die Durchblutung von Pankreas und Leber bei kontinuierlicher und pulsatiler Perfusion bei 9 Bastardhunden ($22 \pm 1,7$ kg) untersucht. Die Durchblutungsmessung erfolgt mit der Tracer-Microspheres Methode (8 - 10μm) zu Beginn und nach 1 bzw. 2 Stunden während des EKK.

Klinische Ergebnisse

Bei kontinuierlichem Fluß steigt der Glucosespiegel nach Übergang von totalem auf partiellen Bypass auf 680 ± 90 mg% an und liegt

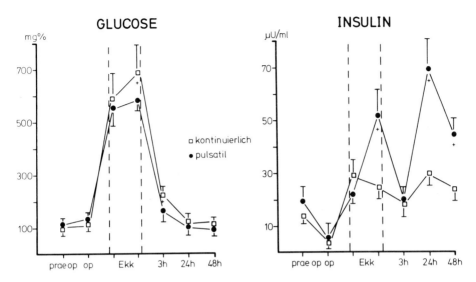

Abb. 1. Höhe des Glucose- und Insulinspiegels bei kontinuierlicher und pulsatiler Perfusion vor, während und nach EKK. Insulin: ± SE, + = p < 0,05

damit zu diesem Zeitpunkt, wie auch 3 Std nach EKK, signifikant über dem Wert der Gruppe mit pulsatiler Perfusion (Abb. 1).

Während der Insulinspiegel bei kontinuierlicher Perfusion im Verlauf der gesamten Beobachtungsphase im Basalbereich bleibt, kommt es bei pulsatilem Fluß während, und 24 und 48 Std nach EKK zu einem signifikanten Anstieg gegenüber der Vergleichsgruppe auf 52 ± 9, 70 ± 13 und 45 ± 6 µU/ml (Abb. 1).

Bei kontinuierlichem Fluß ist der Glucagonspiegel im Gegensatz zur pulsatilen Perfusion bereits bei Beendigung des totalen Bypass mit 259 ± 38 pg/ml sig. erhöht (Abb. 2). Das Wachstumshormon steigt in beiden Gruppen im Verlauf des EKK an, ist jedoch in der Gruppe mit kontinuierlichem Fluß mit 17 ± 10 ng/ml gegenüber der Vergleichsgruppe erhöht (p < 0,05) (Abb. 2).

Die Cholinesterasewerte nehmen bis zum Beginn des EKK bei beiden Gruppen sig. ab, liegen jedoch bis 3 h nach dem Eingriff im unteren Normbereich. Während es in der Gruppe mit kontinuierlicher Perfusion in den folgenden 48 Std zu einem weiteren Abfall des Cholinesterasespiegels bis auf 1527 ± 174 U/l kommt (p < 0,05), bleiben die Werte bei pulsatilem Fluß im Normbereich (> 1900 U/l).

Experimentelle Ergebnisse

Die Pankreasdurchblutung, die bei kontinuierlichem (5 Hunde) und bei pulsatilem Fluß (4 Hunde) vor EKK bei 47 ± 7 und 48 ± 6 ml/ 100 g·min liegt, nimmt bei kontinuierlicher Perfusion auf 24 ± 4 ml/100 g·min sig. ab. Im Gegensatz dazu kann bei pulsatilem Fluß weder in der ersten noch in der zweiten Stunde eine sig. Flußänderung festgestellt werden (Abb. 3). Ein ähnliches Verhalten

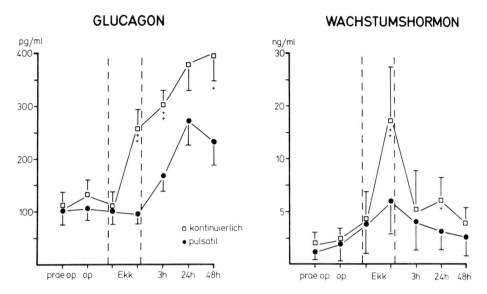

Abb. 2. *Plasmakonzentration von Glucagon und Wachstumshormon bei pulsatilem und nicht pulsatilem Fluß vor, während und nach EKK. Glucagon: ± SE, + = p < 0,05, ++ = p < 0,005*

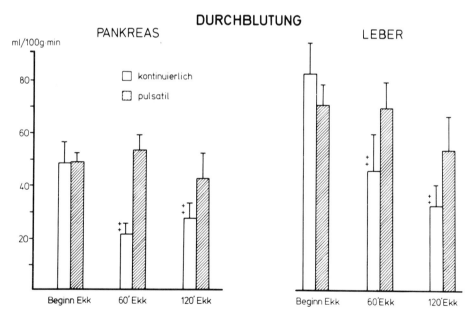

Abb. 3. *Pankreas und Leberdurchblutung bei kontinuierlicher und pulsatiler Perfusion in Abhängigkeit von der Dauer des EKK. ++ = p < 0,001, ± SE*

zeigt die Leberdurchblutung, die bei kontinuierlichem Fluß von 82 ± 15 auf 45 ± 19 ml/100 g·min in der ersten und auf 32 ± 8 ml/100 g·min in der zweiten Stunde sig. sinkt. Bei pulsatilem Fluß sinkt die Leberdurchblutung nach der zweiten Stunde geringfügig.

Diskussion

Während der pulsatilen Perfusion kommt es zu einem sig. Insulinanstieg, der jedoch im Verhältnis zum Glucosespiegel deutlich verringert ist. Am Ende der kontinuierlichen Perfusion ist die Ansprechbarkeit der beta-Zellen erheblich stärker als bei pulsatilem Fluß beeinträchtigt. Der sekundäre Insulinanstieg 24 bzw. 48 Std postoperativ kann auf die Glucosegabe durch die Infusionstherapie zurückgeführt werden und läßt besonders nach pulsatiler Perfusion auf eine weitgehend normale Ansprechbarkeit der beta-Zellen des Pankreas schließen.

Der Anstieg des Glucagons wird von RUSSEL (3) als physiologische Reaktion auf den chirurgischen Eingriff angesehen, wobei möglicherweise der Kopplungsmechanismus zwischen Glucose, Insulin und Glucagon gestört ist. Der Anstieg des Wachstumshormons ist auf eine beeinträchtigte Glucoseutilisation zurückzuführen und stimuliert das Pankreas zur verstärkten Insulinproduktion (5).

Da die Serumaktivität der Cholinesterase mit der synthetischen Leistung der Leberzellen verknüpft ist, insbesondere mit der Albuminsynthese (2), kann der Abfall unter die Normgrenze in der Gruppe mit kontinuierlicher Perfusion möglicherweise als Zeichen einer gestörten Syntheseleistung der Leber gedeutet werden.

Erhöhter Plasmacatecholaminspiegel, allgemeine Hypothermie, Mikroembolien, Proteindenaturierung sowie verminderte Durchblutung im Bereich des Intestinums können die Organfunktion beeinträchtigt haben. Auf Grund unserer experimentellen Studie kann bei kontinuierlichem Fluß eine Verminderung der Organdurchblutung nachgewiesen werden, wenn auch über die absolute Größe der Durchblutungsminderung keine definitive Aussage möglich ist. Bei der Messung der Leberdurchblutung mit Microspheres bleiben intestinale Shunts unberücksichtigt, die aber in beiden Versuchsgruppen als vergleichbar angenommen werden können. Die verminderte Organdurchblutung dürfte ein entscheidender Faktor bei der intra- und postoperativ gestörten Organfunktion sein. Niedrigere Glucose-, Glucagon- und Wachstumshormonspiegel, der Insulinanstieg während und nach der pulsatilen Perfusion sowie normale Cholinesterasewerte deuten im Gegensatz zur kontinuierlichen Perfusion auf einen besseren protektiven Effekt auf die Leber- und Pankreasfunktion.

Zusammenfassung

Bei 9 Hunden wurde während des totalen Bypass der Einfluß von pulsatilem und kontinuierlichem Fluß auf die Pankreas- und Leberdurchblutung verglichen. Ferner wurden bei 20 Patienten, die einer offenen Herzoperation unterzogen wurden, die Plasmakonzentrationen von Glucose, Insulin, Glucagon, Wachstumshormon und Cholinesterase vor, während und nach pulsatiler und nicht pulsatiler Perfusion untersucht. Die klinischen Befunde ergaben, daß endokrine Pankreasfunktion und Lebersyntheseleistung während und 48h nach EKK bei kontin. Pumpweise im Gegensatz zur pulsatilen Perfusion erheblich beeinträchtigt waren. Die experimentell bei kontinuierlicher Perfusion nachgewiesene sig. Verminderung der Leber- und Pankreasdurchblutung könnte zur Erklärung der Unterschiede zwischen beiden untersuchten Kollektiven beitragen.

Summary

The effects of pulsatile and nonpulsatile flow pattern on pancreas and liver blood flow were studied in nine dogs on cardiopulmonary bypass (CPB). Furthermore, plasma levels of glucose, insulin, glucagon, growth hormone, and cholinesterase were compared in 20 patients subjected to open heart surgery with either pulsatile or nonpulsatile perfusion.

Impairment of liver and pancreas function was significantly greater at the end of CPB and 48 h afterwards with nonpulsatile flow as compared with the pulsatile flow pattern. A decrease of intestinal blood flow that was demonstrated in dogs subjected to nonpulsatile perfusion could at least in part be responsible for the difference in postoperative organ function observed in patients after CPB.

Literatur

1. JACOBS, L.A., KLOPP, E.H., SEAMONE, V., TOPAZ, S.R., GOTT, V.L.: Improved Organ Function During Cardiac Bypass with a Roller Pump Modified to Deliver Pulsatile Flow. J. Thorac. Cardiovasc. Surg. $\underline{58}$, 703 (1969)
2. LUNDSGAARD-HANSEN, P., STINNEMANN, H., FREY, P.E., RIEDWYL, H., HEITMANN, L.: Leberfunktion und Serumeiweißfraktionen nach abdominellen Eingriffen. Schweiz. Med. Wschr. $\underline{99}$, 1589 (1969)
3. RUSSELL, C.G., WALKER, G.J., BLOOM, S.R.: Hyperglucagonaemia in the Surgical Patient. Brit. Med. J. $\underline{4}$, 10 (1975)
4. SHEPHARD, R.B., KIRKLIN, J.W.: Reaction of Pulsatile Flow to Oxygen Consumption and Other Variables During Cardiopulmonary Bypass. J. Thorac. Cardiovasc. Surg. $\underline{58}$, 694 (1969)
5. WRIGHT, P.D., JOHNSTON, I.D.A.: The Effect of Surgical Operation on Growth Hormone Levels in Plasma. Surgery $\underline{77}$, 479 (1975)

Dr. I, Bača, Abteilung für Spezielle Thoraxchirurgie der Chirurgischen Universitätsklinik Heidelberg, Im Neuenheimer Feld 110, D-6900 Heidelberg

11. Hyperdynamer septischer Schock des Menschen: Konzentrationsverlauf von ausgewählten Gerinnungsfaktoren und Plasmaproteinen

J. Witte[1], H. Schiessler[2], R. Scherer[3], M. Jochum[1], W. Schramm[4] und H. Fritz[2]

[1] Chirurgische Klinik der Universität München (Direktor: Prof. Dr. G. Heberer);
[2] Abteilung für klinische Chemie und Biochemie (Leiter: Prof. Dr. H. Fritz);
[3] Abteilung für Experimentelle Medizin (Direktor: Prof. Dr. G. Ruhenstroth-Bauer);
[4] Medizinische Klinik Innenstadt der Universität (Direktor: Prof. Dr. E. Buchborn)

Zielsetzung

Die bakterielle Sepsis spielt eine wesentliche Rolle in der Pathogenese erworbener Gerinnungsstörungen, die neben der klassischen Aktivierung auch durch einen unspezifischen proteolytischen Abbau von Gerinnungsfaktoren verursacht werden können. Um entsprechende biochemische Pathomechanismen im septischen Schock unter hämodynamischer Kontrolle näher untersuchen zu können, wurde eine klinische Studie an einem streng definierten Krankengut mit einem hyperdynamen septischen Schock durchgeführt.

Methode

Zur Aufnahme in die Studie mußten die Patienten (n=18) folgende Kriterien erfüllen (= Referenzparameter): Sept. Temperaturen über 38,5°C, eine 2malige pos. Blutkultur und/oder pos. Endotoxinnachweis im Serum (Limulus-Bioassay), Leukocyten über 15 000 oder unter 5000 (mm^{-3}), Herzindex (gemessen mit der Thermodilutionsmethode) über 6 l/min/m² Körperoberfläche, der periphere Gesamtwiderstand des Gefäßsystems (TPR) unter 600 (dyn x sec x cm^{-5}). Der arterielle Mitteldruck lag in der Regel im Normbereich (80 - 90 mm Hg).

Der Beobachtungszeitraum erstreckte sich über 4 Tage. Alle Patienten erhielten nach Messung der Ausgangswerte 6-stdl. für insgesamt 2 Tage 30 mg 6-Methyl-Prednisolon/kg KG, Dopamin 100-400 µg/min, Heparin 200-400 E/h.

Ergebnisse

a) das Verhalten der Referenzparameter ist aus Tabelle 1 ersichtlich.

Tabelle 1. Verhalten der Referenz-Parameter im hyperdynamen septischen Schock ($\bar{x} \pm$ SEM)

Parameter \ Stunden	0	6	12	18	24	36	48	72	96
Temperatur (°C)	38,8 ±0,3	38,3 ±0,2	37,7 ±0,2	37,3 ±0,1	37,5 ±0,2	37,4 ±0,2	37,7 ±0,2	37,5 ±0,1	38,3 ±0,2
Herzindex (l/min/m²)	6,5 ±0,3	6,3 ±0,3	5,9 ±0,2	5,5 ±0,3	5,4 ±0,2	5,1 ±0,3	5,0 ±0,3	4,8 ±0,4	4,3 ±0,6
TPR (dyn × sec × cm⁻⁵)	545,8 ±41,4	476,8 ±33,3	568,7 ±43,9	703,5 ±56,8	682,0 ±73,7	715,4 ±71,1	720,0 ±40,0	812,2 ±62,3	868,5 ±78,4
$\tilde{p}$ art (mm Hg)	81,3 ±5,7	77,3 ±3,5	88,1 ±3,6	94,3 ±4,1	89,5 ±3,9	89,4 ±5,3	94,0 ±3,6	99,6 ±4,7	93,9 ±5,8
Leukocyten (mm⁻³)	18578 ±2586	—	17089 ±2344	—	18078 ±1842	—	18381 ±2765	15506 ±2044	16286 ±1870
Thrombocyten (mm⁻³)	129139 ±17741	—	99212 ±15261	—	80775 ±13398	—	97225 ±15888	95806 ±15125	80992 ±21737

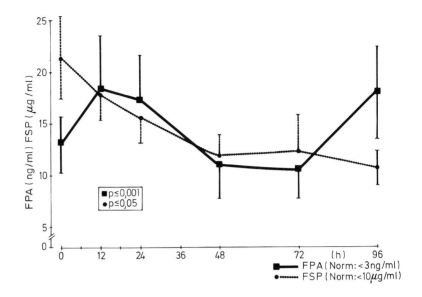

Abb. 1. Konzentrationsverlauf von Fibrino-Peptid A (FPA) und Fibrin-Spaltprodukten (FSP) im hyperdynamen septischen Schock ($\bar{x} \pm$ SEM)

b) <u>Gerinnungsparameter</u>: Das Fibrino-Peptid A (FPA, Abb. 1) ist als Maß einer Gerinnungsaktivierung dem Fibrinogen überlegen und blieb über 4 Tage signifikant erhöht ($p \leq 0{,}001$). Die Konzentration der Fibrinspaltprodukte (FSP, Abb. 1) als Ausdruck der Plasminaktivierung, d.h. der Fibrinolyse war nur mäßig erhöht ($p \leq 0{,}05$) und normalisierte sich im Beobachtungszeitraum.

Das Antithrombin III (AT III, Abb. 2) war für das Gesamtkollektiv signifikant auf unter 50% erniedrigt ($p \leq 0{,}001$), bei den 4 im Beobachtungszeitraum verstorbenen Pat. kam es präfinal zu einem weiteren Abfall auf letztlich 30%. Der Faktor XIII (F XIII, Abb. 2) ist ein hochsensibler Parameter für Veränderungen im Gerinnungssystem, die Plasmaspiegel waren ebenfalls im Vergleich zur Norm wesentlich vermindert ($p \leq 0{,}001$). Das α_2-Makroglobulin (α_2-M, Abb. 2) dient im wesentlichen der Inhibition und Elimination u.a. von Granulocyten-Proteasen (Elastase, Kathepsin G) und war infolge des permanent massiven Anfalls dieser Proteasen in der Sepsis stark erniedrigt ($p \leq 0{,}001$).

c) <u>Plasmaprotein</u>: Der Ausgangswert von C 3 war signifikant ($p \leq 0{,}001$) erniedrigt ($\bar{x} = 70{,}1 \pm 4{,}3$), während C 4 immer im unteren Normbereich blieb. Es kommt somit durch Proteasen und Endotoxin vorwiegend zu einer alternativen Aktivierung des Komplementsystems.

Diskussion

In der Sepsis kommt es durch starke Gerinnungsaktivierung bzw. unspezif. proteolyt. Abbau (Elastase, Kathepsin G) zu einer Min-

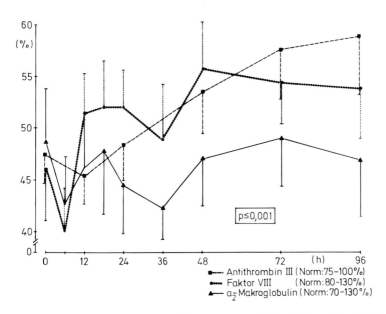

Abb. 2. *Konzentrationsverlauf von Antithrombin III, Faktor XIII und α_2-Makroglobulin im hyperdynamen septischen Schock ($\bar{x} \pm$ SEM)*

derung von Gerinnungsfaktoren. Die Studie zeigt entsprechend erhöhte Werte vom FPA als Ausdruck einer permanent starken Gerinnungsaktivierung sowie als Folge des massiven Anfalls von Elastase eine Minderung des α_2-Makroglobulins.

Eine wesentliche Bedeutung bei der Verbrauchscoagulopathie kommt dem "Heparin-Co-Faktor" bzw. AT III zu. Bei einer Minderung dieser Plasmaspiegel muß damit gerechnet werden, daß mit der üblicherweise wirksamen Heparindosis der erwartete anticoagulatorische Effekt nicht erreicht wird, was durch eine frühzeitige Substitution von AT III heute prinzipiell therapiert werden kann.

Zusammenfassung

Im hyperdynamen septischen Schock gemessene Gerinnungsfaktoren und Plasmaproteine zeigen hochpathologische Werte und scheinen diese entscheidenden Veränderungen schon vor der Schockphase durchlaufen zu haben. Infolge einer endotoxin-bedingten Freisetzung von Granulocyten-Proteasen kommt es bei der sept. Verbrauchscoagulopathie neben der spezifischen Gerinnungsaktivierung zu einer Minderung von biologisch wirksamen Gerinnungsfaktoren infolge unsp. Proteolyse. Besonders dem Antithrombin III sollte zur Steuerung einer Heparintherapie bei der Sepsis größere Bedeutung zukommen.

Summary

Coagulation factors and plasma proteins are significantly decreased in patients with hyperdynamic septic shock. Besides the activation of the coagulation system, the endotoxin-induced release of granulocyte proteases is responsible for a septic disseminated intravascular coagulation. In this situation special emphasis should be placed on the levels of antithrombin III regarding application of heparin.

Literatur

1. CORRIGAN, J.J.: Heparin therapy in bacterial sepsis. J. Pediatr. 91, 695 (1977)
2. HAMILTON, P.J.: Disseminated intravascular coagulation: a review. J. Clin. Pathol. 31, 609 (1978)
3. SCHIESSLER, H., KAPLAN, D., WARTENBERG, S., WITTE, J.: Effect of a protease-inhibitor on the concentration of the fibrin-stabilizing factor XIII in the cause of acute gram-negative sepsis. International Congress on Inflammation. Bologna 31. 10.-3.11. 1978
4. SCHRAMM, W.: Diskussion I. In: Klinische und ambulante Anwendung klassischer Antikoagulation. Marx, R., Thies, M.A. (Hrsg.), S. 139. Stuttgart, New York: Schattauer 1977
5. WEIL, M.H., NISHIJIMA, M.: Cardiac output in bacterial shock. Am. J. Med. 64, 920 (1978)

Dr. med. J. Witte, Chirurg. Klinik der Universität, Nußbaumstraße 20, D-8000 München 2

12. Auswirkungen der bakteriellen Peritonitis auf das Niederdrucksystem des Menschen

R. Eisele, D. Birnbaum, D. Büscher und M. Nasseri

Chir. Abt. der Schloßpark-Klinik Berlin und Chir. Univ.-Klinik im Klinikum Charlottenburg der FU Berlin

Einleitung

Im Gegensatz zum arteriellen Teil des Kreislaufs ist über das Niederdrucksystem (NDS) bei der bakteriellen Peritonitis bislang wenig bekannt. Die vorliegende Untersuchung hat das Verhalten des zentralen Venendruckes und des Pfortaderdruckes unter Änderung des intravasalen Volumens bei Peritonitis-Patienten zum Inhalt.

Methodik

Die Untersuchungen wurden bei 10 Patienten mit diffuser bakterieller Peritonitis am 1. postop. Tag durchgeführt. Als Kontrollgruppe dienen Befunde ebenfalls vom 1. postop. Tag bei 13 bauchoperierten Patienten mit einem klinisch unkomplizierten Verlauf. Nach Infusion von 500 ml Dextran 60 und einer "Durchmischungszeit" von 30 min wurden 500 ml Blut in 10 min aus der Arteria femoralis kontinuierlich durch eine Rollerpumpe entnommen und in einem mit Heparin versehenen Gefäß aufgefangen. Anschließend wurde das Blut mit der selben Geschwindigkeit, also 50 ml/min, in eine periphere Vene reinfundiert. Registriert wurden kontinuierlich der zentrale Venendruck und die Herzfrequenz, bei 8 Patienten zusätzlich der Pfortaderdruck. Vor und nach der Blutentnahme bzw. Reinfusion wurden das Herzzeitvolumen, der Hämatokrit sowie die arterio-portale O_2-Gehaltsdifferenz bestimmt. Der Bezugspunkt für die Druckmessungen lag 5 cm unterhalb des Angulus Ludovici.

Ergebnisse

Bei 4 Patienten lag die zentrale Venendruckänderung (Δ ZVD) zwischen 4 und 7,5 mm Hg, bezogen auf eine Blutvolumenänderung von 500 ml. Bei den restlichen 6 Patienten betrug dabei ΔZVD nur zwischen 0,8 und 2,7 mm Hg. Die ZVD-Ausgangswerte waren bei den ersten 4 Patienten relativ hoch (3,5 - 7,5 mm Hg), bei den restlichen 6 Patienten relativ niedrig (-0,6 - 3,4 mm Hg). Die Compliance (Abb. 1) ergibt, wenn man zur besseren Vergleichbarkeit der Ergebnisse die Volumenänderung auf das Körpergewicht bezieht ($C = \frac{\Delta V}{\Delta p} \frac{ml}{kg \cdot mmHg}$) für die ersten 4 Patienten Werte zwischen 0,95

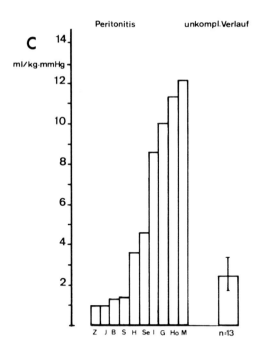

Abb. 1. *Effektive Compliance (C) bei 10 Peritonitispatienten am 1. postop. Tag. Kontrollgruppe: 13 Patienten des unkomplizierten Verlaufes (m ± SD)*

und 1,76 ml/mm Hg·kg, für die restlichen 6 Patienten zwischen 3,7 und 11,8 ml/mm Hg·kg. Die Kontrollgruppe liegt im Mittel bei 1,87 ml/mm Hg·kg.

Der Pfortaderdruck ist bei den Peritonitispatienten mit durchschnittlich 10,1 mm Hg gegenüber 7,1 mm Hg bei der Kontrollgruppe mäßig erhöht, der porto-zentralvenöse Druckgradient ist jedoch praktisch gleich wie bei der Kontrollgruppe. Unter der Zufuhr von 500 ml hämatokritidentischem Eigenblut in 10 min steigt der zentrale Venendruck bei allen Patienten stärker als der Pfortaderdruck (Abb. 2), dabei nimmt der zentrale Venendruck eine zur Volumenachse hin gekrümmte Form an. Für den porto-zentralvenösen Druckgradienten (Abb. 3) errechnet sich bei Zunahme des intravasalen Volumens und der damit verbundenen HZV-Steigerung eine kontinuierliche Abnahme. Die arterio-portale O_2-Gehaltsdifferenz nimmt dabei von durchschnittlich 1,5 auf 1,0 Vol.% ab. Der errechnete transhepatische Widerstand sinkt auf 66% des Ausgangswertes. Für die Kontrollgruppe ergibt sich ein qualitativ gleiches Verhalten.

Diskussion

Das Niederdrucksystem läßt sich am besten charakterisieren durch die Bestimmung der Weitbarkeit, welche die Beschaffenheit des Systems reflektiert. Wird der zentrale Venendruck dabei als Referenzparameter verwendet, so ergibt sich aus der Volumendruckänderung die effektive Compliance (3). Die Compliance ist bei den untersuchten Peritonitispatienten breit gestreut, was nicht zuletzt mit den unterschiedlichen Stadien der Erkrankung sowie den verschiedenen Keimspektren zusammenhängen dürfte. 4 Patienten

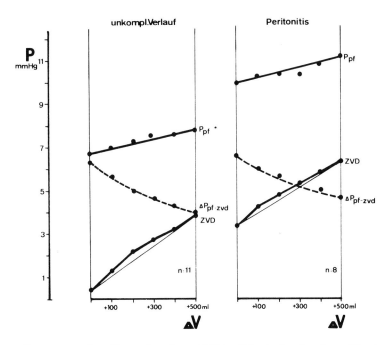

Abb. 2. Mittelwerte des zentralen Venendruckes (ZVD), Pfortaderdruckes (P_{pf}) sowie porto-zentralvenösen Druckgradienten (ΔP_{pf-zvd}) bei 8 Peritonitispatienten und 11 Patienten des unkomplizierten Verlaufes unter Infusion von 500 ml Eigenblut in 10 min

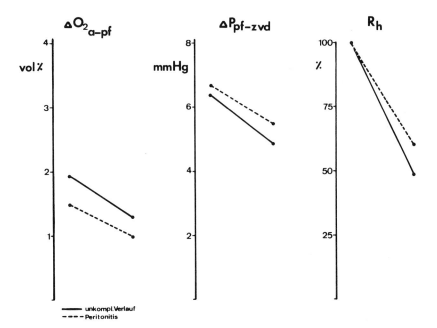

Abb. 3. Mittelwerte der arterio-portalen O_2-Gehaltsdifferenz ($\Delta O_{2\ a-pf}$), des porto-zentralvenösen Druckgradienten (ΔP_{pf-zvd}) sowie des transhepatischen Widerstandes (R_h) bei 8 Peritonitispatienten und 11 Patienten des unkomplizierten postoperativen Verlaufes vor und nach Infusion von 500 ml Eigenblut in 10 min

haben eine deutlich erniedrigte Compliance, was häufig in Spätphasen der Erkrankung und der dabei meist gleichzeitig vorliegenden Herzinsuffizienz zu beobachten ist. Bei 6 Patienten sind jedoch die Compliance-Werte bis um den Faktor 5 gegenüber den Werten des unkomplizierten Verlaufes gesteigert. Hierfür bieten sich folgende Erklärungsmöglichkeiten an:

1. Bei der Peritonitis kommt es häufig zu erheblichen intravasalen Volumenverlusten durch Flüssigkeitsabstrom in andere Compartimente. Es ist durchaus vorstellbar, daß bei einzelnen Patienten eine ausgeprägte, absolute Hypovolämie vorliegt, so daß sich der Meßbereich einer Druckvolumenbeziehung in Richtung auf einen flacher, mehr zur Volumenachse hin verlaufenden Kurvenschenkel verlagern dürfte (1).

2. Bei den Patienten mit einem hohen Compliance-Wert ist der periphere Widerstand ausnahmslos erniedrigt. Nach dem Ohmschen Gesetz wird dadurch das Druckniveau im postcapillären Bereich erhöht, was bei der enormen Weitbarkeit dieser kleinen Venen zu einer Verschiebung des Blutvolumens in diesen Bereich führt (4).

3. Im Tierexperiment konnte unter Endotoxin eine deutliche Zunahme des Gefäßquerschnitts oder aber das Fehlen einer Tonussteigerung der glatten Gefäßmuskulatur bei Catecholamingabe beobachtet werden (5).

Somit dürften die absolute Hypovolämie, die Verlagerung des Blutvolumens von intra- nach extrathorakal sowie die Senkung des Tonus der glatten Gefäßmuskulatur bei den einzelnen Patienten in recht unterschiedlichem Maße zur Compliance-Erhöhung beitragen.

Das Pfortadergebiet als Teil des Niederdrucksystems liegt zwischen zwei Capillargebieten, so daß der Blutfluß die entscheidende Richtgröße für das Druckverhalten ist. Unter Reinfusion von Blut kommt es zur Abnahme der arterio-portalen O_2-Gehaltsdifferenz, was unter der Prämisse eines konstanten O_2-Verbrauches in diesem Teilkreislauf während der Meßphase für eine Flußsteigerung spricht. Hierunter nimmt jedoch der porto-zentralvenöse Druckgradient ab, was mit einer Vergrößerung des hepatischen Gefäßquerschnittes durch Erhöhung des Druckniveaus erklärt werden kann. Die Meßwerte liegen quantitativ im Bereich wie bei Normalpatienten, so daß ein vom Tierexperiment her bekanntes "splanchnic pooling" durch Erhöhung des Widerstandes in der Leber für den Menschen abgelehnt werden kann (2).

Zusammenfassung

Bei 10 Patienten mit einer bakteriellen Peritonitis wurde die effektive Compliance (C) des Niederdrucksystems durch Erstellung von Druck-Volumen-Diagrammen (ΔV = 500 ml/10 min) am ersten postop. Tage ermittelt. Bei einem Teil der Patienten ist C erniedrigt, beim anderen jedoch bis um den Faktor 5 gegenüber "Normalpatienten" erhöht, was seine Ursache in der Summation von Hypovolämie, Verschiebung von intrathorakalem Blutvolumen nach extrathorakal sowie der Beeinträchtigung des Tonus der glatten Gefäßmuskulatur durch Endotoxin haben dürfte. Unter der intravasalen Volumensteigerung nimmt der Druck in der Pfortader jeweils geringer als der zentrale Venendruck zu. Ein "splanchnic pooling" durch Erhöhung des Gefäßwiderstandes in der Leber tritt nicht auf.

Summary

The effective compliance (C) of the "low-pressure system" has been measured in ten patients with bacterial peritonitis by means of plotting pressure and volume on the first postoperative day (ΔV = 500 ml/10 min). The value of C is decreased in one group of patients, while it increases to as much as five times that of "normal patients" in the other. The cause might be a summation effect of hypovolemia, blood volume shift from intra- to extrathoracic space, and endotoxin reaction on the tone of vascular smooth muscle. The augmentation of the intravascular volume results in an increase of portal venous pressure, which is less than central venous pressure. Splanchnic pooling through increased vascular resistance does not appear.

Literatur

1. ALEXANDER, R.: Peripheral venous system. In: Handbook of Physiology, Sec. 2: Circulation, Vol. II. Hamilton, W.F., Dow, P. (Hrsg.), S. 1075-1098. Washington D.C.: American Physiological Soc. 1963
2. BLATTBERG, B., LEVY, M.: Early hepatic and extrahepatic pooling in response to endotoxin. Am. J. Physiol. 219, 460 (1970)
3. GAUER, O.H., HENRY, J.P.: Circulatory basis of fluid volume control. Physiol. Rev. 43, 423 (1963)
4. KIRSCH, K., v. AMELN, H., WICKE, H.J.: The effect of vasoactive drugs in the low-pressure system. Basic Res. Cardiol. 73, 220 (1978)
5. ZWEIFACH, B.W., NAGLER, A.L., THOMAS, K.: The role of epinephrine in the reactions produced by the endotoxins of gram-negative bacteria: II. The change produced by endotoxins in the vascular reactivity to epinephrine in the rat mesoappendix and the isolated, perfused rabbit ear. J. Exp. Med. 104, 881 (1956)

Priv. Doz. Dr. R. Eisele, Chirurgische Abteilung der Schloßpark-Klinik, Heubnerweg 2, D-1000 Berlin 19

13. Extravasaler Albumin- und Wassergehalt der Lunge im traumatisch-hämorrhagischen Schock

M. Metzker, U. B. Brückner, H. J. Buhr, W. Löffler, U. Mittmann und H. Victor

Abteilung für Experimentelle Chirurgie (Komm. Leiter: Prof. Dr. U. Mittmann) und Abteilung für Allgemeinchirurgie der Chirurgischen Universitätsklinik Heidelberg (Direktor: Prof. Dr. Dr. h.c. F. Linder)

Der Austritt von Eiweiß und Wasser in das Lungeninterstitium ist möglicherweise der erste Schritt in der formalen Pathogenese der Entwicklung einer Schocklunge (1). Daher erscheint es notwendig, zeitliche und quantitative Änderungen des extravasalen Albumin- und Wassergehaltes der Lunge zu erfassen.

Methodik

Bei 15 Bastardhunden (23 ± 4 kg KG) werden die Pankreasgänge ligiert, um eine species-spezifische hämorrhagische Enteritis zu verhindern (2). Vier Tage später werden die Tiere nach Prämedikation mit 0,5 mg/kg Morphin und 0,02 mg/kg Propyolyl-Promazin mit 15 mg/kg Pentobarbital narkotisiert und mit Raumluft volumenkonstant beatmet. Auf die Implantation der Meßkatheter folgt eine Kontrollperiode von einer Stunde. Danach wird als Trauma eine beidseitige standardisierte Tibia-Osteotomie (3) durchgeführt. Nach einer Beobachtungsphase von 30 min wird Blut (100 ml/5 min) bis zu einem arteriellen Mitteldruck von 40 mm Hg entzogen. Dieser Blutdruck wird solange aufrecht erhalten, bis die Hunde 20% des maximal abgegebenen Blutvolumens spontan zurückgenommen haben. Darauf wird das restliche extracorporale Blut mit 100 ml/5 min zurückgegeben und die Tiere werden noch eine Stunde beobachtet.

Zu Beginn der Kontrollperiode werden 25 µCi ^{125}J-Albumin intravenös injiziert. Stündlich werden arterielle Blutproben entnommen und ihre Radioaktivität in einem Szintillationszähler gemessen. Außerdem werden nach Versuchsende Lungenproben auf ihren extravasalen ^{125}J-Albumingehalt untersucht.

Der extravasale Wassergehalt der Lunge wird in vivo mit einer Doppel-Indikator-Dilutionsmethode gemessen (4). Kalte Kardiogreen-Lösung wird in den rechten Vorhof injiziert. Die Temperatursowie die Farbstoff-Dilutionskurve werden über einen im Aortenbogen liegenden Thermistor, bzw. Fiberoptikkatheter registriert.

Die Differenz der mittleren Erscheinungszeiten von Kälte und Farbstoff, multipliziert mit dem Herzzeitvolumen ergibt das sogenannte extravasale Thermovolumen (EVTV). Dies ist ein Maß für den interstitiellen Wassergehalt der Lunge.

Postmortal werden die Lungen entnommen und der extravasale Lungenwassergehalt (EVLW) wird bestimmt:

1. einfache Feucht-Trockengewichts-Relation
2. Methode nach HEMINGWAY (5): Proben aus verschiedenen Lungenlappen werden homogenisiert und das Feucht-Trocken Gewicht des Homogenisats wird bestimmt. Aus dem Hämoglobingehalt des Homogenisats wird der Blutgehalt der Proben berechnet. So wird ein unterschiedlicher Blutanteil des Lungengewebes berücksichtigt.
3. eigene Methode: Der rechte mittlere Lungenlappen wird gewogen und blutfrei gespült. Ein gleich schweres Stück des linken Lungenflügels dient als Vergleich. Beide Proben werden 48 Std bei 100°C getrocknet. Die Differenz der Trockengewichte ist das Blutgewicht. Die Differenz aus Frischgewicht minus Blutgehalt und dem Trockengewicht der blutfreien Probe entspricht dem extravasalen Wassergehalt.

Folgende Zeitpunkte werden untersucht: eine halbe Stunde nach Trauma (n = 5); am Ende der hypotonen Schockphase nach Rücknahme von 20% des maximal abgegebenen Blutes (n = 5) und eine Stunde nach Reinfusion (n = 5).

Ergebnisse

Die Mittelwerte der hämodynamischen Parameter sind in Tabelle 1 zusammengefaßt. Das markierte Albumin setzt sich ins Gleichgewicht mit allen Verteilungsräumen, daher fällt die Konzentration im Blut in der ersten Stunde exponentiell auf 90 ± 6 % des Ausgangswertes ab. Eine halbe Stunde nach Trauma ist sie auf 82 ± 6% verringert ($p < 0,05$). Der Blutentzug vermindert sie auf 67 ± 10% ($p < 0,05$). Während der hypotonen Phase nimmt die Konzentration weiter auf 58 ± 7 % ab. Dieser Abfall ist nicht mit einer Blutver-

Tabelle 1. Mittelwerte + Standardabweichung von mittlerem arteriellem Druck (MAP, mm Hg), Herzfrequenz (HF, S/min), Herzminutenvolumen (HZV, ml/min·kg) und arteriellem Hämatokrit (HKT, %)

	Ausgangswert	30' nach Trauma	Hypotonie-Beginn	Hypotonie-Ende	Reinfusion-Ende	1 Std n. Reinfusion
MAP	124+19	124+12	42+ 3	42+ 3	132+22	124+35
HF	156+40	143+36	179+33	214+26	180+14	188+33
HZV	123+35	104+17	35+ 9	37+ 9	137+33	96+32
HKT	35+ 4	37+ 4	38+ 6	37+ 3	41+ 9	43+10

dünnung zu erklären, wie der Hämatokritwert zeigt. Die Rückgabe des extracorporalen Blutvolumens bewirkt einen Wiederanstieg des J-Albuminspiegels auf 65 + 6 %. Eine Stunde nach Reinfusion ist er trotz gleichzeitiger Hämokonzentration wieder auf 59 + 8 % abgesunken. In der Traumagruppe findet sich in den Lungen ein extravasaler Albumingehalt von 25 + 6 % gegenüber den Blutproben. In der Hypotoniegruppe beträgt er 32 + 11%. Eine Stunde nach Reinfusion liegt der Albumingehalt der Lungenproben mit 53 + 18 % signifikant (p < 0,05) höher als in der Traumagruppe (Abb. 1).

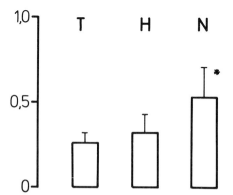

Abb. 1. ^{125}J-Albumingehalt der Lunge im Vergleich zum pulmonal-arteriellen Blut. T: 30' nach Trauma, H: Ende der Hypotonie und N: 1 Stunde nach Reinfusion. * = Signifikant (p < 0,05) im ungepaarten T-Test gegen die Traumagruppe

Der Ausgangswert des intravital gemessenen Lungenwassers (EVTV) beträgt 7,2 + 2,3 ml/kg KG. Eine halbe Stunde nach Trauma ist dieser Wert mit 7,2 + 1,5 ml/kg unverändert. Durch den Blutentzug kommt es zu einer kurzzeitigen nicht signifikanten Verminderung auf 5,8 + 3,1 ml/kg. Am Ende der Hypotonie ist das EVTV auf 7,4 + 1,4 ml/kg angestiegen; eine Stunde nach Reinfusion werden 7,1 + 1,4 ml/kg gemessen.

Der postmortal bestimmte Lungenwassergehalt (EVLW) ist für alle drei Methoden in Tabelle 2 zusammengestellt. Zu keinem Meßzeitpunkt ergibt sich eine signifikante Zunahme des Wassergehalts. Alle drei Methoden korrelieren untereinander mit r > 0,9. Die einfache Feucht-Trocken-Relation ergibt höhere Werte, da der Blutanteil des Gewebes nicht berücksichtigt ist. Dennoch ist der Fehler gering, da der Blutgehalt mit 14 + 4 % des Lungenfeuchtgewichts relativ konstant ist. Die prämortal bestimmten in vivo Werte (EVTV) korrelieren mit dem postmortalen EVLW mit r = 0,7419.

Schlußfolgerungen

1. Die Korrelation zwischen in vivo und in vitro Methoden zeigt ihre Eignung zur Erfassung des extravasalen Lungenwassers.
2. Die steigende Albuminkonzentration im Lungengewebe deutet auf eine zunehmende capilläre Schädigung der Lungenstrombahn durch Trauma und Blutverlust hin.

Tabelle 2. Mittelwerte + Standardabweichung des postmortal bestimmten Wassergehalts der Lungen (ml/kg KG) nach Trauma (T), Hypotonie (H), und 1 Std nach Reinfusion (N). FTR: einfache Feucht-Trocken-Relation

	T	H	N
FTR ml/kg	7,3 ± 0,9	7,4 ± 0,7	7,0 ± 1,4
Methode n. Hemingway ml/kg	6,1 ± 1,1	6,4 ± 0,5	6,0 ± 1,4
eigene Methode ml/kg	6,5 ± 1,0	6,3 ± 0,8	6,2 ± 1,3

3. Die zunehmende Hämokonzentration zeigt einen Wasserverlust nach Trauma und Hypovolämie an.
4. Entgegen klinischen Beobachtungen steigt der Wassergehalt der Lunge nach Retransfusion nicht an.
5. Dies wird einerseits mit einem verstärkten Wasserverlust anderer Gefäßregionen, andererseits wahrscheinlich durch die fehlende zusätzliche Infusionstherapie erklärt. Zusätzlich kann dies Folge der frühzeitigen, volumenkonstanten Beatmung sein.

Zusammenfassung

15 Bastardhunde werden einem standardisierten traumatisch-hämorrhagischen Schock unterzogen. Durch radioaktive Markierung des Albumins wird ein Abfall des Albuminspiegels durch Trauma und hypotonen Schock auf 58% des Ausgangswertes nachgewiesen. Gleichzeitig steigt der Albumingehalt der Lunge auf 53% des Blutspiegels an. Mit der Doppelindikatormethode wird der Lungenwassergehalt in vivo, postmortal mit drei verschiedenen Verfahren bestimmt. Mit keiner Methode ergibt sich eine signifikante Zunahme des Wassergehalts. Der Anstieg des Albumingehalts der Lunge und die Hämokonzentration zeigt eine capilläre Schädigung an. Der konstante Wassergehalt der Lunge trotz erhöhtem Albumingehalt ist möglicherweise durch die fehlende Infusionstherapie und die frühe volumenkonstante Beatmung zu erklären.

Summary

Fifteen mongrel dogs are subjected to a standardized traumatic hemorrhagic shock. Plasma albumin, measured by J-125-albumin distribution, decreases to 58% of its original level after trauma and hemorrhage. Lung albumin content increases to 53% of the blood level. Lung water content is studied in vivo using the double indicator technique, post mortem by gravimetric methods. None of these methods shows an augmentation of lung water. The massive albumin loss occurs, particularly in the lungs, due to capillary leakage. The constant pulmonary water content can possibly be explained by early artificial respiration and by the fact that in contrast to clinical situations no infusion therapy was performed.

Literatur

1. MITTERMAYER, Ch., RIEDE, U.N.: Pathologisch-anatomische Grundlagenforschung der respiratorischen Insuffizienz durch Schock. 1. Internationales Schocksymposion Nov. 1977 Berlin
2. BOUNOUS, G., BROWN, R.A., MULDER, D.S., HAMPSON, L.G., GURD, F.N.: Abolition of 'Tryptic Enteritis' in the Shocked Dog. Arch. Surg. 91, 371-375 (1965)
3. ULMER, H.E., SAGGAU, W.W.: Pulmonale Microembolie: Pulmonale Hämodynamik nach Trauma und Blutentzug. Basic Res. Cardiol. 70, 406-419 (1975)
4. GEE, M.H., MILLER, P.D., STAGE, A.F., BANCHERO, N.: Estimation of Pulmonary Extravascular Fluid Volume by Use of Thermodilution. Fed. Proc. 30, 1040 (1971)
5. HEMINGWAY, A.: A method of chemical analysis of guinea pig lung for the factors involved in pulmonary edema. J. Lab. Klin. Med. 35, 817-821 (1950)

M. Metzker, Abteilung für Experimentelle Chirurgie, Chirurgische Universitätsklinik Heidelberg, Im Neuenheimer Feld 347, D-6900 Heidelberg

14. Bettseitige Bestimmung des extravasalen Lungenwassers

J. A. Sturm[1], F. R. Lewis[2] und V. B. Elings[2]

[1] Stipendium der James Minna Heinemann - Stiftung, Hannover;
[2] Department of Surgery, University of California - San Francisco, at San Francisco General Hospital

Der Messung des extravasalen Lungenwassers (EVLW) wird heute eine Schlüsselstellung bei der Bearbeitung wichtiger klinischer und experimenteller Probleme beigemessen. Alle Versuche, das Lungenwasser mit Isotopen nach der Methode von CHINARD (2) zu messen, enttäuschten. Durch die Unzulänglichkeit der Indikatoren wurden nur 30 - 70 % des wahren EVLW gemessen. Erst mit der Anwendung von "Thermal - green dye"- und "Thermo-Konduktivität"-Dilutionsmethoden konnte das EVLW exakt bestimmt werden. Die aufwendige und zeitraubende Auswertung der Dilutionskurven verhinderte jedoch die breite klinische Anwendung.

Durch den Einsatz eines Mikrocomputers konnten LEWIS und ELINGS (3) dieses Hindernis beseitigen. Ihre experimentellen Lungenwasserbestimmungen mit Hilfe von "Thermal - green dye" (TGD) - Doppeldilution zeigten sehr gute Übereinstimmung mit gravimetrischen Werten ($EVLW_{TGD} = 0,87 \times EVLW_{Grav.} + 42$ ml; $r = 0,96$; $p < 0,001$). Die Anwendung ihres Meßverfahrens im klinischen Bereich wird im Folgenden dargestellt.

Methode

Die Messungen erfolgten zwischen Januar und August 1978 auf der Intensivstation des San Francisco General Hospital (UCSF) an 12 Patienten, deren Überwachung einen zentralvenösen und arteriellen Katheter erforderte. Es handelte sich um Patienten mit Mehrfachverletzungen, Sepsis, Verbrennungen oder intrakraniellen Blutungen. 6 Patienten wurden beatmet, 6 atmeten spontan.

Es wurden ein 25 cm langer 5 F-Katheter mit einem Thermistor (EDWARDS Laboratories, Santa Ana, CA) in eine A. femoralis und ein zentraler Venenkatheter oder ein Swan-Ganz-Katheter eingelegt. Zusammen mit der täglichen EVLW-Messung führten wir ein erweitertes hämodynamisches und respiratorisches Monitoring durch. Einmal täglich wurde ein Lungenröntgenbild angefertigt.

5 mg Indocyanin-Grün Farbstoff wurden unter sterilen Kautelen in 10 ml 5% Dextrose aufgelöst, auf 0°C gekühlt und zentralvenös injiziert. Mit der Injektion beginnend wurde Blut aus dem arteriellen Katheter mit einer Geschwindigkeit von 30 ml/min durch eine

Meß-Kuvette gesaugt. Die Farbstoffdilution wurde mit einem WATERS TD 1 - Densitometer gemessen. Gleichzeitig erfaßte der intraarterielle Thermistor die Temperaturänderung.

Beide Signale wurden simultan von dem Mikroprocessor digital aufgenommen (7 Werte/sec), gespeichert und nach Abfall der Dilutionskurven auf 25% des Spitzenwertes verrechnet. Für beide Indikatoren wurde das Herzzeitvolumen und die mittlere Durchlaufzeit berechnet. Die Ansprechzeiten des Farb- und Temperatur-Meßsystems wurden dabei berücksichtigt. Das EVLW ergibt sich aus dem Produkt des Thermo-Herzzeitvolumens und der Differenz der mittleren Durchlaufzeiten der Thermo- und Farbstoffdilutionskurven.

Ergebnisse

280 Einzelmessungen wurden bei 12 Patienten mit einem mittleren Alter von 49 Jahren über einen Zeitraum von 2 bis 15 Tagen vorgenommen. Die Standardabweichung (SD) mehrerer Messungen zum selben Meßzeitpunkt variierte zwischen 4 und 15%, im Mittel betrug sie 8%. Das EVLW reichte von 3,3 bis 17,2 ml/kg KG.

Bei 6 Patienten änderte sich das EVLW nicht signifikant. Sie zeigten während der Meßperiode keine klinischen oder radiologischen Zeichen einer Lungenveränderung. Der bei ihnen errechnete Mittelwert für das EVLW betrug 5,7 $\pm$ 1,2 ml/kg KG.

Bei den übrigen 6 Patienten waren in 4 Fällen interstitielle Ödeme durch die EVLW-Messung früher erfaßbar als durch die routinemäßigen Röntgenaufnahmen. Die Korrelationen des EVLW mit hämodynamischen und respiratorischen Parametern soll bei 2 Einzelverläufen, bei denen signifikante EVLW-Änderungen beobachtet werden konnten, dargestellt werden:

Abb. 1 zeigt den Lungenwasserverlauf bei einem Patienten über einen Zeitraum von 15 Tagen. Gleichzeitig ist der Quotient P_aO_2/F_iO_2 als Referenzwert für den pulmonalen Gasaustausch, die dynamische Compliance und PEEP dargestellt. Die Compliance, P_aO_2/F_iO_2 und der - hier nicht gezeichnete - P_{LA} (P_{AP}-wedge) zeigten eine enge Korrelation ($p < 0,05$) zu den EVLW-Werten.

In Abb. 2 ist bei einem weiteren Patienten das Verhältnis von P_{LA} und P_aO_2/F_iO_2 zum Lungenwasser dargestellt.

In keinem Fall traten durch die Messungen Komplikationen bei den Patienten auf.

Diskussion

Die von LEWIS und ELINGS tierexperimentell bewiesenen Vorteile ihrer Methode haben sich beim Patienten bestätigt: Die mittlere SD von 8% zeigt eine ausgezeichnete Reproduzierbarkeit, die bisher nur von BYRICK (1) mit der Thermo-Konduktivitätsmethode erreicht werden konnte. Andere Autoren, wie MORGAN (4), fanden mit dieser Methode (1) etwa doppelt so hohe SD-Werte.

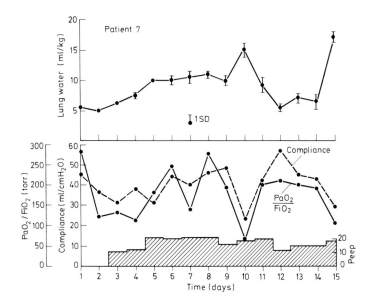

Abb. 1. *Verlauf von Lungenwasser, Compliance und P_aO_2/F_iO_2 bei einem Patienten über 15 Tage*

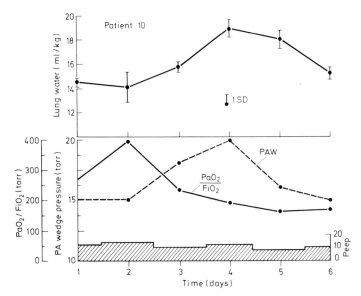

Abb. 2. *Verlauf von Lungenwasser, P_{LA} (PAW) und P_aO_2/F_iO_2 bei einem Patienten über 6 Tage*

Der von uns für Patienten ohne pulmonale Probleme errechnete EVLW-Wert von 5,7 ± 1,2 ml/kg KG deckt sich mit BYRICKs Wert von 5,77 ml/kg KG bei lungengesunden Patienten. Außerdem entspricht dieser Mittelwert dem in unserem Labor ermittelten Normalwert für Hunde (5,5 ± 1,2 ml/kg KG). Durch die Entwicklung eines kleinen, handlichen Mikrocomputers waren die Messungen am Krankenbett problemlos durchführbar. Der Arbeitsaufwand entspricht einer üblichen Cardiac output - Messung mit der Thermodilutionsmethode. Die Farbstoffbelastung ist so gering, daß die Methode nach den bisherigen Erfahrungen auch bei eingeschränkter Leberfunktion und RES-Clearance wiederholt angewendet werden kann.

Da die zur Messung erforderlichen Katheter der Routine-Intensivüberwachung dienen, ist kein zusätzlicher invasiver Meßaufwand erforderlich.
Inwieweit unilaterale Lungenerkrankungen und größere Perfusionsausfälle den Einsatz des Verfahrens limitieren, ist weiteren Untersuchungen vorbehalten. Wie erste experimentelle Untersuchungen durch OPPENHEIMER (3) gezeigt haben, können jedoch Perfusionsausfälle im mikroskopischen Bereich durch die hohe Diffusionsgeschwindigkeit des Thermoindikators überbrückt werden.

Die enge Korrelation der gemessenen EVLW-Werte zu hämodynamischen und respiratorischen Parametern unterstreicht die Bedeutung der hier vorgestellten Meßmethode für grundsätzliche klinische Fragestellungen bei der Versorgung Schwerstkranker.

Zusammenfassung

Bei 12 Patienten wurde mit der Thermal-green dye - Doppelindikatordilutionsmethode der extravasculäre Flüssigkeitsgehalt der Lunge unter Verwendung eines Mikrocomputers bettseits bestimmt. Das EVLW reichte von 3,3 bis 17,2 ml/kg KG; bei den Lungengesunden fand sich ein Mittelwert von 5,7 ml/kg KG. Die Methode ist gut reproduzierbar (SD 8%), meßgenau und wiederholt und einfach am Krankenbett anwendbar.

Summary

Extravascular lung water (EVLW) was measured at the bedside in 12 patients with the thermal-green dye double indicator dilution method using a microprocessor. The EVLW ranged from 3.3 to 17.2 ml/kg body weight; in patients without pulmonary problems we have found an average EVLW of 5.7 ml/kg body weight. The method involves easy calculations and is reproducible and accurate.

Literatur

1. BYRICK, R.J., KAY, J.C., NOBLE, W.H.: Extravascular lung water accumulation in patients following coronary artery surgery. Can. Anaesth. Soc. J. 24, 332 (1977)
2. CHINARD, F.P., ENNS, T.: Transcapillary pulmonary exchange of water in the dog. Am. J. Physiol. 178, 197 (1954)
3. LEWIS, F.R., ELINGS, V.B.: Microprocessor determination of lung water using thermal-green dye double indicator dilution. Surg. Forum 29, 182 (1978)

4. MORGAN, A., KNIGHT, D., O'CONNOR, N.: Lung water changes after thermal burn: An observational study. Ann. Surg. 187, 288 (1978)
5. OPPENHEIMER, L., ELINGS, V.B., LEWIS, F.R.: Effects of diffuse embolization on extravascular lung water by thermal-dye indicator dilution. J. Surg. Res. (in press)

Dr. J. Sturm, Unfallchirurgische Klinik, Medizinische Hochschule Hannover, Karl-Wiechert-Allee 9, D-3000 Hannover 61

C. Gastroenterologie

15. Pharmakologische Beeinflußung der regionalen Magenschleimhautdurchblutung der Ratte

R. Jakesz, M. Starlinger, P. Bratusch-Marein und R. Schiessel

Aus der experimentellen Abteilung (Prof. Dr. R. Gottlob) an der I. Chirurgischen Universitätsklinik (Vorstand: Prof. Dr. A. Fritsch) und der I. Medizinischen Universitätsklinik (Vorstand: Prof. Dr. E. Deutsch)

Die genaue physiologische Funktion der Magenschleimhautdurchblutung bei der Säuresekretion bzw. bei deren Hemmung und Steigerung und die Stellung der Magenschleimhautdurchblutung im Rahmen der Entstehung von Streßläsionen sind umstritten. Ein Grund dafür ist, daß die angewandten Techniken zur Messung der Schleimhautdurchblutung unterschiedlich und nicht vergleichbar sind. Die hauptsächlich verwendeten (indirekten) Clearancemethoden, Aminopyrin, C^{14}-Anilin, besitzen gegenüber der Mikrosphärenmethode den Nachteil, daß damit lediglich ein kleiner Teil der Mucosadurchblutung im nicht sezernierenden Magen erfaßt wird (1). Dadurch ist eine exakte Erfassung bei Änderung der Säuresekretion durch diese Methode nicht möglich. Ziel der vorliegenden Untersuchung war es, drei in der verwendeten Dosierung submaximal säureinhibierend wirkende Substanzen - Salbutamol, 16-16, Dimethylprostaglandin und Calcitonin - auf ihre Wirkung auf den Corpusmucosablutfluß (CMBF) und Antrummucosablutfluß (AMBF) hin zu untersuchen.

Methodik

Die Untersuchungen erfolgten an Sprague-Dawley Ratten mit einem durchschnittlichen Körpergewicht von 200-250 g. Die Narkose wurde mit intraperitonealer Gabe von Urethan durchgeführt. Bei allen Tieren erfolgte danach eine Kanülierung der Trachea. Durch zufällige Zuordnung wurden 3 Gruppen gebildet: 1. Salbutamol 2 mg/kg s.c., n=10; 2. 16-16, Dimethylprostaglandin 1 µg/kg s.c., n=10; 3. Calcitonin 10 mg/kg s.c., n=10. Nach Kanülierung des linken Ventrikels via A. carotis comm. und der A. femoralis dext. erfolgte die Messung des Mucosablutflusses mit radioaktiven Mikrosphären (9 µm, 3 M Comp. St. Paul, MN, USA) nach ARCHIBALD et al. (2). Es wurden 3 verschiedene Isotope (^{141}Ce, ^{51}Cr, ^{85}Sr) für drei Messungen im Abstand von 30 min verwendet. Eine fortlaufende Blutdruckkontrolle erfolgte mittels eines Stathamtransducers.

Die Injektion der radioaktiven Partikel (400000 in 0,2 ml 0,9% NaCl) erfolgte durch den A. carotis Katheter. Mittels einer Harvardpumpe wurde via A. femoralis eine Referenzprobe (0,62 ml/min)

entnommen. Jeweils nach der 1. Messung erfolgte die Gabe der
Pharmaka. Nach der 3. Messung wurden die Tiere getötet, die Mägen
entnommen, die Mucosa präpariert und Corpus und Antrum getrennt
gewogen. Die Messung aller Proben erfolgte in einem Packard
Counter. Die statistische Berechnung wurde mit dem U-Test nach
Wilcoxon, Mann, Whitney durchgeführt.

Ergebnisse

Eine Zusammenfassung aller Mucosadurchblutungsmessungen zeigt
Tabelle 1. Die subcutane Gabe des Beta$_2$-Receptoren Stimulators
Salbutamol führt zu einer statistisch signifikanten Senkung
($p < 0,01$) von CMBF und AMBF bei der Messung nach einer halben
Stunde. Nach einer Stunde kommt es lediglich zu einer geringen
Erholung der verminderten Durchblutung. DMPGE$_2$ führt nach einer
halben Stunde zu einer statistisch signifikanten Erhöhung der
Durchblutung in Corpus und Antrum ($p < 0,01$), wobei die Ergebnisse nach einer Stunde wieder nahe am Ausgangswert liegen. Calcitonin beeinflußt die Durchblutung in keinem der beiden Schleimhautbezirke. Allgemein liegt die Antrumdurchblutung bei allen
Messungen zumindest doppelt so hoch wie die Corpusdurchblutung.
Die pharmakologische Beeinflussung erfolgt in beiden Durchblutungskompartements jeweils parallel.

Die registrierten bzw. berechneten Kreislaufparameter zeigt Tabelle 2. Keine der verwendeten Substanzen führt bei der angegebenen Versuchsanordnung zu einer statistisch signifikanten Änderung
von Blutdruck oder Herzzeitvolumen.

Diskussion

Die ursprünglich von JACOBSON et al. ([3]) aufgestellte These, daß
die Magensäuresekretion und die Magenschleimhautdurchblutung parallel miteinander verlaufen und offenbar funktionell voneinander
abhängige Faktoren darstellen, galt allgemein als akzeptiert. Erst
mit Einführung der Mikrosphärentechnik kamen Zweifel an diesen
mit Clearencemethoden erarbeiteten Resultaten auf. Die hier aufgezeigten Ergebnisse zeigen klar, daß die Schleimhautdurchblutung
durch die Gabe von Substanzen, die zu einer Säurehemmung führen,
unverändert bleiben, zu- oder auch abnehmen kann. Somit können
beide Parameter pharmakologisch dissoziiert werden. Wenn man unter anderem auch in der Abnahme der Schleimhautdurchblutung einen
wesentlichen Faktor der Entstehung von Streßläsionen im Magen
sieht, so sollte die Beeinflussung dieses Faktors neben der
Säuredepression ein Kriterium zur Auswahl geeigneter Substanzen
darstellen. Eigene Untersuchungen ([4], [5], [6]) konnten zeigen, daß
sowohl Calcitonin als auch DMPGE$_2$ einen guten prophylaktischen
Effekt bei der Entstehung eines experimentellen Streßulcus besitzen, Salbutamol aber trotz Säuredepression keine derartige
Wirkung aufweist. Dies könnte indirekt auf die Wichtigkeit der
Schleimhautdurchblutung beim Streßulcus hinweisen.

Tabelle 1. Salbutamol führt zu einer signifikanten Verringerung, DMPGE$_2$ zu einer signifikanten Steigerung von AMBF und CMBF. Calcitonin hat keinen Einfluß auf einen der beiden Parameter.
x = p < 0,01

	AMBF (ml/min/100 g)				CMBF (ml/min/100 g)			
	0' Median	Extrembereiche	30' +	Extrembereiche	0' Median	Extrembereiche	30' +	Extrembereiche
Salbutamol 2 mg/kg s.c.	74 -x- (56-108)		43 -n.s.- (29-46)	60' 50 (25-43)	35 -x- (30-40)		17 -n.s.- (11-19)	60' 19,5 (14-24)
16-16, DMPGE$_2$ 1 μg/kg s.c.	64 -x- (77-131)		87 -n.s.- (77-131)	75 (58-157)	25,5 -x- (22-35)		38 -n.s.- (28-62)	27 (16-54)
Calcitonin 10 mg/kg s.c.	84 -n.s.- (50-100)		75 -n.s.- (58-96)	76 (46-84)	22 -n.s.- (16-32)		24 -n.s.- (16-36)	24 (20-32)

Tabelle 2. Durch keine der untersuchten Substanzen werden Blutdruck oder Herzzeitvolumen (CO) signifikant geändert

	RR (mm Hg)				CO (ml/min/100 g)			
	0' Median	Extrembereiche	30' +	Extrembereiche	0' Median	Extrembereiche	30' +	Extrembereiche
Salbutamol 2 mg/kg s.c.	104 -n.s.- (83-110)		99,5 -n.s.- (88-108)	60' 94,5 (78-118)	96,5 -n.s.- (88-108)		79,5 -n.s.- (72-92)	60' 99,5 (83-104)
16-16, DMPGE$_2$ 2 μg/kg s.c.	98 -n.s.- (89-110)		103 -n.s.- (90-117)	110 (80-125)	87,5 -n.s.- (71-125)		90 -n.s.- (70-108)	83,5 (72-129)
Calcitonin 10 mg/kg s.c.	92 -n.s.- (78-104)		96 -n.s.- (81-103)	93 (76-100)	106 -n.s.- (82-144)		106 -n.s.- (84-124)	104 (80-116)

Zusammenfassung

Mit der Mikrosphärentechnik wurde an der Ratte die regionale Magenschleimhautdurchblutung nach der Gabe von 3 Säurehemmern gemessen. Salbutamol führt zu einer signifikanten Abnahme, DMPGE$_2$ zu einer signifikanten Erhöhung, Calcitonin hat keinen Einfluß auf CMBF und AMBF. Dies widerlegt die bisher vertretene Meinung, daß Magenschleimhautdurchblutung und Magensäuresekretion parallel gehen.

Summary

The effect of three agents with antisecretory function on regional gastric mucosal blood flow was measured using the microspheres technique. Salbutamol caused a significant decrease in blood flow, while DMPGE$_2$ caused a significant increase. After calcitonin no change was observed. This is contrary to the belief that inhibition of acid secretion is always associated with a decrease in gastric mucosal blood flow.

Literatur

1. ARCHIBALD, L.H., MOODY, F.G., SIMONS, M.A.: Comparison of gastric mucosal blood flow as determined by aminopyrine clearence and radiolabeled microspheres. Gastroenterology 69, 630 (1975)
2. ARCHIBALD, L.H., MOODY, F.G., SIMONS, M.A.: Measurement of gastric mucosal blood flow with radioactive microspheres. J. Appl. Physiol. 38, 1051 (1951)
3. JACOBSON, E.D., LONFORD, R.H., GROSSMAN, M.I.: Gastric secretion in relation to mucosal blood flow studied by a clearence technique. J. Clin. Invest. 45, 1 (1966)
4. HOFBAUER, F., JAKESZ, R., SCHIESSEL, R.: Die prophylaktische Wirkung von 16-16-, DMPGE$_2$ auf das Streßulcus der Ratte. Aktuel. Probl. Chir. (zur Publikation angenommen)
5. JAKESZ, R., HOFBAUER, F., LEHR, L., SCHIESSEL, R.: Wirkung von Calcitonin, Somatostatin und Cimetidine auf das Streßulcus der Ratte. Helv. Chir. Acta 45, 111 (1978)
6. STARLINGER, M., SCHIESSEL, R., HOFBAUER, F.: Beta-Receptoren-Stimulation in ihrer Wirkung auf Säuresekretion und experimentelles Ulcus des Rattenmagens, Tagung der österreichischen Gesellschaft für Chirurgie 1978, Kongreßband

Dr. R. Jakesz, I. Chirurgische Universitätsklinik Wien, Alserstraße 4, A-1090 Wien

16. Superselektive Vagotomie bei der Ratte. Funktionelle Kriterien unter Ruhebedingungen und während Stress

E. Hanisch, P. O. Schwille und L. von Rauffer

Chirurgische Klinik (Direktor: Prof. Dr. F.P. Gall) der Universität Erlangen

Zwei Faktoren verunsichern die Interpretation von Magensekretion und Ulcusheilung bzw. -prophylaxe nach konventioneller hochselektiver Vagotomie (HSV): 1. die resultierende Säure-Reduktion verkörpert sowohl eine vagale als auch eine vasale Komponente (Nerven und Gefäße durchtrennt), d.h. deren individueller Beitrag wird nicht erkennbar; 2. partielle Devascularisation ist als potentiell ulcerogener Faktor während Zuständen splanchnischer Hypoperfusion (Streß allgemein) zu betrachten. Im Folgenden berichten wir über eine superselektive Vagotomie (SSV) bei der Ratte.

Material und Methoden

110 männliche Sprague-Dawley-Ratten (230 - 270 g Körpergewicht) mit Fistelkanüle im Antrum wurden entweder schein-operiert (Laparotomie; n = 38) oder mikrochirurgisch (Vergr. 22 x) einer HSV (n = 35) oder SSV (alleinige Durchtrennung der proximalen Vagusfasern; n = 37) zugeführt (topographische Einzelheiten s. Abb. 1). Die Prüfung der Brauchbarkeit dieser Technik im Vergleich zu HSV oder Schein-Operation erfolgte in drei Stufen unter Zugrundelegung folgender Kriterien: 1. Vollständigkeit der Vagus-Durchtrennung, d.h. Nicht-Ansprechen der Säure-Produktion auf 2-Desoxy-D-Glucose (DOG; 15 mg/kg/h über 4 h), einem spezifischen Vagus-Stimulus; diese erste Prüfung war so angelegt, daß zu jedem Tiermodell (Schein-op, HSV, SSV) ein Paarversuch erfolgte: nach einer Spontansekretion von 4 h erhielt eine Hälfte der Tiere Kochsalzlösung (0.15 M) intraperitoneal (3,6 ml/kg/h) oder DOG in diesem Volumen; 2. Verhalten von Säure-Konzentration, Magen- und Ulcus-Index während einer Periode von 8 h Spontansekretion (= milder Streß); 3. Verhalten dieser Größen während 8 h Fesselung (=schwerer Streß).

Analysen: Mikrotitration des Magensaftes mit 0.1 M NaOH bis pH 7.40 (Combititrator Metrohm; Herisau); Berechnung des Ulcus-Index nach OSTERLOH et al. (3) aus Anzahl und Größe der Mucosa-Läsionen; Berechnung des Dehnungs-Index (s. Fußnote Tabelle 1).

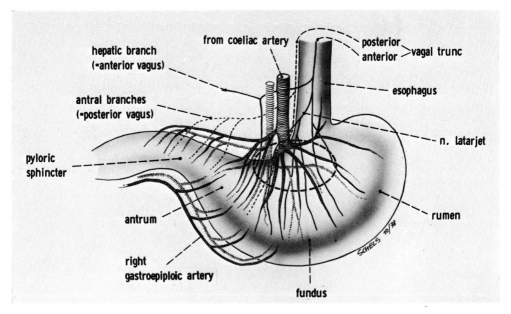

Abb. 1. Topographische Ansicht der Vorderwand des Rattenmagens mit Gefäßen und Nerven (Vagus). Beachte das Fehlen eines Antrum-Astes des vorderen Vagus. ---- : hinterer Vagus

Ergebnisse

1. Prüfung auf Vollständigkeit der Vagotomie (nicht dargestellt): Bei schein-operierten Tieren ist die Säure-Konzentration während der ersten 4 h in beiden Paargruppen identisch (66 ± SEM 7 und 65 ± 4, jeweils mval/l). Beide Vagotomieformen verursachen einen starken Abfall der Acidität: HSV -39 ± 6 und 37 ± 4; SSV -35 ± 6 und 39 ± 5, jeweils mval/l. Nur bei intakten Tieren (Schein-op) kommt es unter DOG (zweite 4 h) zu einem signifikanten Anstieg der Acidität (90 ± 3 mval/l). In der zugehörigen Kontrollgruppe (Kochsalz) fehlt der Anstieg (68 ± 7 mval/l). Bei beiden Vagotomieformen ist die Acidität während der zweiten 4 h sowohl unter DOG als auch unter Kochsalz (49 bzw. 44 mval/l) höher als während der ersten 5 h, woraus sich ein unspezifischer Effekt des Kochsalzes auf die Acidität ableiten läßt. Umgekehrt besteht zwischen den Werten nach DOG bzw. Kochsalz am Versuchsende kein signifikanter Unterschied. Dieser Befund beweist, daß die Vagotomie bei HSV/SSV vollständig ist.

2. Einfluß von mildem Streß (Tabelle 1): Der durch die Schaffung von 8 h Kontrollbedingungen (Spontansekretion bei Haltung in einer Plexiglasröhre) eingebrachte milde Streß verändert zwar die Acidität bei Kontrolltieren nicht, erhöht sie jedoch mäßig bei HSV/SSV (Tabelle 1; K) im Vergleich zu einer nur 4-stündigen Sekretionsperiode unter gleichen Bedingungen (s. Abs. 1). Trotzdem liegt die Acidität dieser vagotomierten Tiere erheblich unter jener der schein-operierten, wenn alle Tiere der längeren Versuchsdauer (8 h) ausgesetzt sind. Der Ulcus-Index geht nicht parallel der Acidität: er ist bei HSV um ca. Faktor 3 höher als bei Kontrollen, um ca. Faktor 7 höher als bei SSV.

Tabelle 1. Magensäure-Konzentration (Acidität), post-operative axiale Längen-/Breitenmaße des Magens (sog. Dehnungs-Index; Berechnung s. unten), sowie Ulcus-Index der Mucosa während Kontrollbedingungen (K = milder Streß) und Fesselung (S = schwerer Streß). HSV und SSV s. Text. Mittelwerte $\pm$ SEM. ( ): Anzahl Versuchstiere

	Äußere Bedingungen	Schein-op	HSV	SSV
Acidität; mval/l	K	66.2 $\pm$ 2.1 (12)	51.4 $\pm$ 5.6[a] (10)	45.0 $\pm$ 4.7[c] (13)
	S	28.1 $\pm$ 5.7 (10)	22.7 $\pm$ 8.2 (9)	11.3 $\pm$ 6.2[a] (12)
Dehnungs-Index	K	2.9 $\pm$ 0.2 (12)	2.9 $\pm$ 0.1 (11)	2.8 $\pm$ 0.1 (13)
	S	2.9 $\pm$ 0.1 (11)	2.9 $\pm$ 0.1 (13)	2.9 $\pm$ 0.1 (13)
Ulcus-Index	K	7.9 $\pm$ 2.0 (12)	21.9 $\pm$ 3.1[c] (12)	3.5 $\pm$ 1.7[x] (13)
	S	33.0 $\pm$ 1.9 (11)	31.2 $\pm$ 4.2 (13)	13.1 $\pm$ 2.3[x;c] (13)

a: $p < 0.05$ gegenüber Schein-op (t-Test)   x: $p < 0.001$ gegenüber HSV
c: $p < 0.001$

Berechnung des Dehnungs-Index:

$$\frac{\text{Länge der Kleinen Kurvatur (= Distanz Pylorus bis Ösophagus-Ansatz)} + \text{Länge der Großen Kurvatur (= Distanz Pylorus bis Ösophaguswinkel)}}{2}$$

x Axialer Durchmesser
 (= Distanz Ösophagus-
 Ansatz bis Große Kurvatur)

3. Einfluß von schwerem Streß (Tabelle 1): Schwerer Streß (Tabelle 1; S) reduziert die Acidität um ca. 60 Prozent (Schein-op, HSV) bzw. 75 Prozent (SSV). Der streßbedingte Zuwachs des Ulcus-Index (Tabelle 1; S) ist, verglichen mit mildem Streß (Tabelle 1; K), nach Schein-op und SSV gleich groß (Faktor 3), nach HSV erheblich geringer (Faktor 1.5). Den absolut niedrigsten Ulcus-Index entwickeln jedoch Tiere nach SSV.

In beiden Streßformen (mild, schwer) bleibt die äußere Konfiguration des Magens erhalten, wenn sie durch den von uns gewählten Dehnungs-Index ausgedrückt wird. In Abwesenheit anderer Störfaktoren (Futterreste im Magen etc.) spricht dieser Effekt dafür, daß die motorische Funktion des Pylorus durch mikrochirurgische Vagotomie auch bei der Ratte zu konservieren ist.

Schlußfolgerungen

Die aufgrund pathophysiologischer Überlegungen wünschenswerte isolierte Durchtrennung der proximal-gastralen Vagusfasern ist im Tiermodell realisierbar (negativer DOG-Test). Weitere Untersuchungen beweisen, daß nach SSV der Mucosa-Blutfluß nur unwesentlich, nach HSV ganz erheblich abfällt (2). Die nach beiden Vagotomieformen verbleibende gleich große Säure-Konzentration spricht jedoch gegen die Annahme, daß die terminale Strombahn in der Parietalzell-Region einen nennenswerten Auswascheffekt auf H-ionen ausübt, oder daß umgekehrt der Prozeß der Säureproduktion äußerst empfindlich gegenüber Drosselung der O_2-Zufuhr wäre.

Schwerer Streß reduziert den Mucosa-Blutfluß bereits um 60 - 90 Prozent (1, 2). Bei zusätzlicher HSV mit Devascularisation der Kleinen Kurvatur droht vollständiger Zusammenbruch. Starke Ulcusbildung schon bei mildem Streß (Kontrollbedingungen) und weitere Zunahme während schwerem Streß schließen daher HSV, d.h. die bisher allgemein praktizierte Technik, als Therapieform bei Ulcera infolge streßbedingter splanchnischer Hypoperfusion in diesem Tiermodell aus. Umgekehrt vermag SSV in der beschriebenen Form die Bildung von Streßulcera aufzuhalten. Die zugrundeliegenden Mechanismen müssen mit der Erhaltung der Strombahn in Zusammenhang stehen, sind aber derzeit nicht einsehbar. Die vorgestellten Ergebnisse qualifizieren die mikrochirurgische Vagotomie bei der Ratte als wertvolles Instrument in der Erforschung des Ulcusleidens.

Zusammenfassung

Mikrochirurgische Technik erlaubt bei der Ratte eine isolierte Durchtrennung der proximalen Vagusfasern an der Kleinen Kurvatur des Magens unter Schonung der Gefäße (= superselektive Vagotomie). Während die konventionelle hochselektive Vagotomie die Entstehung von Streßulcera zu begünstigen scheint, wird diese durch das neue Vorgehen weitgehend verhindert.

Summary

A microsurgical technique allows the isolated severance of proximal vagal fibers at the minor curvature of the rat stomach (superselective vagotomy). In contrast to the conventional highly selective vagotomy, which favors formation of stress ulcers, this new procedure appears able to prevent gastric mucosa from developing stress ulcers.

Literatur

1. DRAXLER, G., SCHWILLE, P.O., PUTZ, F.J., SCHOLZ, D.: Urate metabolism and gastric ulcerations as influenced by stress and allopurinol. Results of a pilot study. Res. Exp. Med. 173, 285-292 (1978)
2. HANISCH, E., SCHWILLE, P.O.: Super-selective vagotomy sparing blood vessels in the rat. Functional evaluation and efficiency against stress ulcers (zur Veröffentlichung eingereicht)
3. OSTERLOH, G., LAGLER, F., STAEMMLER, M., HELM, F.: Pharmakologische und toxikologische Untersuchungen über Benzylsäureester-Methylsulfat - ein neues Spasmolytikum. Arzneim. Forsch. 16, 901-906 (1966)

Prof. Dr. Dr. P.O. Schwille, Chirurgische Universitätsklinik, Abteilung Experimentelle Chirurgie und Hormonlabor, Maximiliansplatz, D-8520 Erlangen

17. Einfluß der Hypophysektomie auf die Freisetzung von Gastrin und die antrale Gastrinkonzentration

R. K. Teichmann, P. L. Rayford und J. C. Thompson

Chirurgische Klinik und Poliklinik der Universität München, Klinikum Großhadern (Direktor: Prof. Dr. G. Heberer) und Department of Surgery, The University of Texas Medical Branch, Galveston, Texas (Chairman: J.C. Thompson, M.D.)

Physiologie und Morphologie des Magens sind von der Hypophyse abhängig (1, 2, 3). Hypophysektomie bewirkt z.B. eine Reduktion der Magensekretion und Atrophie der Magenschleimhaut in vielen Spezies einschließlich des Menschen. Es gibt jedoch keine Daten über die Beziehung der Hypophyse zur Freisetzung und Synthese von gastrointestinalen Hormonen. Die vorliegende Studie zeigt den Effekt der Hypophysektomie auf die postprandiale Freisetzung von Gastrin und die Gastrinkonzentration im Antrum von Ratten.

Methodik

60 normale (Kontrolle) Sprague-Dawley-Ratten und 30 hypophysektomierte Ratten wurden verwendet. Kriterien für die Vollständigkeit der Hypophysektomie waren fehlende Gewichtszunahme innerhalb von 4 Wochen nach der Hypophysektomie sowie die Untersuchung der Sella nach Drüsenrestgewebe. Nach einer 24 - 28 stündigen Nüchternperiode wurden jeder Ratte 4 ml einer 10 %igen Lösung aus Leberextrakt (pH 7) über eine Metall-Kanüle direkt in den Magen gegeben. Separate Gruppen von Ratten wurden vor und 5, 15, 30 oder 60 min nach Gabe von Futter getötet. Je 12 normale und 6 hypophysektomierte Ratten wurden zu den angegebenen Zeitpunkten getestet. Die Messung von Gastrin erfolgte im Überstand des Gewebsextraktes und im Blut mittels eines spezifischen Radioimmunoassays (4).

Ergebnisse (Tabelle 1)

Serum Gastrin nach Gabe von Futter bei normalen und hypophysektomierten Ratten

Bei normalen Tieren kam es 5 und 15 min nach der Testmahlzeit zu einem signifikanten Anstieg von Gastrin im Serum. 60 min postprandial war Gastrin auf nahezu Basalwerte abgefallen. Hypophysektomierte Ratten hatten eine signifikant niedrigere basale Serum-Gastrin-Konzentration. Nach Gabe von Futter stieg Gastrin innerhalb 15 min signifikant an. Nach 30 min war die Gastrin-

Tabelle 1. Serum und antrales Gastrin nach Gabe von Futter in normalen (Kontrolle) und hypophysektomierten Ratten

		Serum Gastrin (pg/ml)				
	n	Basal	5	15	30	60 min
Kontrolle	12	139±10	174±19	184±12	175±17	151±14
Hypophys.	6	82± 8[a]	139±19	172±26	105±10[a]	148±26
		Antrales Gastrin (µg/g)				
Kontrolle	12	1,8±0,4	1,1±0,2	1,9±0,5	2,5±0,4	1,7±0,2
Hypophys.	6	1,4±0,2	1,2±0,3	1,2±0,3	1,1±0,3[a]	0,7±0,3[a]

[a] signifikant kleiner als Kontrolle.

Konzentration zunächst wieder gesunken und lag signifikant niedriger als die der Kontrollgruppe. 60 min nach der Testmahlzeit war Gastrin wieder angestiegen.

Antrales Gastrin nach Gabe von Futter bei normalen und hypophysektomierten Ratten

Bei normalen Ratten war die antrale Gastrinkonzentration 5 min nach Gabe von Leberextrakt signifikant erniedrigt. Dieser initialen Reduktion folgte ein Anstieg der antralen Gastrin-Konzentration. Nach 30 min war die antrale Gastrin-Konzentration signifikant größer als der Basalwert. Eine Stunde nach der Mahlzeit war das antrale Gastrin wieder gleich dem Basalwert.

Hypophysektomierte Ratten zeigten eine um 20 % erniedrigte antrale Gastrin-Konzentration. Postprandial kam es zu einer leichten Abnahme des antralen Gastrins. Die Konzentration blieb während der ganzen Testperiode niedrig, so daß sie bei 30 und 60 min im Vergleich zur Kontrollgruppe signifikant geringer war.

Diskussion

Die vorliegenden Daten zeigen, daß es bei normalen Ratten 5 min nach einer Testmahlzeit zu einem Abfall der antralen Gastrin-Konzentration kommt, was frühere Untersuchungen bestätigt (5). Der nachfolgende rasche Anstieg der antralen Gastrin-Konzentration könnte durch eine Neusynthese von Gastrin erklärt werden. Bei hypophysektomierten Ratten hingegen fehlt diese Phase des Wiederanstiegs. Hieraus läßt sich schließen, daß die Hypophyse für eine rasche Neusynthese von Gastrin im Antrum nach einer Nahrungsaufnahme nötig ist. Offen bleibt, welche Hypophysenhormone oder Hormone ihrer peripheren Drüsen für diese Funktionsstörung verantwortlich sind.

Zusammenfassung

Hypophysektomie führte zu einer Verminderung des basalen Serum Gastrins. Bei hypophysektomierten Tieren kann Gastrin freigesetzt werden; 30 min postprandial war jedoch die Konzentration im Serum niedriger. Auffallendster Befund nach Hypophysektomie war der Wegfall eines Wiederanstiegs der Gastrin-Konzentration im Antrum nach der initialen Entleerung des antralen Gastrindepots postprandial. Wir vermuten, daß die rasche Neusynthese von Gastrin nach einer Nahrung durch die Hypophysektomie gehemmt wird.

Summary

Hypophysectomy resulted in a lower amount of basal serum gastrin. In hypophysectomized rats, there was a release of serum gastrin after food intake; however, the serum gastrin level was lower 30 min postprandially. The most important effect of hypophysectomy is absence of repletion of antral gastrin after an initial postcibarial depletion. We conclude that the immediate synthesis of antral gastrin after food intake is inhibited by hypophysectomy.

Literatur

1. CREAN, G.P.: The endocrine system and the stomach. Vitam. Horm. 21, 215 (1963)
2. JACOBSON, E.D., MAGNANI, T.J.: Some effects of hypophysectomy on gastrointestinal function and structure. Gut 5, 473 (1964)
3. SCHAPIRO, H., WRUBLE, L.D., BRITT, L.G.: The effect of hypophysectomy on the gastrointestinal tract. A review of the literature. Dig. Dis. 15, 1019 (1970)
4. JACKSON, B.M., REEDER, D.D., THOMPSON, J.C.: Dynamic characteristics of gastrin release. Am. J. Surg. 23, 137 (1972)
5. REEDER, D.D., WATAYOU, T., BOOTH, R.A., THOMPSON, J.C.: Depletion of antral gastrin after food in rats. Am. J. Surg. 129, 67 (1975)

Dr. R.K. Teichmann, Chirurgische Klinik und Poliklinik der Universität München, Klinikum Großhadern, Marchioninistraße 15, D-8000 München 70

18. Effects of Celiacectomy and Stellatectomy on Gastric Mucosal Innervation and Acid Secretion in the Dog*

G. M. Larson[1], B. H. J. Ahlman[2], M. Sano[1], C. T. Bombeck[1] and L. M. Nyhus[1]

[1] Dept. of Surgery, the Abraham Lincoln School of Medicine, University of Illinois, Chicago, USA (Prof. L.M. Nyhus);
[2] Dept. of Surgery III, University of Göteborg, Sweden (Prof. Y. Edlund)

The canine gastric mucosa has a dense adrenergic innervation which is generally considered to originate from the upper abdominal sympathetic ganglia. The vagus nerve, however, also contains adrenergic fibers which arise mainly in the stellate ganglion and are distributed to the gut. This study was undertaken to compare the relative effects of surgical excision of the celiac (CG) and the superior mesenteric ganglia (SMG), and the stellate ganglia (SG) respectively on gastric acid secretion and adrenergic innervation of the canine gastric mucosa.

Material and Methods

Gastric acid secretion and gastric adrenergic innervation in 5 mongrel dogs, weighing 15 - 20 kg, were studied in 3 phases: I - control, II - post excision of CG and SMG, and III - post excision of CG, SMG and SG. An initial laparotomy was performed to insert a gastric fistula and to obtain control biopsies. The fistula was placed in the most dependent portion of the stomach and drained by a Thomas cannula. Deep mucosal biopsies were taken from the fundus, corpus and antrum and processed according to the Hillarp-Falk technique to visualize intracellular monoamines (1).

After recovery from surgery, dose-response secretory studies were performed with pentagastrin (PPG) stimulation (0.1 - 0.4 µg/kg/hr) in each dog. Acid secretion was determined by titrating the gastric juice against 0.1 N NaOH to pH 7.0. In phase II, surgical excision of CG and SMG was performed followed by secretory studies and repeat gastric biopsies 3 weeks later. All 4 ganglia as well as the pre-aortic nerve fibers between the adrenal glands were removed. The neural tissue along the first 5-6 cm of the celiac and the superior mesenteric artery was also removed. In phase III, bilateral transthoracic stellatectomies were performed in 4/5 dogs and again, after recovery, secretory studies were re-

---

* Supported by the Swedish Medical Research Council (B78-17X-05220-01) and NIH 1 RO 1 An 20724-01.

peated and gastric biopsies obtained. All dogs underwent post-mortem exams. The completeness of each surgical procedure was graded according to the relative abundance of adrenergic nerve terminals present in coded biopsies from all 3 stomach regions.

Results

The side effects of abdominal sympathectomy included loose stools, intermittent bloody diarrhea and a median weight loss of 1-2 kg. Additional stellatectomy was uniformly well tolerated. At post-mortem examination, ulceration of the stomach-duodenum was not observed in any dog.

Basal and stimulated acid secretion increased in each animal after excision of CG and SMG (Table I). The increase was relati-

Table I. Secretory Data[a] Before and After 6-OHDA; No. of Weeks After 6-OHDA Administration

Pentagastrin µg/kg/hr	Control	Post-Excision CG+SMG	Post-Excision CG+SMG+Stellatectomy
Basal	1.42 ± 0.63	4.34 ± 1.22[b]	4.93 ± 2.49
0.1	4.85 ± 0.64	10.85 ± 1.24[b]	10.73 ± 3.53
0.3	9.92 ± 1.27	16.20 ± 1.68[b]	15.75 ± 2.45
0.6	15.76 ± 1.05	19.86 ± 1.30	22.75 ± 1.66
1.2	19.26 ± 0.86	24.72 ± 1.86	29.45 ± 1,00
2.4	23.08 ± 0.88	28.04 ± 1.33[b]	33.08 ± 1.08

[a] All values expressed as mEq H+/hr ± SEM.
[b] $p < 0.05$ paired t test.

vely greater at lower doses of PPG stimulation. When stellatectomy was added, there was a further increase in the secretion in 2/4 dogs. Numerous adrenergic nerve terminals with strong bluish-green fluorescence characteristic for catecholamines were observed in the submucosa-mucosa of all control biopsies. After excision of CG and SMG, there was a marked decrease in the number of adrenergic stellatectomy, the innervation of the antrum and corpus did not seem to change, while a further reduction of adrenergic endings was observed in the fundi of 2 dogs.

Discussion

The gastric wall in several species is known to be richly innervated by adrenergic nerve fibers (2). In a study of adrenergic innervation of the stomach and lower esophagus in the rat, OHSUMI et al. (3) found that following excision of CG, there was marked decrease in the number of adrenergic nerve terminals of the stomach-duodenum, except for the cardia region. When bilateral truncal vagotomy was performed, there was a marked decrease in adrenergic terminals in the distal esophagus, a moderate decrease in the cardia, and no change at all in the stomach. After combined truncal vagotomy and excision of CG, the catecholamine fluorescence of the upper gut disappeared completely. They surmised that CH supply the stomach, the vagal adrenergic fibers the lower esophagus, while the cardia receives fibers from both sources.

Our study demonstrates a marked reduction but not complete disappearance of adrenergic nerve terminals from all regions of the stomach following excision of CG and SMG. Additional excision of SG, the primary source of vagal fibers in the dog (4), had a small effect on the mucosal pattern, noticeable only in the fundus. This may be because the distribution of vagal adrenergic fibers is limited to the gastrointestinal tract. Another explanation is that the number of vagal adrenergic fibers innervating the stomach is relatively small in comparison to the celiac supply. Therefore, removal of vagal adrenergic fibers would have only a limited influence on the mucosal fluorescence pattern. The adrenergic terminals that persist following excision of CG, SMG and SG may be due to incomplete sympathectomies or additional sympathetic inflow to the stomach, eg. from other sympathetic ganglia along the vagosympathetic trunk in the neck (4).

The secretory data indicate that acid secretion increases after surgical sympathectomy, and that the increase is relatively greater at submaximal doses of PPG. This is in agreement with previous reports of surgical and chemical sympathectomy (5), suggesting that the sympathetic innervation of the stomach is an inhibitor of acid secretion in response to PPG. Following stellatectomy, secretion increased, but the change was not significant. This coupled with the relatively minor changes in the adrenergic innervation pattern suggests that the vagal adrenergic fibers have a limited influence on gastric acid production.

Summary

The effect of surgical excision of the celiac and superior mesenteric ganglia and the stellate ganglia, respectively, on gastric acid secretion and adrenergic innervation of gastric mucosa was studied in five dogs. After removal of the abdominal ganglia, there was a significant increase in acid secretion while there was a marked decrease in the number of adrenergic nerve terminals in the mucosa. When, in addition, the stellate ganglia were excised, acid secretion increased slightly in two dogs, while little change in mucosal innervation was noted. These data suggest that the adrenergic innervation of the stomach has an inhibitory role in the control of acid secretion in the dog. Vagal adrenergic nerve fibers seem to be of limited importance in gastric acid production.

Zusammenfassung

Die Auswirkung von chirurgischer Excision der Ganglia coeliaca und superior mesenterica so wie der Ganglia stellata auf Magensäuresekretion und die adrenerge Innervation der Magenschleimhaut wurde bei 5 Hunden untersucht. Nach Entfernung der abdominalen Ganglia erfolgte ein signifikanter Anstieg der Säuresekretion, während die Zahl der adrenergen Nervenendungen in der Schleimhaut wesentlich vermindert war.

Nach zusätzlicher Excision der Ganglia stellata stieg die Säuresekretion etwa bei 2 Hunden an, während die Innervation der Schleimhaut sich kaum verändert hat. Diese Befunde deuten darauf hin, daß die adrenerge Innervation des Magens ein Inhibitor der Magensäuresekretion beim Hund ist. Die adrenergen Nervenfasern im Vagus spielen wahrscheinlich eine geringe Rolle bei der Magensäure-sekretion.

References

1. CORRODI, H.I., JONSSON, G.: The formaldehyde fluorescence method for the histochemical demonstration of biogenic monoamines. J. Histochem. Cytochem. 15, 65-78 (1967)
2. COSTA, M., GABELLA, G.: Adrenergic innervation of the alimentary canal. Z. Zellforsch. 122, 357-377 (1971)
3. OHSUMI, K., TSUNEKAWA, K., FUJIWARA, M.: Fluorescence histochemical studies on adrenergic nerve fibers in the vagus nerve of rat. In: Amine Fluorescence Histochemistry. Fukiwara and Tanaka (eds.), pp. 93-109. Tokyo: Igaku Shoin 1974
4. AHLMAN, H., LARSON, G.M., BOMBECK, C.T., NYHUS, L.M.: Origin of the adrenergic nerve fibers in the subdiaphragmatic vagus of the dog. Am. J. Surg. 137 (1979)
5. LARSON, G.M., AHLMAN, H., BOMBECK, C.T., NYHUS, L.M.: Gastric acid secretion after chemical sympathectomy. Surgery (1979) (in press)

Dr. G.M. Larson, Department of General Surgery, US Army Hospital Nürnberg, Rothenburgerstraße 300, D-8500 Nürnberg

19. Hemmung der stimulierten Magensekretion durch simultane Gabe von Cimetidin und Somatostatin

H. Bauer[1], G. Schmidt[1], W. Brückner[1], W. Londong[2] und F. Holle[1]

[1] Chirurgische Poliklinik der Universität München
[2] Medizinische Klinik Innenstadt der Universität München

Mit dem Histamin H_2-Receptorenblocker Cimetidin und dem Peptidhormon Somatostatin stehen für die klinische Anwendung zwei sehr wirksame Säurehemmer zur Verfügung. Beide wurden mit Erfolg bereits zur Sekretionsblockade in der Sofortbehandlung von gastrointestinalen Blutungen eingesetzt (2, 3). Therapieversager, die sowohl nach Cimetidin als auch nach Somatostatin auftraten, könnten u.a. auf eine ungenügende Sekretionshemmung bezogen werden. In der vorliegenden Untersuchung sollte deshalb der Hemmeffekt von Cimetidin und Somatostatin auf die stimulierte Magensekretion nach alleiniger und nach simultaner Applikation untersucht werden.

Material und Methode

Bei 4 männlichen Bastardhunden mit operativ angelegter Hauptmagenfistel wurde zunächst in Dosiswirkungskurven mit Pentagastrin und Histamin die maximale Stimulationsdosis ermittelt (Pentagastrin 6 µg/kg/h, Histamin 160 µg/kg/h). Mit dieser Maximaldosis wurden Dauerstimulationen durch Infusion über 5 Std durchgeführt. 1 Std nach Stimulationsbeginn mit Histamin bzw. Pentagastrin wurde entweder Cimetidin* (5 mg/kg/h) oder Somatostatin** (10 µg/kg/h) alleine oder simultan in gleicher Dosierung über 2 Std mit dem Perfusor appliziert. In dem in Viertelstundenportionen abgenommenen Fistelsekret wurden Volumen und pH-Wert gemessen, die Säuremenge wurde nach der Methode von MOORE errechnet. Pepsinbestimmungen in den Proben wurden mit der BERSTADschen Methode durchgeführt. Repräsentiv für jede einzelne Versuchsanordnung wurden zusätzlich die Serumgastrinwerte basal sowie halbstündlich nach Stimulation aus dem Venenblut radioimmunologisch gemessen. Pro Tier und Wirkstoffkombination wurden je 2 Versuche durchgeführt. Die statistische Auswertung erfolgte im t-Test für unverbundene Stichproben.

---

* Tagamet^R Fa. Smith Kline Dauelsberg.
** Somatostatin cyclisch Fa. Serono, Freiburg.

Ergebnisse

Die Stimulation sowohl mit Pentagastrin als auch mit Histamin führte in der ersten Stunde zu einem relativ konstanten Säureausstoß zwischen 15 und 20 mMol/h (Abb. 1), während die stimu-

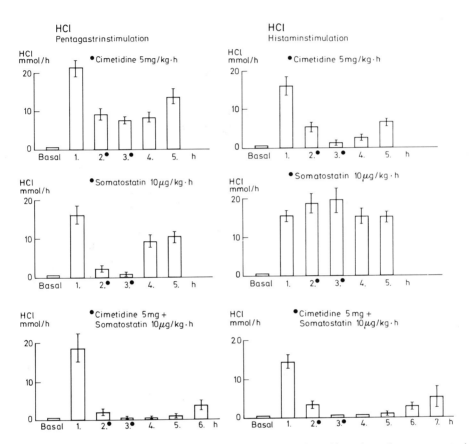

Abb. 1. *Stündlicher Säure-Output (Hauptmagenfistel) während Pentagastrin- und Histamin-Dauerstimulation. Inhibitorapplikation während der 2. und 3. Stunde. 4 Hunde, je 2 Versuche pro Wirkstoffkombination ($\bar{x} \pm SEM$)*

lierte Pepsinsekretion größere Schwankungen aufweist mit insgesamt höheren Werten nach Histamin- als nach Pentagastrinstimulation (Abb. 2). Cimetidin hemmt die mit Histamin stimulierte Säure- und Pepsinsekretion stärker als die mit Pentagastrin, Somatostatin hat einen Hemmeffekt nur auf die pentagastrinstimulierte Sekretion. Nach Absetzen von Somatostatin ist ein sofortiger Wiederanstieg der Sekretion, nach Absetzen von Histamin ein prolongierter Effekt während der nächsten beiden Stunden festzustellen (Abb. 1, 2). Nach kombinierter Gabe von Cimetidin und Somatostatin ist nicht nur der höchste Hemmeffekt während der Inhibitorapplikation festzustellen, sondern auch eine mehr als

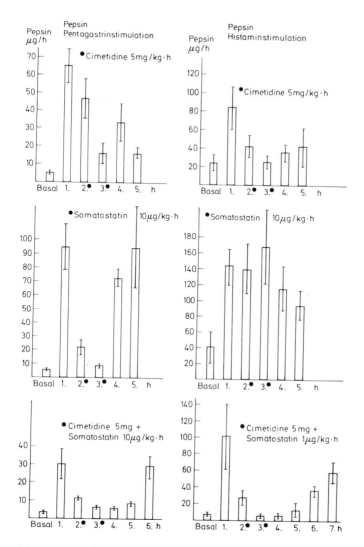

Abb. 2. *Stündlicher Pepsin-Output (Hauptmagenfistel) während Pentagastrin- und Histamin-Dauerstimulation. Inhibitorapplikation während der 2. und 3. Stunde. 4 Hunde, je 2 Versuche pro Wirkstoffkombination ($\bar{x}$ $\pm$ SEM)*

3 Std anhaltende Reduktion in der postinhibitorischen Phase. Die basalen Serumgastrinwerte sinken nach Histaminstimulation geringfügig ab und werden durch die Inhibitorapplikation nicht verändert. Nach Pentagastrinstimulation stellt sich ein signifikant höheres Gastrinplateau ein, das während der gesamten Versuchsdauer konstant bleibt.

Diskussion

In den hier verwandten Dosierungen ist Cimetidin in der Lage, die Säure- und Pepsinsekretion sowohl nach Pentagastrin- als auch nach Histaminstimulation signifikant zu hemmen, während Somatostatin nur einen Hemmeffekt auf die pentagastrinstimulierte Sekretion aufweist. Bei simultaner Gabe beider Sekretionshemmer ist ein additiver Effekt festzustellen, der nicht nur eine höhere Reduktion der Sekretion, sondern auch eine deutliche Prolongation bewirkt. Diese additive Wirkung von Somatostatin, das physiologischerweise lokal antisekretorisch und wahrscheinlich anticholinergisch wirkt (4), beruht möglicherweise auf einer Verstärkung der Cimetidinwirkung durch eine zusätzliche Verringerung der Mucosadurchblutung (3). Die vorliegenden experimentellen Ergebnisse nach Gabe von Cimetidin alleine decken sich weitgehend mit den bei Menschen erhobenen Befunden, wo die histaminstimulierte Sekretion durch Cimetidin ebenfalls stärker reduziert wurde als die mit Pentagastrin und der Effekt auf die Pepsinsekretion ebenfalls geringer war (1). Ein zusätzlicher intermittierender Einsatz von Somatostatin zu einer Cimetidin-Dauerapplikation in der Therapie und Prophylaxe von gastrointestinalen Blutungen (Ulcera, Erosionen) scheint uns aufgrund der vorliegenden Ergebnisse überlegenswert und sollte deshalb in einer prospektiven Studie überprüft werden.

Zusammenfassung

An 4 Magenfistelhunden wurde der Einfluß von Cimetidin (5 mg/kg/h) und Somatostatin (10 µg/kg/h), jeweils alleine und in Kombination appliziert, auf die mit Histamin (160 µg/kg/h) oder Pentagastrin (6 µg/kg/h) stimulierte Magensekretion untersucht. Der Säure- und Pepsinoutput nach Histamin wurde durch Cimetidin stärker gehemmt als der nach Pentagastrin, Somatostatin wies nur auf die pentagastrinstimulierte Sekretion einen Hemmeffekt auf. Die Kombination Cimetidin/Somatostatin zeigte eine additive Wirkung bei beiden Stimulantien sowohl bezüglich der Höhe der Sekretionsreduktion als auch hinsichtlich der Wirkdauer, die mehr als 3 Std nach Absetzen des Inhibitors anhält. Hier ergeben sich mögliche Ansatzpunkte für einen klinischen Einsatz.

Summary

In four gastric fistula dogs we studied the effect of cimetidine (5 mg/kg/h) and somatostatin (10 µg/kg/h), alone or in combination, on gastric secretion stimulated by histamine (160 µg/kg/h) or pentagastrin (6 µg/kg/h). Acid and pepsin output after histamine stimulation was more reduced by cimetidine than after pentagastrin stimulation. Somatostatin showed an inhibitory effect only after pentagastrin stimulation. The most effective reduction, both on the degree of inhibition and on duration after cessation of the inhibitors, was seen after the combination of cimetidine/somatostatin. These results give some clinical aspects for the use of these two agents.

Literatur

1. AADLAND, E., BERSTAD, A.: Hemmung der Histamin- und Pentagastrin-stimulierten Magensekretion durch Cimetidin beim Menschen. Internationales Symposion über Histamin-H2-Rezeptor-Antagonisten. Göttingen, November 1977, pp. 52-58. Amsterdam: Excerpta Medica 1978

2. BAUER, H., DOENICKE, A., HOLLE, F.: Kasuistische Mitteilung über Möglichkeiten der Prophylaxe und Therapie gastrointestinaler Blutungen mit Cimetidin oder Somatostatin bei Schwerstkranken. Anaesthesist 26, 662-664 (1977)
3. GYR, K., KAYASSEH, L., MEYER, F.D., STALDER, G.A.: Somatostatin und Cimetidin bei gastroduodenaler Hämorrhagie. Vorläufige Mitteilung. Internationales Symposion über Histamin-H2-Rezeptor-Antagonisten. Göttingen, November 1977, pp. 328-333. Amsterdam: Excerpta Medica 1978
4. HUMMELT, H., JENNEWEIN, H.M., TREICHEL, R., WALDECK, F.: Somatostatin mode of action on gastric acid secretion in dogs. Digestion 15, 151-155 (1977)

Priv. Doz. Dr. H. Bauer, Chirurgische Poliklinik der Universität, Pettenkoferstraße 8a, D-8000 München 15

20. Der präoperative Nachweis von Antrumschleimhaut bei Patienten mit peptischem Ulcus nach Magensekretion – Indikation zur Nachresektion?

L. Lehr[1], G. Tidow[1], H. Huchzermeyer[2], P. Mariß[3] und R. Pichlmayr[1]

[1] Abteilung für Abdominal- und Transplantationschirurgie (Prof. Dr. R. Pichlmayr) des Departments Chirurgie
[2] Abteilung für Gastroenterologie und Hepatologie (Prof. Dr. F. W. Schmidt) des Departments Innere Medizin
[3] Abteilung IV, Nuklearmedizin und spezielle Biophysik (Prof. Dr. H. Hundeshagen) des Departments Radiologie
der Medizinischen Hochschule Hannover

Die transthorakale Vagotomie empfiehlt sich in der Behandlung des Anastomosenulcus als komplikationsarmes Alternativverfahren zur Nachresektion (3). Als Kontraindikation wird das Vorhandensein von bei der Voroperation zurückgebliebener Antrumschleimhaut diskutiert. Die Überprüfung dieser eingeschränkten Indikationsstellung ist Gegenstand der vorliegenden Mitteilung.

Material und Methodik

Bei 22 von 34 wegen Anastomosenulcus transthorakal vagotomierten Patienten wurde unter Kongorot-Schleimhautchromatographie (2) gezielt gastroskopisch-bioptisch nach einem gastralen Antrumrest, davon bei 21 zusätzlich mittels ^{99m}Tc-pertechnetat szintigraphisch (4) nach einem duodenalen Antrumrest gefahndet (Tabelle 1). Ein

Tabelle 1. Transthorakale Vagotomie bei Anastomosenulcus. Krankengut

nach OP	^{99m}Tc-Magen-Szinti	Gastroskopie + PE	Duodenaler Antrumrest	Gastraler Antrumrest
	n	n	n	n
B II	22	16	16	4	2
Roux-Y	6	5	5	2	-
B I	5	-	1	-	-
Whipple	1	-	-	-	-
	34	21	22	6	2

duodenogastraler Gallereflux wurde nach Injektion von ^{99m}Tc-HIDA sequenzszintigraphisch in Linksseitenlage nachgewiesen. Serumgastrin-RIA, Sekretintest und Magensekretionsanalyse wurden nach Standardverfahren durchgeführt (1).

Ergebnisse

Eine duodenale ausgeschaltete Magenschleimhautmanschette fand sich bei 6 Patienten, ein gastraler kleinkurvaturseitiger Antrumschleimhautbezirk bei 2 (Tabelle 1). Ein duodenogastraler Gallereflux war bei 4 der 6 Patienten mit duodenalem Antrumrest und bei beiden Patienten mit gastralem Antrumrest nachweisbar. Die Zuordnung dieser Befunde zur Art der Voroperation, die Ergebnisse der Magensekretionsanalyse, der Serumgastrinbestimmung und des Sekretintestes sind in Tabelle 2 aufgeschlüsselt. Bei einem Patienten mit duodenalem Antrumrest liegt eine Serumgastrinspiegelbestimmung nicht vor, bei 2 Patienten lagen die Werte im Normbereich. Gravierende, einen neuerlichen Abdominaleingriff mit einem hohen Risiko belastende Faktoren sind in Tabelle 3 aufgeführt. Die Nachuntersuchungsintervalle, die aktuellen Körpergewichte im Vergleich zu den Idealgewichten sowie die Beschwerden zum Zeitpunkt der Nachuntersuchung finden sich in Tabelle 4. Das mediane Nachuntersuchungsintervall beträgt 3 Jahre. Alle Patienten sind seit der transthorakalen Vagotomie gastroskopisch ulcusfrei.

Tabelle 2. Transthorakale Vagotomie. Positiver Antrumrest - Befunde präoperativ. R = duodeno-gastraler Reflux

Pat. Geschl. Alter	OP Situs	BAO	MAO	Serum-Gastrin im RIA	Sekretintest	R	Lokalisation des Antrumrestes
H.D. m,45 a	Roux-Y	5,3	7,3	normal	normal	+	duodenal
I.P. w,41 a	B II	0,1	0,2	erhöht	normal	+	duodenal
R.W. m,47 a	Roux-Y	7,6	9,4	erhöht	normal	(+)	duodenal
H.K. m,52 a	B II	-	-	normal	-	+	duodenal
H.B. m,54 a	B II	-	-	erhöht	-	∅	duodenal
H.E. m,60 a	B II	8,6	17,4	-	-	∅	duodenal
F.B. m,40 a	B II	-	-	normal	-	+	gastral
H.F. m,47 a	B II	-	-	normal	-	+	gastral

Tabelle 3. Transthorakale Vagotomie. Positiver Antrumrest - präoperative Risikofaktoren

Pat.	Allgemeine	Lokale
H.D.	alkoholtox. Leberschaden Malassimilation	Z.n. subhepat. Abszeß 2 x Nachresektion
I.P.	Z.n. Lungenembolie	1 x Nachresektion
R.W.	∅	∅
H.K.	∅	∅
H.B.	∅	2 x Nachresektion
H.E.	schlechter AZ	2 x Ulcusperforation + Übernähung 1 x Nachresektion große Narbenhernie
F.B.	Lungen TB	∅
H.F.	Adipositas Z.n. Hepatitis	Narbenhernie

Tabelle 4. Transthorakale Vagotomie. Positiver Antrumrest - Befunde der Nachuntersuchung

Pat.	Jahre postop.	gastroskopisch Ulcus	KG (I.G.)[a]	Beschwerden	Speisen Unverträgl.
H.D.	1/4	∅	74 (69 - 76)	-	-
I.P.	1/2	∅	53 (62 - 66)	∅	Milchspeisen
R.W.	2	∅	71 (66 - 73)	∅	∅
H.K.	4	∅	64 (58 - 64)	∅	∅
H.B.	6	∅	75 (59 - 65)	∅	Mehlspeisen Kohl
H.E.	9	∅	63 (55 - 61)	∅	∅
F.B.	2	∅	55 (57 - 61)	Früh-Dumping	
H.F.	5	∅	123 (81 - 91)	∅	Rotkohl scharfe Saucen

[a] I.G. = Idealgewicht; Statist. Bull. Metrop. Life Insur. Co., Nov. - Dec. (1959)

Diskussion

Eine pathogenetische Bedeutung des gastralen Antrumrestes für das Anastomosenulcus ist nicht bewiesen. Denkbar wäre, daß, durch alkalischen duodenogastralen Reflux stimuliert, die G-Zellen ungebremst Gastrin produzieren. Bei den beiden Patienten unseres Krankengutes lagen die Serumgastrinspiegel, trotz nachgewiesenem Gallereflux, im Normbereich.

Dagegen ist die ulcerogene Potenz eines ausgeschalteten duodenalen Antrumrestes gesichert. Da im Tierexperiment trotz physiologischer Serumgastrinspiegel Anastomosenulcera auftreten, wurde neben dem etablierten Gastrinmechanismus ein zusätzlicher, noch unbekannter Faktor postuliert (5). Auch bei 2 unserer Patienten lagen die Serumgastrinspiegel überraschend im Normbereich. Wegen der molekularen Heterogenität der Gastrinpolypeptide schließt jedoch ein radioimmunologisch normaler Serumspiegel eine dennoch verstärkte Gastrinwirkung nicht aus. So reagieren alle gelchromatographisch auf Grund ihres unterschiedlichen Molekulargewichtes differenzierbaren Gastrine gleichermaßen im Routine-RIA, sie sind jedoch von unterschiedlicher säurestimulierender Potenz. Eine relative Zunahme der zirkulierenden potenteren niedermolekularen G-17-Fraktion, physiologischerweise vorwiegend in der Antrumschleimhaut nachweisbar, könnte eine Verstärkung der Gastrinwirkung an der Belegzelle verursachen, ohne daß dies sich in einer Erhöhung der Gesamt-Gastrinimmunreaktivität dokumentieren muß.

Unabhängig von der Lokalisation des Antrumschleimhautrestes und dem Ergebnis der Serumgastrinbestimmung sind alle 8 Patienten bis zu 9 Jahre nach der Vagotomie ulcusfrei. Als einziges unbefriedigendes Ergebnis wurde ein nach der Vagotomie aufgetretenes Früh-Dumping Syndrom im Rahmen der Nachuntersuchung aufgedeckt, über dessen therapeutische Beeinflußbarkeit durch diätetisch-medikamentöse Maßnahmen zur Zeit noch nichts gesagt werden kann. Bis auf einen lokalen Wundinfekt verliefen alle Eingriffe komplikationslos und bislang steht in unserem Gesamtmaterial eine fehlende postoperative Letalität der transthorakalen Vagotomie einer Letalität von 12,5% der Nachresektion (3) gegenüber. Letztere wäre für dieses spezielle Krankengut mit z.T. mehrfachen vorangegangenen Laparotomien sicherlich noch wesentlich höher zu veranschlagen.

Zusammenfassung

Bei 6 von 23 Patienten mit Anastomosenulcus nach Magenresektion (B II, Roux-Y Anastomose) fand sich szintigraphisch (^{99m}Tc-pertechnetat) ein duodenaler Antrumrest; bei 2 dieser Patienten lagen die Serumgastrinwerte im Normbereich. Bei 2 Patienten fand sich gastroskopisch-bioptisch ein Antrumschleimhautbezirk an der kleinen Kurvatur im Restmagen. In allen Fällen wurde durch die transthorakale Vagotomie binnen 3 Monaten Ulcusfreiheit erzielt. Die Komplikationsrate dieses Eingriffes ist gering, die bis zu 9 Jahre postoperativ erhobenen Nachuntersuchungsergebnisse sind zufriedenstellend. Nach den bisherigen Erfahrungen sehen wir daher nun auch in nachgewiesener Antrumschleimhaut a priori keine Indikation zur Nachresektion mehr.

Summary

In 6 of 23 patients with marginal ulcer after gastric resection (B II and Roux-Y anastomosis) a retained ("excluded") gastric antrum attached to the duodenal stump was detected by ^{99m}TC pertechnetate scintiphotography; serum gastrin levels were normal in two of those cases. Resection has been abandoned as a treatment method, and transthoracic vagotomy is recommended for this disease.

Literatur

1. ARNOLD, R., CREUTZFELD, W.: Präoperative Untersuchungen im operierten Magen. Dtsch. Med. Wochenschr. 102, 1684 (1977)
2. DINSTL, K., SCHIESSEL, R.: Endoskopischer Nachweis von Antrumschleimhaut nach Magenresektion. Chir. Praxis 20, 219 (1975/76)
3. GROTELÜSCHEN, B., REICHEL, K., PICHLMAYR, R.: Die transthorakale Vagotomie zur Behandlung des Ulkus pepticum jejuni. Chirurg 45, 462 (1974)
4. JEWETT, T.C., DUSZYNSKI, D.O., ALLEN, J.E.: The visualization of Meckel's diverticulum with 99m Tc-pertechnetate. Surgery 68, 567 (1970)
5. LORENZO, F.V., CAROLL, R.G., EBERLEIN, T., STREMPLE, J.F., WEBSTER, M.W.: Experimental retained antrum. Diagnostic techniques and histopathologic correlations. Am. J. Surg. 135, 680 (1978)

Dr. L. Lehr, Abteilung für Abdominal- und Transplantationschirurgie des Departments Chirurgie der Medizinischen Hochschule Hannover, Karl-Wiechert-Allee 9, D-3000 Hannover 61

21. Vergleichende endoskopische, lichtmikroskopische und rasterelektronenmikroskopische Untersuchungen der Magenschleimhaut bei Patienten mit chronischer Urämie

E. Schölzel, P. Corrodi, F. Largiadèr, U. Binswanger, H. Sulser und M. Knoblauch

Chirurgische Klinik A und B (Prof. Å. Senning, Prof. H.U. Buff).
Medizinische Klinik (Prof. P. Frick, Prof. A. Labhart) und
Institut für Pathologie (Prof. Ch. Hedinger, Prof. J. Rüttner)
des Universitätsspitals Zürich

Patienten mit chron. Urämie klagen vermehrt über Magenbeschwerden, ohne daß endoskopisch in jedem Fall ein path. Befund erhoben werden kann. Im Rahmen der Transplantationsabklärung werden andererseits bei beschwerdefreien Patienten gehäuft Läsionen der Magen- und Duodenalschleimhaut festgestellt. Ziel der vorliegenden Untersuchungen ist es herauszufinden, ob mittels Rasterelektronenmikroskopie (REM) Läsionen auf der endoskopisch und lichtmikroskopisch (LM) unauffälligen Magenschleimhaut gefunden werden können.

Patientengut und Methode

Von 14 Patienten wurden Biopsien aus Fundus, Corpus und Antrum ventriculi entnommen und mittels LM und REM untersucht. 4 Patienten mit funktionellen Oberbauchbeschwerden dienten als Kontrollpersonen. Ursache der Urämie: 4 x chron. Pyelonephritis, 3 x chron. Glomerulonephritis, 3 x chron. interstitielle Nephritis. Zwischen Feststellung des Nierenleidens und Magenuntersuchung lag ein Zeitintervall von 2 Monaten bis 27 Jahren. Die Gastroskopie wurde zweimal wegen epigatrischer Beschwerden, einmal wegen Hämatemesis, einmal wegen schwerer Anämie und 6 x wegen Hyperchlorhydrie als Vorbereitung zur Nierentransplantation vorgenommen. Wegen der Blutungsgefahr wurde in einem Fall bei endoskopisch gesicherten Schleimhauterosionen auf die Biopsie verzichtet. Material für die REM wurde nachträglich während der Magensanierung entnommen.

Die Verarbeitung der Biopsien für die LM erfolgte nach üblichen Methoden. Für die REM wurden die Biopsien 3 min in N-Acetyl-Cystein entschleimt, je 6 Std in 2% Glutaraldehyd und 1% Osmiumtetroxyd fixiert, in 2% Na-Cacodylat gewaschen und nach der Critical-Point-Methode weiterverarbeitet. Die REM wurde mit einem Stereoscan S_4-Cambridge vorgenommen.

Ergebnisse

A. Die 4 Kontrollpersonen zeigten mit den drei Untersuchungsmethoden normale Befunde. Im REM ist nur das schleimbildende Oberflächenepithel mit den grübchenförmigen Ausführungsgängen der Magendrüsen sichtbar (Abb. 1). Bei 300facher Vergrößerung stellen

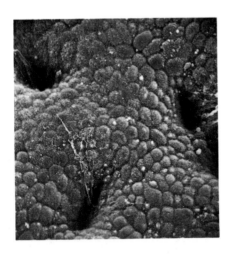

Abb. 1. Antrumbiopsie Kontrollperson. Intakte Schleimhaut mit 3 Drüsenausführungsgängen. Die Zellmembranen sind reich an Mikrovili. REM, 600X

sich die Zellgrenzen deutlich dar. An der Zelloberfläche sieht man multiple tubuläre Fortsätze, sogenannte Mikrovili. In Abhängigkeit vom Funktionszustand der Zelle hat die Cytoplasmamembran ein unterschiedliches Aussehen. Sie ist relativ glatt bei ausgelaugten Zellen und grobgranuliert, wenn die Zelle mit Schleimgranula gefüllt ist. Beim Ausstoßen von Sekretgranula sieht man Öffnungen in der Zellmembran.

B. Urämie: Bei 5 Patienten wurden endoskopisch entzündliche Schleimhauterosionen gesehen. Der Magenfundus war zweimal, Corpus und Antrum je 5 mal befallen.
Mittels LM wurde in 7 von 9 Fällen eine Gastritis I-III im Corpus-Antrum-Bereich und in 3 Fällen zusätzlich eine Gastritis I im Fundus ermittelt (Tabelle 1).
Bei der REM waren bei allen 10 Patienten Schleimhautläsionen nachweisbar. Wegen der unterschiedlichen Schweregrade haben wir die Veränderungen zur Abgrenzung gegen die LM-Befunde mit den Stadien A-D bezeichnet.

Stadium A. In den Übersichtsaufnahmen ist die Oberflächenstruktur erhalten. Erst ab 240facher Vergrößerung sieht man deutlich, daß bei einzelnen Zellen die Cytoplasmamembran zerstört ist. Schleimgranula und Zellkerne sind aus der Hüllsubstanz herausgelöst (Abb. 2). Insbesondere in der Umgebung der Drüsenöffnungen entstehen herdförmige Zellnekrosen. Die Zellwandreste bilden ein wabenartiges Gerüst. Die Septen sind an der Oberfläche mit sphärischen Partikeln besetzt. Derartige Schleimhautveränderungen wurden bei zwei Patienten im Magenfundus beobachtet.

Tabelle 1. Magenschleimhautveränderungen bei 10 Patienten mit chronischer Urämie

		Fundus	Corpus	Antrum
Endoskopie:	normal	7	5	5
	Erosionen	2	2	2
Lichtmikroskopie:	O	5	3	3
Gastritis	I	3	5	-
	II	-	1	2
	III	-	-	4
REM:	O	2	3	-
Läsionen	A	2	-	-
	B	4	6	3
	C	-	1	3
	D	-	-	4

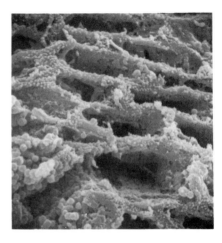

Abb. 2. *Fundusbiopsie Urämiker, Stad. A: Die Schleimhautzellen sind entdeckelt. Schleim und Zellkerne sind herausgelöst. Zellwandreste bilden ein wabenartiges Gerüst. REM, 3000X*

Stadium B: Die Schleimhautzellen sind mitsamt der Zwischenzellsubstanz bis auf die Basalmembran zerstört (Abb. 3). Die Schleimhautoberfläche ist eingesunken. Da die Drüsenzellen ebenfalls zugrunde gehen, sind die Drüsenausführungsgänge erweitert, mit Schleim und Zelldetritus angefüllt. Bei 1200facher Vergrößerung wird das reticuläre Bindegewebe der Tunica propria sichtbar. Das Stadium B als schwerste Läsion konnte 4 mal im Magenfundus, 6 mal im Corpus und 3 mal im Antrum beobachtet werden.

Stadium C: Wenn auch das Gerüstgewebe der Drüsenausführungsgänge und des Schleimepithels, die Tunica propria zerstört ist, wird die glatte Fläche der Muscularis mucosae sichtbar (Abb. 3). Mikroblutungen sind in diesem Stad. häufig. Die Muscularis ist meistens mit Fibrin bedeckt, Entzündungszellen sind selten. Maganwandveränderungen vom Stad. C wurden 1 mal im Corpus und 3 mal im Antrum nachgewiesen.

Stadium D: Bereits bei 30facher Vergrößerung werden tiefgreifende Schleimhautdefekte sichtbar (Abb. 4). Die Muscularis mucosae wird durchbrochen, die gefäßreiche Submucosa liegt zum Magenlumen of-

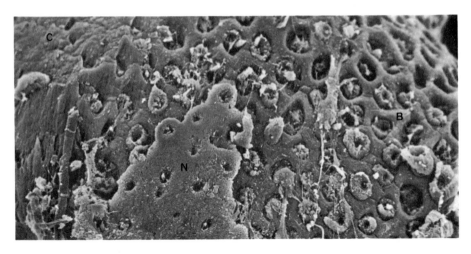

Abb. 3. Corpusbiopsie Urämiker, Stad. B, re. Bildhälfte: Zellfreie Magenwand mit erweiterten Drüsenöffnungen und erhaltener Tunica propria (B). Bildmitte: Intakte Schleimhaut (N). Linke Bildhälfte mit Stad. C: Die Gerüstsubstanz des Drüsengewebes ist zerstört (C). REM, 120X

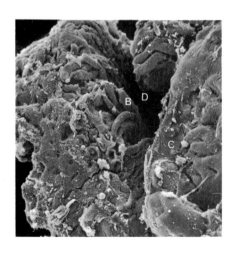

Abb. 4. Antrumbiopsie Urämiker, Stad. D: Tiefer Schleimhautdefekt mit Zerstörung der Muscularis mucosae in Bildmitte (D). Skelettierte Gefüße am Ulcuskrater (B). Stad. C re. Bildhälfte. REM, 30X

fen. Mikroblutungen sind die Regel. Im Randgebiet ist die Tunica propria entweder zugrunde gegangen oder stark skelettiert, sodaß die Capillaren frei liegen. Die Defekte werden mit Fibrin gedeckt. Entzündungszeichen sind selten. Obwohl die tiefgreifenden Läsionen meist nur einen ⌀ von 200-1000 µ haben, ist die Bezeichnung Mikrogeschwür angebracht. Derartig schwere Veränderungen wurden bei 4 Pat. im Antrum gefunden.

Zusammenfassend läßt sich zu den REM-Befunden sagen, daß lediglich zwei Fundus- und drei Corpusbiopsien normale Schleimhautverhältnisse aufwiesen. Die Läsionen sind überwiegend blande. Vom Fundus zum Antrum hin zeigt sich eine Zunahme der schweren irreversiblen Schleimhautveränderungen der Stadien C+D (Tabelle 1). Vergleiche zwischen REM und Endoskopie zeigen, daß auch bei endoskopisch unauffälligem Befund regelmäßig Schleimhautveränderungen mit teilweise schweren Defekten gefunden werden. Auch mit der LM, die bessere Aufschlüsse über subepitheliale Veränderungen gibt, werden gelegentlich schwere Oberflächendefekte nicht erfaßt. Unsere Untersuchungen zeigen, daß bei Pat. mit chron. Urämie regelmäßig Schleimhautdefekte im Magen vorkommen. Die Stadien A+B werden vorwiegend mit REM erfaßt. Wir sind der Meinung, daß es sich dabei um Frühstadien der makroskopisch sichtbaren Erosionen handelt.

Zusammenfassung

Bei 10 Pat. mit chron. Urämie wurden vergleichende Magenschleimhautuntersuchungen vorgenommen. Endoskopisch wurden bei 5 Pat. entzündliche Schleimhauterosionen in Corpus und Antrum, bei 2 Pat. zusätzlich im Fundus gefunden. Mittels LM (9 Pat.) wurde dreimal im Fundus und fünfmal im Corpus eine chron. Gastritis I festgestellt. Eine Gastritis II war einmal im Corpus und zweimal im Antrum vorhanden. In 4 Fällen fand sich eine Gastritis III im Antrum. Mittels REM konnten bei allen Pat. Schleimhautdefekte nachgewiesen werden, welche sich in Einzelzellnekrosen (Stad. A), Schleimhautzerstörung bis auf die Basalmembran (B), Auflösung der Tunica propria (C) und Tiefendefekten mit Durchbrechen der Muscularis mucosae (D) äußerten. Oberflächliche Defekte (A+B) sind Frühstadien der makroskop. sichtbaren Erosionen und werden nur mit dem REM erfaßt. Mit allen 3 Methoden wurde eine Zunahme der schweren Veränderungen gegen das Antrum festgestellt.

Summary

Ten patients suffering from chronic uremia were selected for comparison studies of gastric mucosa. With endoscopy erosive gastritis was seen in the corpus and antrum of five patients and in the fundus of two patients. Conventional microscopy (nine patients) revealed chronic gastritis I three times in the fundus and five times in the corpus. Gastritis II was localized once in the corpus and twice in the antrum. Gastritis III was present in the antrum of four patients. Under the scanning electron microscope lesions of gastric mucosa were present in all ten cases. Single cell necrosis (A), mucosal defects involving basal membrane (B), destruction of tunica propria (C), and muscularis mucosae with bleeding (D) were seen. Mucosal lesions A and B are early stages of gastric erosions. The most severe lesions were seen in the antrum mucosa with all three methods.

Literatur

1. CARR, K.E. et al.: Scan. electron microscopy of the alimentary tract. Scot. Med. J. 19, 211 (1974)
2. FALLAH, E. et al.: Scan. electron microscopy of gastroscopic biopsies. Gastrointest. Endosc. 22, 137 (1976)
3. MARGOLIS, D.M. et al.: Upper gastrointest. disease in chron. renal failure. Arch. Int. Med. 138, 1214 (1978)

Dr. E. Schölzel, Chirurgische Universitätsklinik B, CH-8091 Zürich

22. Glucose – Homeostase bei resezierenden und nicht resezierenden Verfahren am Magen

A. Schafmayer, H. W. Börger, E. F. Coelle und H. D. Becker

Aus der Klinik und Poliklinik für Allgemeinchirurgie der Universität Göttingen (Direktor: Prof. Dr. H.-J. Peiper)

Postprandial auftretende Symptomenkomplexe nach Eingriffen am Magen (Postgastrektomie-, Postvagotomie-Syndrom) sollen zumindest zum Teil auf Störungen der Glucosehomeostase beruhen (2). Das die Pankreassekretion stimulierende duodenale Hormon Sekretin soll möglicherweise diese pathologischen Verhältnisse normalisieren (1, 2). In den vorliegenden Untersuchungen haben wir bei Hunden vor und nach Billroth I-Resektion sowie nach trunkulärer Vagotomie und Pyloroplastik das Verhalten der Blutglucose sowie der sie regulierenden Hormone GIP und Insulin untersucht.

Material und Methodik

Insgesamt wurden in die Studie 5 Hunde mit Billroth I-Resektion (Gruppe I), 5 Hunde mit trunkulärer Vagotomie und Pyloroplastik (Gruppe II) und 5 Hunde mit nur Pyloroplastik (Gruppe III) aufgenommen. Alle Hunde tranken 100 g Glucose. Vor und nach Zuckeraufnahme bestimmten wir die Blutzuckerprofile sowie mittels Radioimmunoassay die Serumkonzentrationen von Insulin und Gastric Inhibitory Polypeptide (GIP) vor und nach den Operationen. Außerdem infundierten wir postoperativ an einem weiteren Testtag zusätzlich 0,5 KU/kg/Stunde intravenös an Sekretin.

Ergebnisse

Gruppe I: Vor der Operation stiegen die Blutglucosewerte von 79 mg% auf 142 mg% und Insulin von 5 mU/ml auf 47 mU/ml an. Die GIP-Werte zeigten ebenfalls einen signifikanten Anstieg von 150 pg/ml auf 700 pg/ml. Nach der B I-Resektion kam es zu einem signifikant höheren Anstieg von Blutglucose auf 230 mg%, Insulin auf 96 mU/ml und GIP auf 1560 pg/ml. 0,5 Einheiten einer Sekretininfusion normalisierten die pathologischen Glucose- und Insulinwerte sowie die erhöhten GIP-Konzentrationen (Abb. 1).

Gruppe II: Die Blutglucosekonzentrationen und die Insulin- sowie GIP-Werte verhielten sich präoperativ nach 100 g Glucose wie in Gruppe I. Nach trunkulärer Vagotomie und Pyloroplastik kam es wiederum zu einem signifikanten Anstieg der stimulierten Glucose-

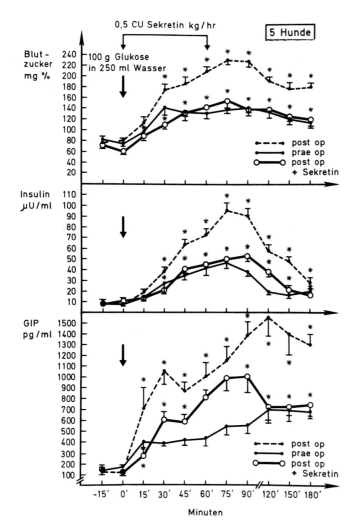

Abb. 1. Verhalten von Blutzucker, Insulin und GIP vor und nach Antrektomie sowie postoperativer Gabe von i.v. Sekretin

konzentration von 71 mg% auf 239 mg%. Insulin war von 9 mU/ml auf 105 mU/ml erhöht. Die Serum-GIP-Spiegel zeigten ebenfalls einen signifikanten Anstieg von 220 pg/ml auf maximal 2200 pg/ml im Vergleich zu präoperativen Werten (Abb. 2).

Intravenöse Sekretininfusionen senkten die erhöhten Blutglucose- und Insulinwerte, jedoch kam es zu keinem Abfall der erhöhten GIP-Spiegel.

Gruppe III: Nach Pyloroplastik konnten keine pathologischen Glucose- und Insulinwerte gemessen werden. GIP zeigte gleichfalls keine Veränderung zu präoperativen Werten. Nach Gabe von Sekretin kam es präoperativ und postoperativ zu keinem Abfall der Glucose-, Insulin- oder GIP-Werte.

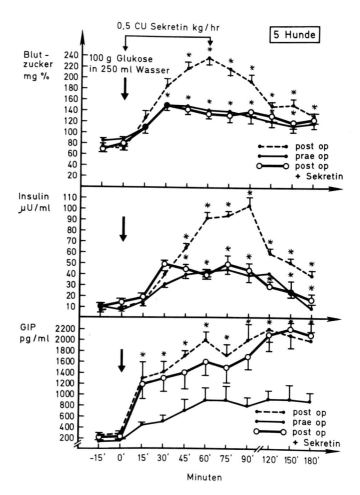

Abb. 2. *Verhalten von Blutzucker, Insulin und GIP vor und nach trunkulärer Vagotomie sowie postoperativer Gabe von i.v. Sekretin*

Diskussion

Die vorliegenden Untersuchungen zeigen, daß nach Antrektomie und Vagotomie die Blutglucose-, Insulin- sowie GIP-Werte nach oraler Gabe von Glucose postoperativ deutlich erhöht sind. Eine mögliche Erklärung für diese abnorme Hyperglycämie wäre eine beschleunigte Magenentleerung und eine schnellere Duodenalpassage. Das duodenale Hormon Sekretin normalisierte in den vorliegenden Untersuchungen die erhöhten Blutglucose-, Insulin- und GIP-Werte nach Antrektomie und Vagotomie; jedoch wurden die erhöhten GIP-Spiegel nach intravenöser Gabe von Sekretin bei den Hunden mit trunkulärer Vagotomie nur geringgradig gesenkt. Inwieweit Sekretin einen Einfluß auf die Motilität am Magen beziehungsweise am Duodenum hat, ist nicht bekannt, jedoch verkürzt Sekretin die "glucose disappearance time".

Zusammenfassung

B I-Resektion oder trunkuläre Vagotomie mit Pyloroplastik ruft nach Aufnahme von Glucose eine pathologische Hyperglycämie hervor. Geringe Dosen von Sekretin normalisieren die Glucosehomeostase bei Hunden nach B I-Resektion und trunkulärer Vagotomie.

Summary

Antrectomy or truncal vagotomy with pyloroplasty induces an abnormal alimentary hyperglycemia after ingestion of oral glucose. Low doses of secretin normalize the glucose homeostasis in dogs after antrectomy and truncal vagotomy.

Literatur

1. DUPRE, J.: An intestinal hormone affecting glucose disposal in man. Lancet 1964/II, 672
2. BREUER, R.I., ZUCKERMANN, L., HAUCH, T.W. et al.: Gastric operations and glucose homeostasis. II. Glucagon and secretin. Gastroenterology 69, 598 (1975)
3. ANDERSEN, D.K., ELAHI, D., BROWN, J.C., TOBIN, J.D., ANDERS, R.: Oral glucose augmentation of insulin secretion. J. Clin. Invest. 62, 152 (1978)

Dr. A. Schafmayer, Kliniken der Universität Göttingen, Klinik und Poliklinik für Allgemeinchirurgie, Gosslerstraße 10, D-3400 Göttingen

23. Über die Bedeutung der Duodenalpassage für die Insulin- und Gastrinsekretion des Patienten nach totaler Magenentfernung

R. Bittner, H. G. Beger, B. Willert, Technische Assistenz: E. Marzinzig

Aus der Chirurgischen Klinik und Poliklinik im Klinikum Charlottenburg der Freien Universität Berlin (Direktor: Prof. Dr. E.S. Bücherl)

Störungen der Nahrungsaufnahme aufgrund des Verlustes der Magenreservoirfunktion prägen das Beschwerdebild des Patienten nach totaler Magenentfernung. Die Rekonstruktion eines "Ersatzmagens", der wenigstens annähernd eine normale Nahrungsaufnahme ermöglicht, erscheint daher als wichtigstes chirurgisches Ziel. Jedoch die Zahl von mehr als 40 verschiedenen Rekonstruktionen kennzeichnet eine allgemeine Schwierigkeit, das ideale Verfahren zu finden. Außerdem ist bislang ungeklärt, ob neben der "Ersatzmagen"-Bildung auch die Erhaltung der Nahrungspassage durch das Duodenum von wesentlicher Bedeutung ist.

In der vorliegenden Studie wird die Wertigkeit der Duodenumpassage für den Kohlenhydratstoffwechsel und die Gastrinsekretion untersucht.

Material und Methodik

Drei Patientengruppen wurden untersucht:
I: 8 Patienten (♂ 4, ♀ 4; 64 Jahre (Spanne 47 - 74); 51,5 kg (Spanne 36 - 70); 164,5 cm (Spanne 149 - 177)) mit einer End-zu-Seit Ösophago-Jejunostomose (GRAHAM) und Ausschaltung der Duodenumpassage.
II. 6 Patienten (♂ 4, ♀ 2; 53 Jahre (Spanne 30 - 74); 53 kg (Spanne 41 - 64); 166 cm (Spanne 156 - 182)) mit einem langen Jejunum-Interponat (GÜTGEMANN-SCHREIBER) und Erhaltung der Duodenumpassage.
III. 10 Patienten (♂ 6, ♀ 4; 35,5 Jahre (Spanne 33 - 54); 64,5 kg (Spanne 45 - 75); 171 cm (Spanne 161 - 179)) vor (n = 6, ohne Duodenumpassage) und nach B II-B I-Umwandlungsoperation (n = 10, mit Duodenum).

Bei keinem Patienten war in der persönlichen oder familiären Anamnese ein Diabetes mellitus bekannt. Die präoperativen Nüchternblutzuckerkonzentrationen waren im Normbereich. Die Indikation zur Gastrektomie war bei allen Patienten ein Neoplasma ventriculi. Die Umwandlungsoperation wurde bei 8 Patienten wegen eines Ulcus pepticum jejuni, bei einer Patientin wegen eines Afferent-Loop-Syndroms und bei einer Patientin wegen schwerster postprandialer Beschwerden (Völlegefühl, Schmerzen, Gewichtsabnahme) vorgenommen.

Im Median 3 Monate nach der Operation (Spannweiten: Gruppe I 0,5 - 36; Gruppe II: 1,5 - 2; Gruppe III: 2 - 30) wurde bei allen Patienten ein oraler Glucosebelastungstest (OGT) durchgeführt. Nach einer etwa 12-stündigen Fastenzeit erhielten die Patienten innerhalb von 3 bis 5 min 1 g/kg KG Glucose als 50 %ige Lösung zu trinken. Die Blutentnahmen erfolgten bei -15, 0, 12, 16, 20, 30, 45, 60, 90, 120, 150 und 180 min aus einer in einer Armvene gelegenen Braunüle. In allen Blutproben wurde die Glucose enzymatisch mit der GOD-Perid-Methode und das Insulin entsprechend der Doppelantikörper-Radioimmunoassay-Methode von HALES und RANDLE (^{125}J-Insulin-Immunoassay-Kit der Firma Sorin) bestimmt. Außerdem wurden bis zur 90. Minute Blutproben zur Bestimmung des Serumgastrins, die radioimmunologisch mit dem Globalassay der Firma CEA vorgenommen wurde, entnommen.

Ausgehend von den Medianwerten erfolgte die statistische Auswertung mit Hilfe des Mann-Whitney-U-Testes.

Ergebnisse

Abbildung 1 zeigt die Median-Kurven der Glucosekonzentrationen der Patienten der Gruppe I und II. Bei den Patienten mit Duodenalpassage ist: 1. Die Nüchternkonzentration um etwa 20 mg/100 ml niedriger. 2. Der Median der individuellen Anstiege zum Glucosegipfel ist mit 1,9 mg/min (Spanne 1,13 bis 4,39) gegenüber 2,44 mg/min (Spanne 1,25 - 4,35) langsamer. 3. Der Median der individuellen Gipfelkonzentrationen ist mit 156 mg/100 ml (Spanne 116 - 170,5) gegenüber 184 mg/100 ml (Spanne 146 - 238) signifikant niedriger (2p < 0,05). 4. Der 120 min-Wert ist mit 76 mg/100 ml (Spanne 31 - 95) gegenüber 101 mg/100 ml (Spanne 42 - 159,7) signifikant niedriger (2p < 0,05).

Abbildung 2 zeigt die Median-Kurven der Insulinkonzentrationen der Patienten der Gruppe I und II. Bei den Patienten mit Duodenalpassage ist:1. Die Nüchternkonzentration signifikant um etwa 10 µU/ml höher (2p < 0,02). 2. Die Gipfelkonzentration ist signifikant um etwa 60 µU/ml höher (2p < 0,02) und wird 15 min früher gemessen. 3. Das Flächenintegral ist mit 8030 µU/ml x min (Spanne 6142 - 18290) signifikant gegenüber nur 4827 µU/ml x min (Spanne 3562 - 11558) um 66 % größer (2p < 0,02).

Tabelle 1 zeigt die Median-Werte und Spannweiten der Berechnungen des "insulinogenic index" (Quotient aus Insulin- und Glucosefläche = Maß für die Insulinsekretionskapazität) sowie des postprandialen Flächenintegrals des Serumgastrins (= Maß für die postprandiale Gastrinsekretion) aller Patienten der Gruppen I, II und III.

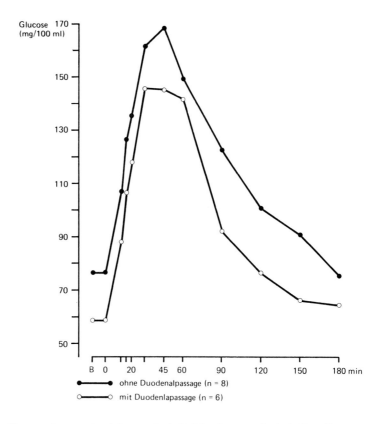

Abb. 1. Mediane der Glucosekonzentrationen bei Patienten nach totaler Magenentfernung ohne (I) und mit (II) Erhaltung der Duodenalpassage. Spannweiten: Gruppe I nü (B) 56,5 - 93; 45 min 141 - 206; 120 min 42 - 159,7; 180 min 48 - 118. Gruppe II nü 48 - 82,7; 45 min 80 - 159; 120 min 31 - 95; 180 min 45 - 91

Tabelle 1

Nahrungspassage	"insulinogenic index"		"postprandiale Gastrinsekretion"	
	Median	Spannweite	Median	Spannweite
mit Duodenum	0,59	0,25-1,15	684[a]	-170 - 1960
ohne Duodenum	0,32	0,14-0,7	220[b]	-370 - 780

[a] $n = 12$. [b] $n = 10$.

Bei Erhaltung des Duodenums in der Nahrungspassage sind der "insulinogenic index" und die postprandiale Gastrinausschüttung signifikant größer ($2p < 0,01$ bzw. $2p < 0,05$) als bei Ausschaltung des Duodenum.

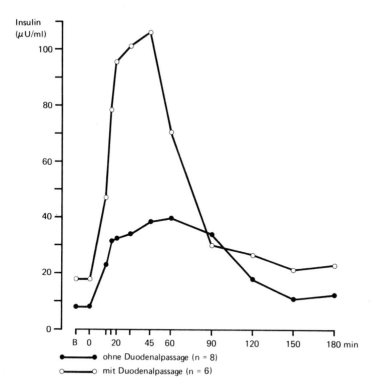

Abb. 2. Mediane der Insulinkonzentrationen nach oraler Glucosegabe bei Patienten nach totaler Magenentfernung ohne (I) und mit (II) Erhaltung der Duodenalpassage. Spannweiten: Gruppe I nü (B) 3 - 24; 45 min 19 - 140; 120 min 9,5 - 30; 180 min 7 - 24. Gruppe II nü (B) 14 - 30,5; 45 min 50 - 115; 120 min 6 - 55; 180 min 9 - 34

Diskussion

Die Erhaltung des Duodenums in der Nahrungspassage ist sowohl für die Glucosetoleranz und die Insulinsekretion als auch für die Gastrinsekretion von wesentlicher Bedeutung.

Durch die Duodenumpassage wird der Transport der Glucoselösung zum Resorptionsort im Jejunum verzögert. Entsprechend erfolgt die Resorption langsamer und der Organismus wird vor einer plötzlichen Überflutung mit Glucose geschützt.

Die Mucosa des Gastrointestinaltraktes ist die Bildungsstätte von Hormonen, die einen stimulierenden Effekt auf den Inselzellapparat des Pankreas haben (1). UNGER und EISENTRAUT (4) sprechen von einer "intero-insular axis" und PERLEY und KIPNIS (2) kommen zu dem Schluß, daß die alimentäre Stimulation der ß-Zellen (durch die intestinalen insulinotropen Hormone) etwa gleich stark ist wie die glykämische (Blutglucosespiegel). Die hier vorgestellten Ergebnisse zeigen, daß der "insulinogenic index" bei Passage der Glucose durch das Duodenum etwa zweifach größer ist als bei dessen Umgehung. Dies bedeutet, daß das Duodenum das wichtigste Glied

in der "entero-insular axis" ist. Somit ist seine Erhaltung in
der Nahrungspassage für die adäquate Insulinantwort auf einen
Glucosereiz unbedingt erforderlich.

Das Gastrin gilt ebenfalls als ein insulinotropes Hormon (3). Die
Ergebnisse weisen nach, daß 1. die Gastrinsekretion durch Glucose
stimuliert werden kann und 2. die Hauptbildungsstätte des extra-
antralen Gastrins im Bereich des Duodenums liegt.

Zusammenfassung

Bei insgesamt 24 Patienten wurde nach totaler Magenentfernung mit
unterschiedlicher Rekonstruktion sowie vor und nach B II-B I-
Umwandlungsoperation ein oraler Glucosetoleranztest durchgeführt
und die Insulin- und Gastrinsekretion gemessen. Die Erhaltung
bzw. Wiederherstellung der Nahrungspassage durch das Duodenum
bedeutet: 1. Die Glucosetoleranz ist signifikant besser; 2. Die
Insulinsekretionskapazität ist etwa zweifach größer; 3. Die postprandiale Gastrinausschüttung ist dreifach höher.

Summary

After total gastrectomy and different forms of reconstruction
as well as before and after B II - B I conversion, an oral glucose tolerance test was performed in 24 patients, and insulin
and gastrin secretion were measured. The results in the patients
with preserved or reestablished passage of the glucose through
the duodenum demonstrate that (1) the glucose tolerance is significantly better, (2) the secretory capacity of the ß-cells is
about twofold greater, and (3) the postprandial gastrin secretion
is about threefold greater.

Literatur

1. CREUTZFELDT, W.: Insulin-releasing factors of the gastrointestinal mucosa (incretin). Gastroenterol. 67, 748-750 (1974)
2. PERLEY, M.J., KIPNIS, D.M.: Plasma insulin responses to oral
   and intravenous glucose: studies in normal and diabetic sub-
   jects. J. Clin. Invest. 46, 1954-1962 (1967)
3. REHFELD, J.F.: Gastrointestinal hormones and insulin secretion.
   Scand. J. Gastroenterol. 7, 289-292 (1972)
4. UNGER, R.H., EISENTRAUT, A.M.: Entero-insular axis. Arch.
   Int. Med. 123, 261-266 (1969)

Dr. R. Bittner, Chirurgische Klinik der Freien Universität Berlin, Spandauer Damm 130, D-1000 Berlin 19

24. Der Einfluß von Somatostatin auf den Ileocoecalsphincter (ICS) vor und nach ausgedehnten Dünndarmresektionen

M. Lausen, F. Steuer, W. Ummenhofer und W. Stremmel

Chirurgische Universitätsklinik Freiburg (Direktor: Prof. Dr. Schwaiger)

Die ileocoecale Übergangszone ist zwar von großem klinischem Interesse, der Nachweis meßbarer Veränderungen bei Funktionsstörungen ist jedoch wegen ihrer versteckten Lage zumindest am Menschen kaum möglich. Es wurde deshalb an Kaninchen vor und nach Dünndarmresektionen der Druck im Bereiche der ileocoecalen Übergangszone gemessen, der aufgebracht werden muß, um iso- bzw. anisoperistaltisch die Barriere zu überwinden. Weiterhin sollte geprüft werden, ob Somatostatin (2) einen Effekt auf den Ileocoecalsphincter hat. In früheren Untersuchungen war gezeigt worden, daß Gastrin und Glucagon eine Druckänderung hervorrufen (4, 5). Es schien somit gerechtfertigt, die Wirkung von Somatostatin zu prüfen, da dieses Hormon neben Wachstumshormon auch die Freisetzung gastrointestinaler Hormone hemmt (1).

Methode

Die Untersuchungen wurden an Kaninchen in Nembutal-Narkose durchgeführt. Der sogenannte "Refluxdruck" diente als Parameter für den Funktionszustand des ICS. Es handelt sich um den Druck, der aufzubringen ist, um iso- (P_1) oder anisoperistaltisch (P_2) Flüssigkeit durch die ileocoecale Übergangszone durchtreten zu lassen (Passagedruck). Bei 8 Tieren wurde eine subtotale Dünndarmresektion mit Wiederherstellung der Kontinuität in Form einer End-zu-End-Jejunoileostomie 10 cm vor dem ICS durchgeführt. Bei diesen Tieren wurde der "Refluxdruck" am 7. postoperativen Tage gemessen. Bei weiteren 8 Tieren wurde der Refluxdruck ein Jahr nach subtotaler Dünndarmresektion gemessen. Somatostatin wurde als Bolusinjektion mit anschließender Infusion in verschiedenen Dosierungen appliziert, und zwar bei Tieren ohne Dünndarmresektion und den genannten Gruppen nach Resektion. Geprüft wurden P_1 und P_2 in 10-minütigem Abstand über einen Zeitraum von 90 min.

Ergebnisse

Die Gabe von Somatostatin führt zu einem dosisabhängigen Druckanstieg sowohl iso- als auch anisoperistaltisch von durchschnittlich 3,9 bzw. 8,8 cm H_2O auf Werte von 18,2 bzw. 19,3 cm H_2O. 20 min nach Beendigung der Somatostatin-Infusion werden die Ausgangswerte wieder erreicht (Abb. 1). 7 Tage nach subtotaler Dünndarm-

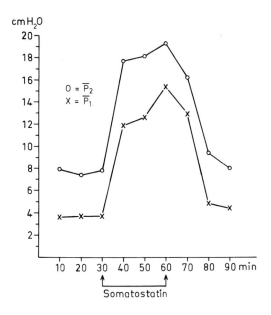

Abb. 1. *Isoperistaltischer (P_1) und anisoperistaltischer (P_2) Refluxdruck bei nicht resezierten Kaninchen vor, während und nach der Infusion von 40 µg Somatostatin/kg Körpergewicht*

resektion sind die "Passagedrucke" an der ileocoecalen Übergangszone auf 1,2 cm H_2O (P_1) bzw. 2,8 cm H_2O (P_2) abgesunken. Ein Jahr nach einer Dünndarmresektion liegen die Druckwerte bei 2,8 bzw. 6,0 cm H_2O. Somatostatin hat 7 Tage nach subtotaler Dünndarmresektion keinen Effekt auf den Ileocoecalsphincterdruck, während die Refluxdrucke ein Jahr nach Dünndarmresektion unter Somatostatin wieder signifikant ansteigen (Abb. 2).

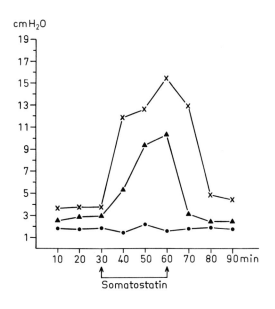

Abb. 2. *Das Druckverhalten des ICS am Beispiel des isoperistaltischen Refluxdruckes (P_1) vor, während und nach Infusion von 40 µg Somatostatin bei nicht resezierten Kaninchen (x), subtotal resezierten Tieren ein Jahr postoperativ (▲) und subtotal resezierten am 7. postoperativen Tag (•)*

Diskussion

Die Ergebnisse zeigen, daß die ileocoecale Übergangszone nicht nur eine einfache mechanische Klappe darstellt, sondern durch chirurgische Eingriffe oder auch Hormone, in unserem Falle durch Somatostatin, beeinflußbar ist. Man darf also annehmen, daß es sich tatsächlich um eine Sphincterzone, vergleichbar dem unteren Oesophagussphincter, handelt, wie dies von anderen Autoren bereits nachgewiesen wurde (4). Die Ursache für den Druckabfall nach subtotaler Dünndarmresektion kann von uns nicht erklärt werden. In Frage kommt eine veränderte Konzentration gastrointestinaler Hormone wie Glucagon und Gastrin als Folge der Dünndarmresektion oder aber auch eine teilweise Denervierung dieses Darmabschnittes infolge des chirurgischen Eingriffs. Nach unseren Ergebnissen handelt es sich um eine vorübergehende Funktionseinschränkung, da nach einem Jahr die Ausgangsdrucke annähernd wieder erreicht werden. Überraschenderweise steigt am 7. Tage nach subtotaler Dünndarmresektion auf Somatostatingabe der Refluxdruck nicht an. Die Ursachen hierfür sind mannigfaltig; möglicherweise ist die Schädigung des ICS durch den chirurgischen Eingriff so ausgeprägt, daß er nicht mehr auf gastrointestinale Hormone anspricht. Andererseits könnte jedoch auch ein Gastrinanstieg infolge der Dünndarmresektion den Somatostatineffekt aufheben (3). Weiterführende Untersuchungen sind zu diesen Fragen sicherlich angezeigt. Die Ergebnisse lassen auf keinen Fall Rückschlüsse auf die Funktion des Ileocoecalsphincters am Menschen zu.

Zusammenfassung

An Kaninchen wurde der Refluxdruck am ICS unter Somatostatineinfluß vor und nach ausgedehnten Dünndarmresektionen gemessen. Somatostatin bewirkt am Kaninchen einen dosisabhängigen Druckanstieg des iso- und anisoperistaltischen Passagedruckes im Bereiche der ileocoecalen Übergangszone. Nach subtotalen Dünndarmresektionen ist die Barrierefunktion des ICS in der frühen postoperativen Phase erheblich gestört. Es ist nur ein geringer Druck notwendig, um die Zone zu überwinden. Ein Jahr nach einer Dünndarmresektion sind annähernd wieder normale Druckverhältnisse erreicht. In der frühen postoperativen Phase wird die gestörte Sphincterfunktion durch Somatostatin nicht beeinflußt. Ein Druckanstieg ist nicht nachweisbar. Nach einem Jahr kann durch Somatostatin auch nach ausgedehnten Dünndarmresektionen der Ileocoecalsphincterdruck angehoben werden.

Summary

The ileocoecal sphincter pressure of rabbits was studied under somatostatin infusion before and after subtotal small bowel resection. Before resection, somatostatin increased the pressure necessary to pass fluid through this zone according to the applied doses. Seven days after resection, a decrease in the ileocoecal sphincter pressure was found, which could not be affected by somatostatin infusion. One year after resection, the reflux pressure was again normal, and the somatostatin effect was similar as to that before resection.

Literatur

1. BLOOM, St.R.: Somatostatin and the gut. Gastroenterology 75, 145 (1978)
2. BRAZEAU, P., VALE, W., BURGUS, R.: Hypothalamic peptide that inhibits the secretion of immunoreactive pituitary growth hormone. Science 179, 77 (1973)
3. BYBEE, D.E., BROWN, F.C., GEORGES, P., CASTELL, O.: Somatostatin inhibition of LESP elevation caused by glycine: support for a role of endogenous gastrin in physiological responses of the sphincter. In: Gastrointestinal motility in health and disease. Duthie, H.L. (ed.). Leonardgate: MTP Press 1978
4. CASTELL, D.O., COHEN, S., HARRIS, L.D.: Response of human ileocecal sphincter to gastrin. Am. J. Physiol. 219, 712 (1970)
5. STREMMEL, W., KURPREUGSCH, K., LANGEWITZ, W.: Hormonelle und pharmakologische Beeinflussung des Ileocoecalsphincters (ICS). Langenbecks Arch. Chir. Suppl. Chir. Forum 1977, 45-48

Dr. M. Lausen, Chirurgische Klinik der Albert-Ludwig-Universität, Hugstetter Straße 49, D-7800 Freiburg im Breisgau

25. Tierexperimentelle Untersuchungen zum Stagnant-Loop-Syndrom*

H. Bindewald und P. Merkle

Abteilung für Allgemeine Chirurgie des Departments für Chirurgie
der Universität Ulm (Leiter: Prof. Dr. Ch. Herfarth)

Über Veränderungen der Dünndarmschleimhaut der Ratte beim Ileus wurden zahlreiche Arbeiten publiziert. Bei der akuten Occlusion wurden vor allem die Absorptionsleistung, Morphologie und enzymatische Muster beschrieben (4, 5); alle Autoren beobachteten eine Einschränkung der Absorptionskapazität. Über Veränderungen der Dünndarmschleimhaut bei partieller Occlusion mit chronischer Aufstauung des Dünndarminhaltes (Stagnant-Loop-Syndrom) gibt es nur wenige Untersuchungen. Ziel unserer Untersuchungen war es, die Funktionsleistung sowie das enzymatische Muster der Dünndarmschleimhaut prä- und poststenotisch zu beschreiben.

Methodik

Die Untersuchungen erfolgten an 200 ± 20 g schweren männlichen SPF-Wistar-Ratten. Nach der angegebenen Methode von Williams wurde 40 cm nach dem Treitzschen Band in Nembutalnarkose (50 mg/kg Körpergewicht) eine partielle Occlusion angelegt. Die Untersuchungen erfolgten am 10. postoperativen Tag um die gleiche Tageszeit. Mit Hilfe der Perfusionstechnik wurden bei Ratten mit partieller Occlusion (n = 38) und 20 Kontrolltieren die Absorption von Glucose, Wasser und Natrium prä- und poststenotisch untersucht (4).

Die Bestimmung des Lactats und Pyruvats erfolgte mit Hilfe der Gefrier-Stop-Methode (2, 4).

Zur Messung der Bürstensaumenzyme wurde nach Entnahme des Darmstückes die Mucosa auf einer Glasplatte abgeschabt, gefriergetrocknet und bis zur weiteren Verwendung aufbewahrt. Nach Homogenisieren im Eisbad und Zentrifugieren wurden Sucrase und Maltase sowie die alk. Phosphatase bestimmt (4). Die Aktivitätsangabe erfolgte in U/g Protein.

---

* Mit Unterstützung der Deutschen Forschungsgesellschaft (SFB 112, Projekt D V).

Ergebnisse

1. Perfusion: Die Absorptionsleistung bei der Perfusion ist im prä- und poststenotischen Abschnitt für Wasser, Natrium und Glucose gegenüber Kontrolltieren um ca. 50 % eingeschränkt (Abb. 1). Die Ergebnisse sind verglichen mit den Kontrollgruppen statistisch signifikant (p < 0,0005).

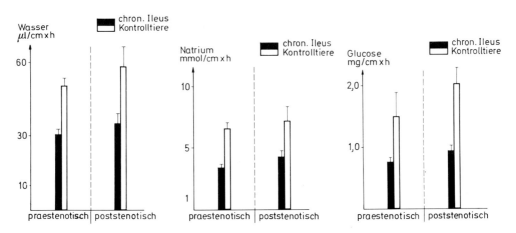

Abb. 1. *Ergebnisse der Absorptionsmessung von Wasser, Natrium und Glucose mit Hilfe der Perfusionstechnik bei chronischer Obstruktion des Rattendünndarmes*

2. Histologie: Histologische Untersuchungen (HE-Färbung) der prä- und poststenotischen Darmabschnitte zeigt prästenotisch eine deutliche Hyperplasie der Dünndarmzotten. Poststenotisch sind die Dünndarmzotten atrophisch.

3. Lactat und Pyruvat: Der Lactat-Pyruvat-Quotient ist prä- und poststenotisch im Vergleich zu den Kontrolltieren identisch (Tabelle 1).

Tabelle 1. Bestimmung von Lactat und Pyruvat im Darmhomogenat nach chronischer Obstruktion des Rattendünndarmes in mg/g Protein (Mittelwerte ± S.E.); n = 8

	Prästenotisch		Poststenotisch	
	Ileus	Kontrolle	Ileus	Kontrolle
Lactat	17,1±6,4	20,4±5,2	21,3±8,1	19,5±4,3
Pyruvat	1,3±0,3	1,7±0,5	1,5±0,3	1,6±0,3
L/P	13,6	12,0	14,5	12,0

4. Bürstensaumenzyme: Die Aktivität der Sucrase und Maltase (Tabelle 2) ist im poststenotischen Abschnitt gegenüber den Kontrolltieren erniedrigt ($p < 0,05$). Die Aktivitäten der alk. Phosphatase prä- und poststenotisch sowie der Sucrase und Maltase prästenotisch zeigen im Vergleich zu den Kontrolltieren keine Unterschiede.

Tabelle 2. Bestimmung der Brush-Border-Enzyme der Dünndarmschleimhaut nach chronischer Obstruktion des Rattendünndarms in U/g Protein (Mittelwerte $\pm$ S.E.); n = 8

	Prästenotisch		Poststenotisch	
	Ileus	Kontrolle	Ileus	Kontrolle
Sucrase	70,0$\pm$ 13,5	65,0$\pm$ 12,7	50,4$\pm$ 13,3	65,7$\pm$17,1
Maltase	164,9$\pm$ 62,0	199,0$\pm$ 48,8	137,8$\pm$ 26,1	173,0$\pm$18,7
Alk. Phosphatase	650,8$\pm$252,3	489,2$\pm$239,4	170,6$\pm$102,5	148,2$\pm$51,5

Diskussion

Bei dem Stagnant-Loop-Syndrom, das bei Ratten durch partielle Occlusion des Dünndarmlumens entstand, beobachtet man prästenotisch eine Hyperplasie der Schleimhaut und poststenotisch eine Schleimhautatrophie. Diese Befunde entsprechen den Untersuchungen von WILLIAMS (7), der im prästenotischen Abschnitt außerdem einen erhöhten Mitose-Index feststellte. Die Perfusionsuntersuchungen zeigen in beiden Darmabschnitten eine Reduzierung der Absorptionskapazität für Glucose, Natrium und Wasser von ca. 50 %. Für die verminderte Absorptionsleistung im poststenotischen Abschnitt ist die Schleimhautatrophie verantwortlich. Demgegenüber muß die Funktionseinschränkung im prästenotischen Anteil als Folge der beschleunigten Proliferationsrate der Schleimhaut angesehen werden. Diese Befunde sprechen dafür, daß eine schnell proliferierende Schleimhaut funktionell unreif ist. Ähnliche Beobachtungen konnten auch WESER und HERNANDEZ (6) machen, die im in-vitro-System eine Minderung der Transportkapazität der hyperplastischen Schleimhaut feststellten. Während bei der akuten Occlusion (4) eine Hypoxie als Ursache der Funktionseinschränkung nachgewiesen werden konnte, besteht bei partieller Occlusion, wie der gegenüber den Kontrolltieren unveränderte Lactat/Pyruvat-Quotient zeigt, keine Hypoxie. Die Disaccaridasen sind im prästenotischen Abschnitt unverändert gegenüber den Kontrollen. Demgegenüber ist poststenotisch ein Abfall der Disaccaridasen nachzuweisen, der den Veränderungen wie man sie beim Hungerdarm antrifft (1) entspricht.

Zusammenfassung

An Ratten wurden bei partieller Occlusion die Enzyme der Mucosa und des Bürstensaumes sowie der Absorptionsfähigkeit prä- und poststenotisch für Wasser, Natrium und Glucose im Perfusionsmodell untersucht. Die Absorptionsminderung im prästenotischen Abschnitt muß, nachdem kein Anhalt für eine Hypoxie bzw. Enzymmangel besteht, auf eine erhöhte Proliferationstendenz zurückzuführen sein. Poststenotisch dagegen ist für die Leistungsminderung eine Atrophie der Schleimhaut verantwortlich.

Summary

Using the perfusion technique, the absorption of water, sodium, and glucose was studied in a partial occlusion of the intestine. In this study we investigated the mucosal enzyme, the metabolic changes of the small bowel wall, and the morphology of the mucosa. The reason for the decreased absorption of glucose, sodium, and water in the prestenotic phase may be the increased proliferation of the mucosa. The decreased absorption of the glucose, sodium and water in the poststenotic phase may be caused by an atrophy of the mucosa.

Literatur

1. LEVINE, G.M., DEREN, J.J., STEIGER, E., ZINNO, R.: Role of oral intake in maintenance of gut mass and disaccharude activity. Gastroenterology 67, 975 (1974)
2. LOWRY, O.H., ROSEBROUGH, N.J., FAM, A.L., RANDALL, R.J.: Protein measurement with the folin-phenol reagent. J. Biol. Chem. 193, 264 (1951)
3. MENGE, H., ROBINSON, J.W.L., RIECKEN, E.O.: Anpassungsmöglichkeiten der Dünndarmschleimhaut an verschiedene intraluminäre Milieuveränderungen. Z. Gastroenterol. 14, 420 (1976)
4. MERKLE, P., BINDEWALD, H., BREITIG, D.: Untersuchungen zu Funktion und Stoffwechsel der Mucosa beim mechanischen Dünndarmileus der Ratte. Langenbecks Arch. Chir. 338, 291 (1975)
5. SHIELDS, R.: The absorption and secretion of fluid and electrolyts by the obstructed bowel. Br. J. Surg. 52, 774 (1965)
6. WESER, E., HERNANDEZ, M.H.: Studies of small bowel adaptation after intestinal resection in the rat. Gastroenterology 60, 69 (1971)
7. WILLIAMS, J.P.G., EDWARDS, R., WILLIAMS, R.D.: Mitotic activity in intestinal obstruction. J. Cell. Biol. 39, 250 (1968)

Dr. med. H. Bindewald, Abteilung für Allgemeine Chirurgie des Departments für Chirurgie der Universität Ulm, D-7900 Ulm-Safranberg

26. Freies Jejunuminterponat in mikrochirurgischer Technik als Ersatz des Halsoesophagus – morphologische und funktionelle Ergebnisse in Langzeitversuchen

B. Ultsch, H. Schöneich[1], T. Holzmann[1], H.-M. Fritsche[1], I. Wriedt-Lübbe[1] und G. Blümel[1]

Chirurgische Klinik und Poliklinik der Technischen Universität München (Direktor: Prof. Dr. G. Maurer).
[1] Institut für experimentelle Chirurgie der Technischen Universität München (Direktor: Prof. Dr. G. Blümel)

Einleitung

Nach wie vor ist der Ersatz der Halsspeiseröhre problematisch, was sich schon in der mannigfaltigen Anzahl der angegebenen Methoden äußert.

1959 gelang es SEIDENBERG (5) zum ersten Mal, mit Dünndarm die Halsspeiseröhre zu ersetzen.

NAKAYAMA (4) ersetzte die Halsspeiseröhre mit Colonsigmoideum und HIEBERT (3) untersuchte die Eignung des Antrums für einen solchen Teilersatz. Die zur freien Transplantation nötigen Gefäßanastomosen wurden bis 1972 meist mit der Anastomosentechnik der Makrogefäßchirurgie angelegt. Thromboseraten zwischen 30 und 50 % waren die Regel.

Mit mikrochirurgischer Anastomosentechnik sind Thromboseraten zu erreichen, die denen der Replantationschirurgie entsprechen, also unter 10%. Bei 18 Beagles wurde die Halsspeiseröhre durch ein freies autologes Jejunuminterponat ersetzt. Die Gefäßanastomosen wurden in mikrochirurgischer Technik angelegt.

Kein einziges Tier wurde wegen einer Interponatsnekrose verloren.

NAKAYAMA (4) berichtete, daß nach geglückter Einheilung die Interponate schrumpfen, sich fibrös umwandeln und zu bindegewebigen Rohren werden.

GREEN und SOM (2) transplantierten frei Jejunum und konnten diese Beobachtungen nicht machen.

Durch Langzeitversuche sollte morphologisch und funktionell die Veränderung am Interponat nach freier Transplantation geprüft werden.

Methodik

12 von 18 Versuchstieren (Beagles) wurden in die chronische Versuchsreihe aufgenommen.

7 der Tiere wurden nach bis zu 16 Wochen geopfert, weitere 5 Tiere nach einem halben Jahr bis zu einem Jahr.

Die einzelnen Überlebenszeiten sind in Tabelle 1 dargestellt.

Zur Bewertung der Tierversuche wurden folgende Parameter herangezogen (Tabelle 2).

Tabelle 1. Überlebensraten der Versuchstiere mit freiem autologen Jejunuminterponat als Ersatz der Halsspeiseröhre (n = 12)

4 - 6 Wochen	3
8 - 10 Wochen	2
12 - 16 Wochen	2
bis 8 Monate	3
bis 10 Monate	1
bis 12 Monate	1

Tabelle 2. Parameter der Befunddokumentation

1. Klinischer Befund und Verlauf
2. Röntgenologische Befunde
   a) Endografinschluck
   b) Bariumbreidarstellung
   c) Angiographie
3. Messungen der Darmperistaltik durch endoluminale Druckableitung
4. Endoskopische Befunde mit Videoaufzeichnung
5. Makroskopischer Sektionsbefund
6. Histologische Untersuchungsergebnisse

Ergebnisse

Klinischer Befund und Verlauf

8 der 12 chronischen Versuchstiere zeigten eine normale Aktivität und konstantes Gewichtsverhalten. Alle Tiere konnten nur passierte bis bröckelige Kost zu sich nehmen. 4 Tiere entwickelten in 12 bis 16 Wochen eine Aspirationspneumonie, die mit Antibiotica nicht beherrschbar war.

Die anderen Tiere (8) zeigten über das gesamte Versuchsprogramm bis zu einem Jahr ein konstantes Gewichtsverhalten und normale motorische Aktivität und keine Zeichen einer Aspirationspneumonie.

Radiologische Befunde

Bei allen Tieren war während der gesamten Beobachtungszeit Interponatsperistaltik durch Röntgenkontrastdarstellung nachweisbar. Eine ausreichende Peristaltik des Interponats bleibt also erhalten.

Durch Angiographie konnte bei allen Tieren die erhaltene Interponatsarterie nachgewiesen werden.

Endoskopische Befunde

Die Tiere wurden in monatlichen Abständen endoskopiert. Die Interponatsdurchblutung konnte durch eine Biopsie objektiviert werden, die röntgenologisch nachgewiesenen peristaltischen Bewegungen konnten auch endoskopisch festgestellt und durch Film dokumentiert werden.

Nachweis der Darmperistaltik

Durch endoluminale Druckableitung.
Durch einen Dehnungsreiz wurde am Interponat durch einen Ballon (Abb. 1), der unter Sicht in das Fragment eingeführt wurde, ein Dehnungsreiz entwickelt.

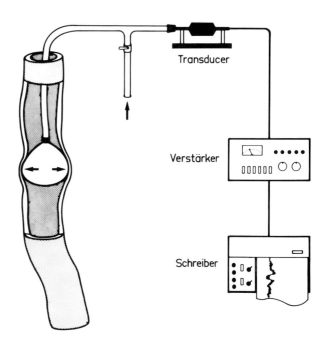

Abb. 1. Versuchsanordnung zur intraluminalen Druckmessung zum Nachweis von peristaltischen Wellen im Interponat

Ergebnis: Bei allen 12 Tieren konnte eine peristaltische Welle vom Interponat mit Drucken von fast 100 mm Hg und einer Frequenz von 8 - 12 Wellen pro Minute nachgewiesen werden (s. Abb. 2).

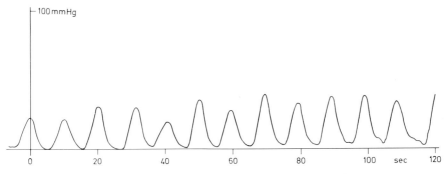

Abb. 2. *Peristaltische Wellen mit einer Frequenz von 8 – 10 Wellen pro Minute und einem Druck von 30 – 100 mm Hg*

Sektionsbefunde

Durch vorsichtige Präparation gelang es immer, das interponierte Dünndarmsegment darzustellen und die Gefäßanastomose zu präparieren.

4 Hunde mit schweren dysphagischen Beschwerden, die nach bis zu 4 Monaten wegen Aspirationspneumonien getötet werden mußten, hatten alle Stenosen. Nicht eine Fibrosierung des Interponats selbst war dafür verantwortlich, sondern periluminäre Narbenzüge, die sich bridenartig um das Segment legten und das Lumen einengten. Nach Entfernung der Narben konnte das Lumen des Interponats wieder auf normale Größe ausgedehnt und die Passage wieder hergestellt werden.

Mikromorphologische Befunde

Es wurde auf die Narbenbildungen an den Anastomosen, auf die Schleimhautveränderungen im Interponat und die neurale Versorgung des Interponats geachtet.

An keiner der zur Untersuchung kommenden arteriellen und venösen Anastomosen waren Mikrothromben festzustellen. Die Darmschleimhaut zeigte stellenweise Epithelnekrosen und ein ausgeprägtes Ödem, was jedoch mit der Zunahme der Transplantationszeit abnimmt. Eine Zottenatrophie tritt auf, die mit der Transplantationszeit zunimmt, Zottenformationen sind kaum noch zu erkennen, Drüsenschläuche bleiben jedoch erhalten.

Die Anastomosen zeigten keine vermehrte Narbenbildung, die Schleimhaut oral bzw. aboral geht nahtlos auf die Interponatschleimhaut über.

Mit der Nisselfärbung wurden die Ganglienzellen dargestellt. Auch nach einem Jahr waren sie vorhanden und zeigten keine degenerativen Veränderungen.

Diskussion

Auch bei Langzeitversuchen konnte nachgewiesen werden, daß die Peristaltik auf Dehnungsreize erhalten bleibt. Mikromorphologische Untersuchungen konnten ebenfalls im Gegensatz zu NAKAYAMA (4) zeigen, daß der für die Peristaltik verantwortliche Plexus mesentericus erhalten bleibt. Mögliche Schrumpfungen sind durch periluminäre Narben gegeben. Es kommt zwar zu einer Epithelatrophie und zu einer Zottennekrose, die Krypten bleiben jedoch erhalten. Die Epithelatrophie ist durch die mechanische Alteration durch die Speisepassage erklärlich.

Zumindest im Tierversuch muß breiige Nahrung angeboten werden, da durch die physiologische Schlingbewegung der Tiere ein entsprechend schneller Abtransport der Nahrung über das Interponat nicht gegeben ist.

Zusammenfassung

Mit mikrochirurgischer Gefäßanastomosentechnik ist eine freie Transplantation von Jejunum mit niedriger Thromboserate möglich. Die Tiere konnten über das Interponat mit breiiger Kost ausreichend ernährt werden. Die Peristaltik im Interponat bleibt erhalten. Stenosierungen durch periluminäre Narben sind möglich. Eine bindegewebige Umwandlung des Interponates konnte auch nach 1 Jahr nicht nachgewiesen werden.

Summary

It is possible to undertake a free transplantation of the jejunum with a low rate of thrombosis by a microsurgical technique of vascular anastomosis. The animals could be nourished sufficiently via the interponate with pasty food. Peristalsis within the interponate was retained. Stenoses caused by a periluminar cicatrix are possible. After 1 year a transformation of connective tissue of the interponate was not observed.

Literatur

1. GREEN, G.E., SOM, M.-L.: Free grafting and revascularization of intestine. Replacement of the cervical esophagus. Surg. 60, 1012 (1966)
2. GREEN, G.E., SOM, M.L.: Free grafting and revascularization of intestine. Partial replacement of oropharynx. Surg 60, 1017 (1966)

3. HIEBERT, C.A., CUMMINGS, G.O.: Successfull replacement of the cervical esophagus by transplantation and revascularization of a free graft of gastric antrum. Ann. Surg. 154, 103 (1961)
4. NAKAYAMA, K., YAMAMOTO, K., TAMIYA, T., MAKINO, H., ODAKA, M., OHWADA, M., TAKAHSHI, H.: Experience with free autografts of the bowl with a new venous anastomosis apparatus. Surg. 55, 796 (1964)
5. SEIDENBERG, B., ROSENAK, S.S., HURWITT, E.S., SOM, M.L.: Immediate reconstruction of the cervical esophagus by a revascularized isolated jejunal segment. Ann. Surg. 149, 162 (1959)

Dr. B. Ultsch, Chirurgische Klinik und Poliklinik der Technischen Universität München, Ismaninger Straße 22, D-8000 München 80

27. Funktionelle und morphologische Untersuchungen zur Divertikelerkrankung des Dickdarms

Th. Raguse und J. Bubenzer

Aus der Abteilung Chirurgie (Vorstand: o.Prof. Dr. med. M. Reifferscheid) und der Abteilung Pathologie (Vorstand: o.Prof. Dr. med. J. Schoenmackers) der Medizinischen Fakultät der RWTH Aachen

Funktionsorientierte Operationsverfahren finden zunehmend Eingang in die chirurgische Therapie der Divertikelerkrankung des Dickdarms (1, 2, 3, 4). Diese Versuche - in Form der Myotomie - weisen uns einen neuen therapeutischen Weg. Die Wahl des einzuschlagenden Vorgehens - Längs-, Quer- oder kombinierte Myotomie - ist jedoch problematisch. Bislang ist die hierfür entscheidende Frage offen, welcher der beiden Colonwandmuskeln Träger der Divertikelerkrankung ist.

Elektromanometrische in vitro-Untersuchungen sowohl der Ring- als auch der Längsmuskulatur und weiterführende, vergleichende morphologische Studien schienen uns geeignet, einer Antwort näher zu kommen.

Methode

1. An operativ gewonnenen Längs- und Ringmuskelpräparaten von 23 Divertikelpatienten wurde die elektromechanische Spontanaktivität untersucht und mit jener von nichterkrankten Darmabschnitten entnommenen Explanaten verglichen. 2 cm lange, 3 mm breite Muskelstreifen wurden hierzu in ein mit Krebslösung gefülltes und mit 5% CO_2 sowie 95% O_2 equilibriertes Organbad bei 35°C eingespannt. Die Präparatevorspannung betrug 15 mN. Die Ableitung der elektrischen Spontanaktivität erfolgte durch extracellulär, bipolar angeordnete Platinelektroden. Das elektrische und mechanische Erregungsmuster wurde anschließend über einen Direktschreiber aufgezeichnet.

2. Alle untersuchten Präparate sind vergleichend licht- sowie teilweise elektronenmikroskopisch abgetastet worden. Zusätzlich wurden von 10 Divertikulitisdärmen intraoperativ vor Gefäßabklemmung Biopsien aus dem Ring- und Längsmuskelbereich entnommen. Ein Teil des Materials wurde mit H.E., HvG, Aldehyd-Fuchsin und Golmori gefärbt. Hierzu wurden Stufen-, teilweise Serien- und Großflächenschnitte und in vereinzelten Fällen auch Aufhellungspräparate zur Strukturanalyse herangezogen. Der andere Teil wurde sofort in Paraldehyd fixiert und elektronenmikroskopisch untersucht.

3. Von jeweils 10 unfixierten Sektionspräparaten herz-kreislaufverstorbener Patienten mit Divertikeln im Colon descendens- und Sigmabereich sowie von 10 Patienten ohne Divertikelerkrankung wurde entlang der antimesenterialen Taenie ein 20 cm langes Darmstück reseziert- anschließend die Mucosa dieses Darmteiles ohne Zugwirkung von der Muskulatur abpräpariert. Geprüft wurde das Längenverhältnis zwischen Muskulatur und dazugehörender Schleimhaut durch Errechnung des Quotienten Q (Q = Mucosalänge in cm : Muskulaturlänge in cm).

Ergebnisse

1. Elektromechanische Spontanaktivität: a) Die Ringmuskulatur des Normal- wie des Divertikeldarms zeigte rhythmische elektrische Aktivität in Form schneller Potentialänderungen mit einer Spikefrequenz von 1:1,5 - 3 sec. Diese Rhythmik wird von einer langsameren - der Minutenrhythmik nach GOLENHOFEN - mit einer Periodendauer von 21,4 sec im Normal- und 22,0 $\pm$ 6 sec im Divertikeldarm überformt. Synchron dieser hoch- wie niederfrequenten Periodik finden wir Spontankontraktionen der untersuchten Ringmuskulatur.
b) Die Längsmuskulatur des nichterkrankten Darmes zeigt im Prinzip ein gleiches Verhalten wie das der obenbeschriebenen Ringmuskulatur. Die niederfrequente Rhythmik ergab hier jedoch eine Periodendauer von 51,3 $\pm$ 11,4 sec.
Ein völlig anderes Bild zeigt die Taenie von Divertikelpatienten. Die sogenannte Minutenrhythmik war hier gegenüber dem Normaldarm auf das Doppelte verlängert. Darüber hinaus fanden wir über mehrere Stunden zu beobachtende Daueraktivitäten - ferner Phasen mit zwar verminderter Aktivität, jedoch ohne nachweisbare elektromechanische Ruhe. Zusätzlich war die sonst regelhafte Triggerung zwischen EMG und Mechanogramm bei der Divertikeltaenie teilweise aufgehoben (Abb. 1).

2. Sowohl die Ring- als auch die Längsmuskulatur wies feingeweblich die typischen Zeichen der Hypertrophie mit Anisocaryose und großen, bizarren, hyperchromatischen Zellkernen auf. Die Muskelfasern stellten sich im Querschnitt verdickt dar; orthograd getroffene Zellen waren polygonal und wenig spindelig geformt.
In der Aldehyd-Fuchsinfärbung fanden wir eine auffallende Bänderung allein im Bereich der Divertikeltaenie. Es handelt sich um Verdichtungsbänder des Cytoplasmas mehrerer Zellen im Verlauf der Längsmuskelfasern - senkrecht zur Serosa. Durch diese Bänder werden Myomknötchen imitiert, wie wir sie vom Uterus her kennen (Abb. 2). Die anfangs vermuteten Messerschnittartefakte konnten durch vergleichende Untersuchungen ausgeschlossen werden. Im prästenotischen, hypertrophen Längsmuskel anderer Erkrankungen fanden sich diese Veränderungen nicht.

3. Der Normaldarm wies bei vergleichenden Längenmessungen zwischen Mucosa und Muskelschicht eine wesentlich geringere Mucosalänge zum entsprechenden Muskelmantel auf wie dies bei der Divertikelerkrankung der Fall war (Tabelle 1 und 2). Der Mucosamuskelquotient "Q" ergab bei der Divertikelerkrankung einen Wert von 2,3, beim Normaldarm einen von 1,46. Dies deutet auf eine kontraktionsbedingte Verkürzung des Längsmuskels im Divertikeldarm hin mit Auffaltung der Mucosa.

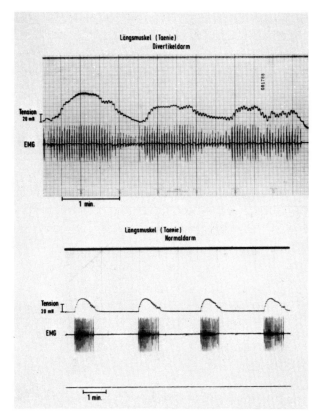

Abb. 1

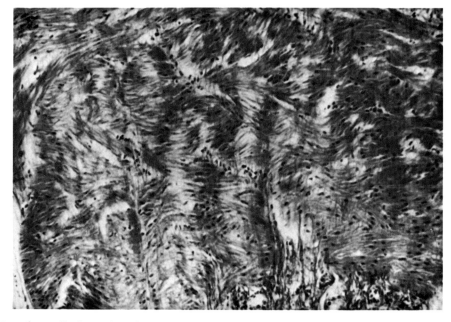

Abb. 2. Divertikeltaenie mit Kontraktionsbänderung (Aldehyd-Fuchsinfärbung)

Tabelle 1. Längenverhältnis Mucosa - Muskulatur (Normaldarm)

	M	T	Q
1	28,5	20	1,43
2	30	20	1,50
3	29	20	1,45
4	28	20	1,40
5	30	20	1,50
6	30	20	1,50
7	29	20	1,45
8	29	20	1,45
9	27,5	20	1,38
10	30	20	1,50

M = Länge der Mucosa in cm.
T = Länge der Muskulatur in cm.
$Q = \frac{M}{T}$

Tabelle 2. Längenverhältnis Mucosa - Muskulatur (Divertikelerkrankung)

	M	T	Q
1	48,5	20	2,43
2	34	20	1,70
3	49	20	2,45
4	46	20	2,43
5	37	20	1,85
6	49	20	2,45
7	35	20	1,75
8	47,5	20	2,375
9	46,5	20	2,325
10	37,5	20	1,875

M = Länge der Mucosa in cm.
T = Länge der Muskulatur in cm.
$Q = \frac{M}{T}$

Diskussion

Elektromechanische sowie weitergehende morphologische Untersuchungen weisen auf eine primär allein gestörte Taenie hin trotz nachweisbarer Hypertrophie sowohl der Ring- wie auch Längsmuskulatur des Divertikeldarmes. Diese Störung ist schon in den ersten Stadien dieser Erkrankung nachweisbar. Sie ist durch eine hyperaktivitätsbedingte Taenienkontraktur gekennzeichnet - mit hierdurch bedingter Auffaltung (Puckerung) der Mucosa. Als mögliche Folge der Kontraktur können die in der Aldehyd-Fuchsinfärbung regelhaft nachweisbaren Bänderungen gedeutet werden. Diesem Muskelbefund sollte daher bei unserem operationstaktischen Vorgehen mehr Aufmerksamkeit als bisher geschenkt werden - mit der Konsequenz, den Längs- und nicht den Ringmuskel zu spalten. Hierdurch wird der hypertrophe Darm mit seiner primär allein funktionsgestörten, contracten Längsmuskutatur entlastet.

Zusammenfassung

In vitro-Motilitätsuntersuchungen an isolierten Dickdarm-Längs- und Ringmuskelpräparaten, die feingewebliche Untersuchung beider Muskelgruppen sowie Längenmessungen zwischen Darmmucosa und dazugehörender Muskulatur erbrachten bei der Divertikelerkrankung im Vergleich zum Normaldarm folgende Ergebnisse:

1. Allein die Divertikeltaenie zeigt das Bild einer spastisch contracten Muskulatur.
2. Nur die Längsmuskulatur des Divertikeldarmes wies eine kontraktionsbedingte Bänderung auf, trotz histologischer Kriterien einer Hypertrophie beider Muskelgruppen.
3. Längsmessungen zwischen Mucosa und Muskulatur brachten eine Längsmuskelverkürzung im Divertikeldarm.

Summary

In comparison to the normal colon, longitudinal and circular musculature in diverticular disease (DD) was investigated - regarding motility and morphology - and a comparative measurement between musculature and mucosa was also performed with following results:

1. Only the tenia in DD revealed a spastically contracted muscle.
2. There was a ribbon formation due to contraction only in tenias of DD, although there was hypertrophy in both muscle groups.
3. The longitudinal muscle in DD was found to be shortened.

Literatur

1. HODGSON, H.: Transverse taeniomyotomy for diverticular disease. Dis. Colon. Rectum. 16, 283 (1973)
2. KETTLEWELL, M.G.W., CHIR, M., MOLONEY, G.E.: Combined horizontal and longitudinal colomyotomy for diverticular disease. Preliminary report. Dis. Colon. Rectum. 20, 24 (1977)
3. REIFFERSCHEID, M., RAGUSE, Th.: Die chirurgische Behandlung der Divertikulitis. Chirurg 48, 577 (1977)
4. REILLY, M.: Sigmoid myotomy for diverticular disease of the colon. Modern Trends in Surgery 3, 109 (1971). London: Butterworth

Dr. med. Th. Raguse, Abteilung Chirurgie der Medizinischen Fakultät der RWTH Aachen, Goethestraße 27/29, D-5100 Aachen

28. Die gewebeständige fibrinolytische Aktivität des Dickdarms und ihr Einfluß auf die Wundheilung*

S. v. Bary, H. Kortmann, H. Mair, K. Messmer und W. Köpcke

Chirurgische Klinik (Dir.: Prof. Dr. G. Heberer), Institut für Chirurgische Forschung (Dir.: Prof. Dr. Dr. W. Brendel) und Institut für Medizinische Informationsverarbeitung, Statistik und Biomathematik (Dir.: Prof. Dr. K. Überla) der Universität München

Knapp ein Drittel der Anastomoseninsuffizienzen des Dickdarms werden in der ersten postoperativen Woche klinisch manifest. Berstungsdruckuntersuchungen an Enterotomien des Rattencolon zeigen, daß die Darmwunde in der frühen postoperativen Phase nach anfänglicher Festigkeitszunahme am 3. postoperativen Tag instabil wird; hierfür kann eine erhöhte gewebeständige Kollagenolyse mitverantwortlich gemacht werden (3). Neben dem Kollagen ist das Fibrin ein essentielles Substrat der Wundheilung. Ziel der vorliegenden Untersuchung ist es, im tierexperimentellen Modell 1. die lokale fibrinolytische Aktivität in der postoperativen Phase zu messen und 2. die Frage einer möglichen Protektion der Wundheilung durch Applikation eines Antifibrinolyticums zu klären.

Material und Methode

Zur Bestimmung der Fibrinolyse verwendeten wir die von ASTRUP und MUELLERTZ (1) entwickelte Fibrinplattenmethode. Ursprünglich zur Beurteilung der proteolytischen Aktivität im Blut bestimmt, eignet sie sich auch zur Messung der sogenannten peripheren Proteolyse (4) als multifaktorielles Geschehen. Es wurden Fibrinplatten unterschiedlichen Plasminogengehaltes verwendet: unter 1% Plasminogen (Behringwerke AG, Marburg/Lahn), 2,7% Plasminogen (Forschungsfibrinogen Deutsche Kabi GmbH, München) und 13,7% Plasminogen (Behringwerke AG, Marburg/Lahn). Zum Schutz vor bakterieller Proteolyse wurde einem Teil der Platten je 1 mg Gentamycin (Refobacin, E. Merck AG, Darmstadt) und 11,2 mg Natriumacidlösung (E. Merck AG, Darmstadt) zugegeben.

1. Bei männlichen Wistarratten mit einem Durchschnittsgewicht von 300 g wurde 8 cm präanal auf der antimesenterialen Seite eine 3 cm lange Enterotomie angelegt. Zum entsprechenden Referenzzeitpunkt wurden die Tiere getötet und das Colon entnommen. Nach

---

* Die Untersuchungen wurden mit Unterstützung durch die Firma Bayer AG, Leverkusen, durchgeführt.

zweimaliger Waschung in Ringerlösung konnten mit einem Stanzzylinder aus der Enterotomie je 2 Proben mit einem Durchmesser von 7 mm entnommen werden. Jeweils eines der im Schnitt 35 bis 50 mg schweren Präparate wurde unter leichtem Eindrücken auf die Fibrinplatte gelegt und diese anschließend 18 Std bei 37°C inkubiert. Die entstandenen lytischen Höfe wurden mit einem Ott-Kompensations-Planimeter ausgemessen.
Die Signifikanzberechnungen erfolgten mit dem Student-t-Test für ungepaarte Werte.

2. Zur Beurteilung einer möglichen Protektion der Wundheilung durch Antifibrinolytica wurde zunächst die Resorption von Aprotinin (Trasylol, Bayer AG, Leverkusen) in die Colonwand getestet. 50 000 I.E. Aprotinin wurden pro Tier 24, 4, 2 und 1 Std präoperativ intraperitoneal appliziert. Die Gewebekonzentration in KIE/mg Colongewebe wurde im Ester-Test nach TRAUTSCHOLD und WERLE (7) bestimmt. In einer Doppelblindstudie erhielten 200 männliche Wistarratten mit einem Durchschnittsgewicht von 250 g einen Tag präoperativ, intraoperativ sowie am 1. und 2. p.op. Tag je 2,5 ml Aprotinin bzw. Plazebo intraperitoneal. Die Enterotomie und die Messung der Berstungsdrucke erfolgte nach BARY et al. (2). Die Wandspannung wurde entsprechend dem Laplaceschen Gesetz berechnet.

Der statistische Vergleich beider Kollektive erfolgte mit der doppelten Varianzanalyse.

Ergebnisse

1. Das Rattencolon zeigt eine deutliche fibrinolytische Aktivität; das Blut des entsprechenden Tieres enthält eine hohe Hemmstoffkonzentration (Abb. 1).

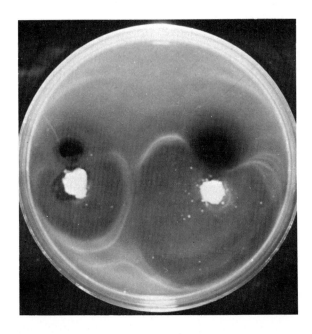

Abb. 1. Lysehöfe des intakten Colon; das Blut des entsprechenden Tieres zeigt eine deutliche Hemmwirkung

2. Unmittelbar postoperativ kommt es zu einem signifikanten Abfall der lokalen fibrinolytischen Aktivität, der während der gesamten frühen postoperativen Phase anhält (Abb. 2).

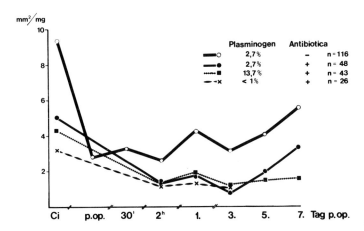

Abb. 2. Lysehöfe in mm²/mg Gewebe des intakten und enterotomierten Rattencolon als Ausdruck der fibrinolytischen Aktivität (SEM 0,2 - 1,2)

3. Die Zugabe von Gentamycin und Natriumacid zu den Fibrinplatten führt zu einer signifikanten Verkleinerung der Lysehöfe.

4. Ein hoher Plasminogengehalt (13,7%) der Fibrinplatten bewirkt nur am intakten Colon, nicht jedoch in der postoperativen Phase, eine größere Lysezone.

5. Die nach intraperitonealer Applikation von Aprotinin gemessenen Lysehöfe sind nur unwesentlich kleiner als die nach Wundsetzung gemessenen (Abb. 3); pro 100 mg Colongewebe liegen die im Estertest gemessenen Gewebekonzentrationen unterhalb 1 KIE.

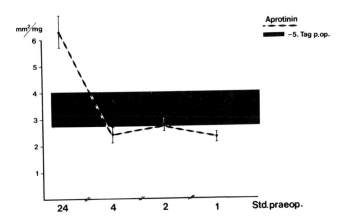

Abb. 3. Hemmung der Fibrinolyse nach i.p.-Applikation von 50000 KIE Aprotinin im Vergleich zu den nach Wundsetzung entstandenen Lysenhöfen (n = 40)

6. Durch die intraperitoneale Applikation von Aprotinin kann im gewählten Modell eine mechanisch relevante Protektion der Wundheilung nicht erzielt werden (Abb. 4).

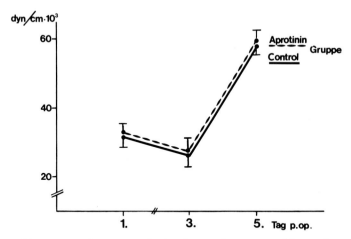

Abb. 4. Wandspannung bei Tieren der Kontroll- und Aprotiningruppe; es besteht kein signifikanter Unterschied (n = 181)

Diskussion

Im Gegensatz zur gewebeständigen Kollagenolyse wird die Fibrinolyse nach Wundsetzung signifikant gehemmt. Die Hemmwirkung hält während der frühen postoperativen Phase an. Das Fibringerüst als erster Schritt zur Stabilisierung der Wunde scheint daher stabil. Die mit den Fibrinplatten gemessene fibrinolytische Aktivität ist multifaktoriell. Eine wesentliche Komponente ist die bakterielle Proteolyse. Ein unterschiedlicher Plasminogengehalt der Fibrinplatten führt nur am intakten Colon zu signifikant verschieden großen Lysehöfen. Unabhängig davon findet sich in allen Testansätzen ein spontanes Absinken der fibrinolytischen Aktivität in der postoperativen Phase, wie sie u.a. von ISACSON und LJUNGNER (6) in der Venenwand gefunden wurde.

Nach der intraperitonealen Applikation auch hoher Dosen von Aprotinin erfolgt nur eine geringe Resorption in die Colonwand. Entgegen den Ergebnissen von DELANEY und LALOR (5) konnte in der vorliegenden Versuchsanordnung und Dosierung eine Verbesserung der mechanischen Eigenschaften der Wunde durch Aprotinin nicht erzielt werden.

Zusammenfassung

1. Nach Wundsetzung kommt es zu einer spontanen Hemmung der lokalen fibrinolytischen Aktivität der Colonwand der Ratte unabhängig vom Gehalt der Platten an Plasminogen, Antibioticum und Bacteriostaticum.

2. Aprotinin wird nur in geringen Mengen nach intraperitonealer Applikation von der Colonwand resorbiert. Berstungsdrucke und Wandspannung bleiben im Vergleich zur Kontrollgruppe unverändert.

Summary

1. Fibrinolytic activity of colonic tissue samples rapidly decreased after wounding, independent of the plasminogen content of the plates.

2. Resorption of aprotinin into the colonic wall after IP application was found to be minimal. Bursting pressures and wall tensions were not altered by the drug.

Literatur

1. ASTRUP, T., MÜLLERTZ, St.: The fibrin plate method for estimating fibrinolytic activity. Arch. Biochem. Biophys. 40, 346-350 (1952)
2. BARY, S.v., KORTMANN, H., KÖPCKE, W.: Berstungsdrucke des enterotomierten Rattencolons unter Proteinaseinhibition. Res. Exp. Med. 168, 123-128 (1976)
3. BARY, S.V., KORTMANN, H., BILLING, A.: Experimentelle Untersuchung der enzymatischen Aktivität des Dickdarms. Langenbecks Arch. Chir. (Suppl.) 47-51 (1978)
4. GREUER, W., HESS, E., MARGGRAF, W., QUADRIPUR, S., STANKOVIC, P., WEBER, H.G.: Die spontane periphere Proteolyse. Med. Klin. 70, 1651-1654 (1975)
5. DELANEY, P., LALOR, D.: Enzyme inhibition in colorectal surgery. Br. J. Surg. 63, 23-24 (1976)
6. ISACSON, S., LJUNGNER, H.: The effect of surgical trauma on the fibrinolytic activity in vein walls. Prog. Chem. Fibrinol. Thrombol. 3, 579-583 (1978)
7. TRAUTSCHOLD, T., WERLE, E.: Spektrometrische Bestimmung des Kallikreins und seiner Aktivatoren. Hoppe Seylers Z. Physiol. Chem. 325, 48-59 (1961)

Dr. S. v. Bary, Klinikum Großhadern, Chirurgische Klinik, Marchioninistraße 15, D-8000 München 70

29. Eine Methode zur Differenzierung zwischen dem Anteil der glatten und quergestreiften Analsphinctermuskulatur am Ruhetonus

M. Schweiger

Aus der Chirurgischen Klinik mit Poliklinik der Universität Erlangen-Nürnberg (Direktor: Prof. Dr. F.P. Gall)

Der glatte Musculus sphincter ani internus liegt teleskopartig in der äußeren quergestreiften Analsphinctermuskulatur.

Wegen dieser anatomischen Situation scheint eine getrennte Untersuchung der beiden Muskelsysteme schwer möglich (5). Bei der Analsphincter-Manometrie kann immer nur die Summe der zwei Muskelgruppen bestimmt werden, da auch der willkürliche Sphincter ständig (2, 3) Ruheaktivität besitzt. Nur in Allgemeinnarkose mit Curarisierung der gesamten willkürlichen Muskulatur ist es möglich, den isolierten Druck des inneren Schließmuskels zu messen (1). Für die Routine ist dieser Weg nicht gehbar. Eine nicht belastende Methode ist nötig, um die pathophysiologisch wichtige Rolle des Musculus sphincter ani internus auf breiter Ebene zu untersuchen.

Methodik

Zwischen der elektromyographischen Aktivität eines quergestreiften Muskels und seiner Tonuserhöhung besteht eine lineare Korrelation (4). Durch simultane Ableitung der elektromyographischen Aktivität mit einer Nadelelektrode im Musculus sphincter ani externus und der willkürlichen Sphincterdruckerhöhung, die mit einer Ballondrucksonde im Analkanal gemessen wird, ist es möglich, dieses Prinzip auf den Analschließmuskel anzuwenden. Verschiedene willkürliche Kontraktionszustände (n = 10) führen zu einer linearen Korrelation zwischen der EMG Amplitude und dem Anstieg des Sphinctertonus (Δp = willkürlicher Gesamttonus minus Ruhetonus).

Über die zugehörige Regressionsgerade, die für jeden Patienten spezifisch ist, wird auf die EMG Amplitude auf null extrapoliert. Der dann noch verbleibende Anteil des bekannten negativen Ruhedruckes muß dem Musculus sphincter ani internus zugeschrieben werden (Abb. 1).

Ergebnisse

1. Die Gültigkeit der linearen Beziehung zwischen musculärer Tonuserhöhung und der elektrischen Aktivität auch für die Amplitude des quergestreiften externen Analsphincters beweist der

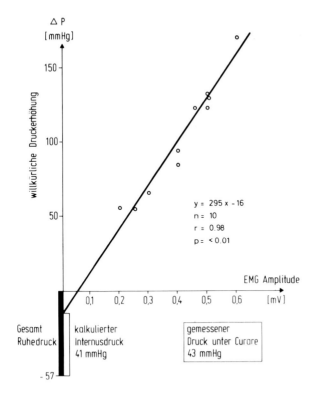

Abb. 1. *Korrelationsberechnung des Internusanteiles am Ruhedruck bei einem enddarmgesunden Patienten (x = EMG Amplitude (mV); y = willkürliche Druckerhöhung p (mm Hg); Nullpunkt = Gesamtruhetonus; Regressionsgerade zur Extrapolation: y = mx + b; n = Anzahl der willkürlichen Sphincterkontraktionen; r = Korrelationskoeffizient; p = Irrtumswahrscheinlichkeit)*

mittlere Korrelationskoeffizient von r_m = 0.89 (Standardabweichung s = 0.09) bei 50 Probanden ($p < 0.01$). Voraussetzung allerdings ist, daß bei willkürlicher Kontraktion im Elektromyogramm ein Interferenzmuster aufgebaut wird.

2. Die Hypothese, daß man durch Extrapolation auf die EMG-Amplitude null über die Regressionsgerade den isolierten Internusdruck individuell bestimmen kann, haben wir durch vergleichende Messung am curarisierten und wachen Patienten überprüft.

Als Probanden wurden 10 Patienten herangezogen, die sich einer Parietalzellvagotomie unterziehen mußten. Bei dieser Gruppe waren durch die spezifische Prämedikation die geringsten Einflüsse auf die glatte Muskulatur zu erwarten. Präoperativ berechneten wir wie oben dargelegt, den isolierten Internusdruck. Intraoperativ curarisierten wir den Patienten bis im Elektromyogramm des äußeren Analsphincters keine Aktivität mehr nachweisbar war. Dann wurde der Druck in der Analkanalmitte gemessen.

Wir fanden, daß der intraoperativ gefundene Internusdruck mit ausreichender Genauigkeit durch die präoperative Kalkulation vorhersagbar war (Tabelle 1).
Der durchschnittliche absolute Fehler betrug 3.7%.

3. a) Bei 20 enddarmgesunden Probanden fanden wir einen Anteil des Musculus sphincter ani internus am Ruhetonus von 75% (s = ± 5.5). Der mittlere Ruhedruck betrug 122 mm Hg (s = ± 57).

Tabelle 1. Vergleich des theoretisch bestimmten Internusdruckes mit dem in Curarenarkose gemessenen tatsächlichen Wert (|m| = absoluter mittlerer Fehler (%))

Pat. (n = 10)	Internusdruck kalkuliert (mm Hg)	Internusdruck gemessen unter Curare (mm Hg)	Fehler (%)
Sch.	45	43	+ 4.7
R.	41	43	- 4.7
V.	35	33	+ 6.0
M.	62	59	+ 5.0
G.	44	43	+ 2.3
K.	64	67	- 4.5
E.	51	49	+ 4.1
L.	44	45	- 2.2
N.	60	60	± 0
F.	55	53	+ 3.8
			|m| = 3.7%

b) 16 Patienten mit chronischer Obstipation hatten einen Internusanteil am Ruhetonus von nur 55% (s = ± 4.5) bei einem durchschnittlichen Ruhedruck von 76 mm Hg (s = ± 34).

c) Bei Hämorrhoiden II - III° zeigte sich ein erhöhter Internusanteil von 91% (s = ± 6.2) in 14 Fällen. Der Ruhetonus betrug im Durchschnitt 145 mm Hg (s = ± 59).

4. Vergleicht man die Patienten mit chronischer Obstipation und Hämorrhoiden im t-Test hinsichtlich des gesamten Ruhedruckes mit der Normalgruppe, so ergeben sich keine signifikanten Unterschiede (Abb. 2). Zieht man den Internusanteil zum Vergleich heran, können im t-Test signifikante Unterschiede nachgewiesen werden ($p < 0.01$). Gegenüber der Normalgruppe ist der isolierte Internusdruck bei Hämorrhoiden deutlich erhöht, bei chronischer Obstipation deutlich erniedrigt.

Schlußfolgerung

Die theoretisch abgeleitete Methode zur Differenzierung zwischen dem Anteil der glatten und quergestreiften Analsphinctermuskulatur am Ruhetonus hat sich in der Praxis bewährt. Die dadurch mögliche Bestimmung des isolierten Internusdruckes hat sich für die Untersuchung von Pathomechanismen im Bereich des Stuhlkontinenzorganes als wertvoll erwiesen. Mit der Methode können verschiedenste proktologische Erkrankungen untersucht und möglicherweise adäquatere therapeutische Maßnahmen als bisher angewandt werden.

Zusammenfassung

Durch simultane Ableitung der EMG-Aktivität vom Musculus sphincter ani externus und des Analkanalruhedruckes bei mindestens 10 willkürlichen Analsphincterkontraktionen unterschiedlicher Stärke

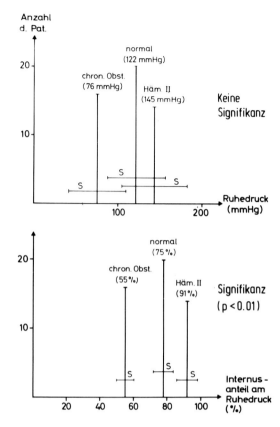

Abb. 2. *Kalkulativer Vergleich des Ruhedruckes und des isolierten Internusanteiles bei Patienten mit Hämorrhoiden (n = 14) und chronischer Obstipation (n = 16) gegenüber einer Normalgruppe (n = 20). s = Standardabweichung; p = Irrtumswahrscheinlichkeit*

kann über eine Korrelationsberechnung der isolierte Anteil des Musculus sphincter ani internus am Ruhedruck bestimmt werden. Die Richtigkeit dieses Prinzipes wurde durch vergleichende Bestimmungen an wachen und curarisierten Patienten in Narkose überprüft.

Bei Patienten mit Hämorrhoiden und chronischer Obstipation war der Anteil des Internusdruckes am Ruhetonus mit 91% und 55% des Gesamtruhedruckes gegenüber einer enddarmgesunden Gruppe mit 75% signifikant verschieden.
Der Vergleich lediglich des Ruhedruckes erbrachte keinen signifikanten Unterschied gegenüber der Normalgruppe.

Summary

By means of simultaneous recordings of the external anal sphincter EMG activity and the anal resting pressure with at least ten voluntary sphincter contractions, it is possible to estimate by correlation calculation the resting pressure exerted by the internal anal sphincter.
The value of the method had been proved by comparing investigations in conscious and curarized patients under general anesthesia.

In patients with hemorrhoids and chronic constipation, the amount of internal pressure found in the resting tonus (91% in hemorrhoids, 55% in chronic constipation) was significantly different when compared with a healthy group.
The comparison of only the resting pressure did not show a significant difference.

Literatur

1. DUTHIE, H.L., WATTS, J.M.: Contribution of the external anal sphincter to the pressure zone in the anal canal. Gut 6, 64 (1965)
2. FLOYD, W.F., WALLS, E.W.: Electromyography of the sphincter ani externus in man. J. Physiol. 122, 599-609 (1953)
3. HOLSCHNEIDER, A.M.: Elektromyographische Untersuchungen der Musculi sphincter ani externus und internus im Bezug auf die anorectale Manometrie. Langenbecks Arch. Chir. 333, 303-316 (1974)
4. LIPPOLD, O.C.J.: The relation between integrated action potentials in a human muscle and its isometric tension. J. Physiol. 117, 492-499 (1952)
5. STELZNER, F.: Sphinkter ani internus - der Mittelpunkt des Kontinenzorgans. Zentralbl. Chir. 100, 65-74 (1975)

Dr. M. Schweiger, Chirurgische Klinik mit Poliklinik der Universität Erlangen-Nürnberg, Maximiliansplatz, D-8520 Erlangen

30. Operationstechnik zur Behebung der Analinkontinenz mit Hilfe eines magnetischen Analverschlusses

G. H. Willital, H. Meier, C. Krebs und H. Groitl

Kinderchirurgie in der Chirurgischen Klinik der Universität Erlangen-Nürnberg (Direktor: Prof. Dr. F.P. Gall)

Zur Verbesserung der analen Inkontinenz stehen heute folgende Operationsverfahren zur Verfügung:
a) Gracilisplastik (Operationstechnik nach Pickrell, Gelbke, Hartl, Hecker, Daum);
b) Levatorplastik (Operationstechnik nach Kottmeier, Nuri und Nixon);
c) freie Muskeltransplantationstechnik nach Grotte, Holle;
d) Schrittmacherimplantation nach Caldwell, Hopkinson, Lightwood.

Experimentelle Untersuchungen zur Behebung der analen Inkontinenz erfolgten 1969 von Grünert mit Hilfe eines elektronischen analen Cuffs, 1971 von Kintzonidis in Form eines aufpumpbaren analen Cuffs und 1976 von Zühlke durch einen modifizierten Scottschen Sphinkter.

Methodik

Magnetringsystem: Wir haben an der Erlanger Klinik, basierend auf den Erfahrungen mit der kontinenten Colostomie bei Erwachsenen, ein implantierbares anales Magnetringsystem zur Behebung der Inkontinenz entwickelt. Dieses System besteht aus einem Magnetringsystem, das um den Enddarm gelegt wird, einem Tampon zum Verschluß des Enddarms, bestehend aus einem Magnetkern und einer Tamponumhüllung, und einem Applikator zum Einführen des Tampons. Das Magnetringsystem setzt sich aus 2 Ringhälften zusammen, die über Verbindungsstifte aneinander gekoppelt werden können. Für die verschiedenen Größenverhältnisse des Enddarms wurden folgende Standardgrößen hergestellt:

Wandstärke   : 6,3 mm
Höhe   : 31 mm
Ringinnendurchmesser: 27 mm, 28 mm, 29 mm, 30 mm, 31 mm.

Der Ring selbst besteht aus gepreßtem Samarium-Kobalt Pulver. Die Aufmagnetisierung erfolgt durch eine sehr schnelle Impulsentladung. Eine Entmagnetisierung erfolgt nur bei Erhitzung über 250°, bei Temperaturen über 100° erfolgt eine Entmagnetisierung von 1%. Die beiden Magnetringhälften sind in Palakos E oder Epoxydharz eingebettet. Die beiden Magnetringhälften sind über 1,5-2 mm starke Titanzapfen miteinander verbunden, die eine feste Verkoppelung der beiden Anteile garantiert. Diese beiden Magnetringhälften lassen sich von sacral her ohne Eröffnung des Darmes um das Rectum legen und dort fixieren.

Tamponsystem: Die Occlusion des Darmes erfolgt durch ein Tamponsystem, das aus einem Magnettampon (Magnetkern) und einer Tamponumhüllung besteht. Der Magnettampon schwebt im Idealfall konzentrisch in der Mitte des Magnetrings. Stabilisierend wirkt hier die Tamponumhüllung. Die Magnettampons bestehen aus dem gleichen Material wie die Magnetringhälften, folgende Größen stehen zur Verfügung:

Länge   : 40 mm
Durchmesser: 7 - 14 mm.

Die Tamponumhüllung besteht aus Polyvinylformalschaumstoff. Diese Tamponumhüllung weist nach Befeuchten eine hohe Sprungelastizität auf, d.h. selbst bei Kompression über einen Zeitraum von 24 Std nimmt sie ihre ursprüngliche Form wieder an. Elektronenmikroskopische Untersuchungen der Mikrostruktur dieser Tampons haben gezeigt, daß die Porengröße im feuchten Zustand um 50% gegenüber dem trockenen Zustand zunimmt. Die Oberflächenstruktur dieser Umhüllung ist so beschaffen, daß sie sich den Schleimhautfalten und Krypten des Enddarms anlegt. Aufgrund der gewählten feinen Porengrößen erfolgt die Stabilisierung des Magnettampons nicht nur durch die Anziehungskraft der beiden Magneten, sondern auch durch die Adhäsion und Haftwirkung der Poren der Tamponumhüllung mit der Darmwand. Alle Tamponumhüllungen besitzen einen Ausziehfaden, um die Entfernung aus dem Darm zu erleichtern. Die Tamponumhüllungen selbst haben eine konzentrische Bohrung, in die die unterschiedlich starken Magnetkerne eingeführt werden können, je nach den jeweiligen Druckverhältnissen des Darms.

Ergebnisse

Magnetkraftmessungen haben ergeben, daß je nach Wahl des Magnetringsystems und der konzentrischen Magnettampons Druckwerte zwischen 334 mm Hg und 138 mm Hg dem intraluminalen Druck entgegengesetzt werden können. Aufgrund manometrischer Untersuchungen am Darm bei Kindern und Jugendlichen sind Druckwerte zwischen 100 - 120 mm Hg in der Regel notwendig. Tierexperimentelle Untersuchungen haben ergeben, daß das Ringsystem gewebeverträglich ist. Histologische Untersuchungen zeigten keine Fremdkörperreaktion, Darmwand und Schleimhaut waren ohne Veränderungen, ohne Stenosen oder Entzündungen. Eine Megasierung des Darmes proximal des Rings war nicht festzustellen. Lokale Durchblutungsstörungen wurden nicht beobachtet, wiederholte endoskopische Untersuchungen zeigten ebenfalls keine Schleimhautveränderungen.

Klinische Bewertung: Bei einem 11jährigen Mädchen mit einer Meningomyelocele wurde dieses System vor einem Jahr implantiert. Der Tampon wird über einen Ausziehfaden zweimal täglich gewechselt, ähnlich wie ein Regeltampon. Die Stuhlentleerung erfolgt zweimal täglich nach Tamponentfernung.

Kritische Wertung: Dieses implantierbare Magnetringsystem steht einigen wenigen Operationsverfahren zur Verbesserung der Kontinenz gegenüber. Indikation für ein solches Ringsystem sind Formen der Inkontinenz, die auf eine totale Zerstörung der Muskulatur zurückzuführen sind bzw. auf fehlangelegte oder nicht vorhandene Innervation. Die Indikation hängt weiter von der Intelligenz des Patienten und der Kooperationsbereitschaft der Eltern bzw. des Patienten ab. Toxikologische Untersuchungen, die sich vor allem mit dem lokalen Stoffwechsel der Schleimhaut, an der der Tampon haftet, befassen, stehen noch aus.

Zusammenfassung

Als kontinenzverbessernde Operationen stehen heute zur Verfügung: Gracilisplastik, Levatorplastik, freie Muskeltransplantationen, Schrittmacherimplantationen. Im Stadium der weiteren klinischen Erprobung sind elektronische "Cuffs", der modifizierte Scottsche Sphincter, sowie die Implantation von "Cuffs" aus glatter Muskulatur. Das in Erlangen entwickelte anale Magnetringsystem besteht aus 2 Magnetringhälften, die von sacral ohne Eröffnung des Darms um das Rectum gelegt und fixiert werden. Zur Occlusion des Enddarms dient eine Tamponumhüllung mit einem konzentrischen, stiftförmigen Magnetkern. Die Applikation dieses analen Tampons erfolgt ähnlich wie bei den Regeltampons. Er kann 3 x täglich gewechselt werden. Zu diesen Zeitpunkten kann die Defäkation auf natürlichem Weg erfolgen. Die Tamponumhüllung besteht aus Polyvinylformalschaumstoff. Sie hat eine hervorragende Abdichte- und Saugfunktion. Der Tampon ist druckadaptiert, d.h. auf die jeweiligen Druckverhältnisse im Enddarm abgestimmt. Histologische Untersuchungen der Schleimhaut zeigen keine Fremdkörperreaktionen. Darmwand und Schleimhaut sind ohne Veränderungen, ohne Stenosen oder Entzündungen. Eine Megasierung des Darmes proximal des Rings ist nicht festzustellen.

Summary

Available operative procedures to reduce incontinence are gracilis transplant, levator plastic, free muscle transplantation and pacemakers. Further procedures being tested in clinical trials are electronic cuffs, modified Scott's sphincters, and implantation of cuffs of unstriated muscle. The magnetic anal ring, which has been developed in Erlangen, consists of two halves. Using a sacral approach both parts can be placed around the rectum without opening the bowels. An anal tampon consisting of a magnetic tampon and a tampon covering is responsible for occlusion. The tampon covering consists of polyvinylformalfoam, which guarantees an excellent plugging. Application is similar to tampons for menstruation; tampons can be changed three times a day and the bowel can be emptied normally when a change is made. In order to work successfully the tampon is pressure adapted to the pressure profile of the large bowel. Histologic investigations of the mucosa did not show any alterations. Megacolon or megarectum proximal to the anal ring did not occur.

PD Dr. G.H. Willital, Kinderchirurgische Abteilung der Chirurgischen Universitätsklinik Erlangen-Nürnberg, Maximiliansplatz, D-8520 Erlangen

D. Onkologie

31. Einfluß einer parenteralen Ernährung auf den cellulären Immunstatus bei Patienten mit gastrointestinalen Carcinomen

M. Betzler[1], M. Gollwitzer[1], H. Flad[2] und Ch. Herfarth[1]

Abteilung für Allgemeine Chirurgie des Departments für Chirurgie[1] (Leiter: Prof. Dr. Ch. Herfarth) und Abteilung Mikrobiologie, Laborbereich Immunologie[2] (Leiter: Prof. Dr. H.D. Flad) der Universität Ulm

Zielsetzung

Da bekannt ist, daß sich Carcinompatienten in einer katabolen Stoffwechsellage befinden können und Untersuchungen von COPELAND et al. (2) ergaben, daß Carcinompatienten durch eine hochcalorische Infusionstherapie aus einer anergischen Reaktionslage herausgebracht werden konnten, war das Ziel dieser Untersuchung, durch die Bestimmung der Verteilung lymphatischer Subpopulationen im peripheren Blut sowie durch Hautteste einen Anhaltspunkt für die immunologischen Veränderungen während des prä- und postoperativen Verlaufs unter einer parenteralen Ernährung zu gewinnen.

Methodik

Insgesamt wurden 42 Patienten mit einem histologisch gesicherten Carcinom des Gastrointestinaltraktes in die Studie aufgenommen: 27 Magencarcinome und 15 colo-rectale Carcinome. Entsprechend einem Randomisationsplan wurden diese Patienten mit zwei bezüglich Calorienzahl, Kohlenhydrat- (KH) und Aminosäurengehalt (AS) unterschiedlichen Infusionsregimen behandelt:

Gruppe 1: 2400 kcal, KH 520 g, AS 75 g;
Gruppe 2: 2200 kcal, KH 550 g, AS 0 g.

Die parenterale Ernährung wurde 6 Tage vor der Operation begonnen und mindestens bis zum 10. postoperativen Tag fortgeführt.

Die Verteilung der lymphatischen Subpopulationen im peripheren Blut wurde 6 und einen Tag vor der Operation sowie einen und 10 Tage nach der Operation untersucht. Die Bestimmung der T-Lymphocyten erfolgte mit dem Rosettentest in der von KAPLAN und CLARK (3) angegebenen Modifikation. Die B-Lymphocyten wurden durch ihre Bindung von EAC_3-Komplexen an Komplementrezeptoren bestimmt, unter Verwendung eines 19-S-Amboceptors; ein bei 80°C gefroren gehaltenes menschliches Serum diente als Quelle von Komplement (1). Sämtliche Rosettenteste wurden anhand von Cytozentrifugenausstrichen ausgewertet; um Monocyten zu identifizieren, wurde die Naphtol-AS-Esterase-Färbung durchgeführt.

Die statistische Auswertung erfolgte mit dem Student-t-Test für verbundene und unverbundene Beobachtungspaare; der Signifikanzberechnung wurde eine Irrtumswahrscheinlichkeit von 10% zugrundegelegt.

Bei den Hauttesten wurden solche Allergene gewählt, die bei weitestgehender Durchseuchung der Bevölkerung unter normalen Bedingungen eine positive Reaktion hervorrufen (Recall-Antigene): Tuberkulin, Candida albicans, Varidase. Die Teste wurden jeweils am 6. präoperativen Tag und am 10. postoperativen Tag durchgeführt. Ein Wechsel von einer negativen in eine positive Reaktion war dann gegeben, wenn bereits einer der drei Hautteste im Verlauf positiv wurde; als negative Reaktion wurde gewertet, wenn bei der Ersttestung wenigstens ein Hauttest positiv war und im weiteren Therapieverlauf alle Hautteste negativ wurden.

Ergebnisse

Bei den lymphatischen Subpopulationen zeigten die absoluten T- wie B-Lymphocytenzahlen ein den gesamten Lymphocytenzahlen entsprechendes Bild mit einem Anstieg zwischen der ersten und vierten Kontrolle. Bei den prozentualen Anteilen sowie der T- als auch der B-Lymphocyten trat im Therapieverlauf kein signifikanter Unterschied zwischen den beiden Gruppen auf. Als besonders hervorzuhebender Unterschied zwischen den zwei Gruppen fiel ein ausgeprägter Anstieg der absoluten T-Lymphocyten bei den inoperablen Patienten der Gruppe auf, welche Aminosäuren substituiert bekamen. Bei einem Teil der Patienten konnte durch die Therapie eine Normalisierung zuvor erniedrigter T- und B-Lymphocytenzahlen erreicht werden, wobei sich die beiden Gruppen nicht signifikant unterschieden. Auch kam es durch den operativen Eingriff zwischen den beiden Gruppen zu keiner unterschiedlichen Beeinflussung der Verteilung lymphatischer Subpopulationen.

Nur bei einem Patienten kam es zu einem postoperativen Positivwerden des präoperativ negativen Hauttestes unter der 16-tägigen parenteralen Ernährung. Bei den übrigen Patienten konnte keine Veränderung des präoperativen Hauttestes festgestellt werden; bei 5 Patienten (3 Patienten in der Gruppe 1 und 2 Patienten in der Gruppe 2) blieben sämtliche 3 Hautteste und bei 12 Patienten (jeweils 6 Patienten der Gruppe 1 und 2) zwei der Hautteste während des Beobachtungszeitraumes negativ.

Zwischen den beiden Behandlungsgruppen konnte kein Unterschied bezüglich des Gewichtsverhaltens noch der Zahl postoperativer Komplikationen sowie der Krankenhausverweildauer beobachtet werden.

Zusammenfassung

In einer Pilot-Studie wurden bei 43 Patienten mit gastrointestinalen Carcinomen, welche bezüglich der Anteile an Aminosäuren und Kohlenhydraten sowie des Caloriengehaltes (Differenz 200 kcal) zwei unterschiedliche perioperative Infusionsregime erhielten, das Verhalten lymphatischer Subpopulationen untersucht sowie die Testung von Recall-Antigenen vorgenommen.

Die lymphatischen Subpopulationen (T- und B-Zellen) zeigen insbesondere, was die absoluten Zahlen betrifft, ein den Gesamtlymphocyten entsprechendes Bild mit einem Anstieg während der perioperativen Beobachtungsphase, ohne daß ein ausgeprägter Unterschied zwischen den beiden Gruppen feststellbar ist. Unter beiden Infusionsregimen kommt es zu einer Normalisierung einer präoperativ bestandenen Lymphopenie, welche möglicherweise Ausdruck einer Katabolie ist.

Unter der Behandlung kommt es im wesentlichen zu keiner Beeinträchtigung einer vorhandenen Immunitätslage gegenüber den drei getesteten Recall-Antigenen, wobei man davon ausgehen kann, daß der körperliche Allgemeinzustand der untersuchten Carcinompatienten nicht extrem genug reduziert war, um die Immunitätslage zu verändern.

Diese Ergebnisse lassen es sinnvoll erscheinen, einerseits die operative Therapie bei Carcinompatienten durch perioperative calorienreiche parenterale Infusionslösung zu unterstützen und andererseits noch zusätzliche und sensiblere immunologische Verlaufskontrollen unter einer solchen perioperativen Zusatztherapie vorzunehmen, um deren Einfluß auf das Immunsystem besser kennenzulernen.

Summary

In a pilot study, the distribution of lymphocyte subpopulations in the peripheral blood and skin tests with recall antigens have been examined in 42 patients with gastrointestinal cancer before and during a perioperative parenteral hyperalimentation. Concerning the calories and the concentrations of amino acids and carbohydrates, two different solution regimens were applied.

During parenteral nutrition with 2400 and 2200 kcal especially the absolute numbers of lymphocyte subpopulations increase reflecting the changes of total lymphocyte count. There was no marked difference between the 2 groups. Both solutions are qualified to balance the preoperative catabolic situation indicated by preoperative lymphopenia.

This kind of parenteral nutrition did not influence the patient's cellular immunological status which was tested by 3 recall antigens. It must, however, be considered that the physical i.e. nutritional situation of the patients was not reduced to an extent where the immunological status was impaired.

Our results suggest that in the perioperative period cancer patients should be supported by hypercaloric parenteral nutrition. On the other hand more sensitive immunological tests such as DNCB for skin testing and functional assays for in vitro tests are necessary to assess the effects of this kind of therapy.

Literatur

1. BETZLER, M., FLAD, H.D., SCHLAG, P., HERFARTH, Ch.: Untersuchungen zum zellulären Immunstatus bei Normalpersonen, Nichtmalignom- und Malignompatienten. Onkologie 1, 133-136 (1978)
2. COPELAND, E.M., Mc FADYEN, B.V., LANZOTTI, V.J., DUDRICK, S.J.: Intravenous hyperalimentation as an adjunct to cancer chemotherapy. Am. J. Surg. 129, 167 (1975)
3. KAPLAN, M.E., CLARK, C.: An improved rosetting assay for detection of human T lymphocytes. J. Immunol. Meth. 5, 131 (1974)

Dr. M. Betzler, Abteilung für Allgemeine Chirurgie des Department für Chirurgie der Universität Ulm, D-7900 Ulm-Safranberg

32. Farbstoffverdünnung zu Leakage-Bestimmung während regionaler Perfusion bei der Behandlung von malignen Tumoren der Extremitäten*

F. Ghussen, W. Isselhard, J. Sturz, C. P. Welte, W. Stock und E. W. Müller

Aus der Chirurgischen Universitätsklinik Köln (Dir.: Prof. Dr. Dr. H. Pichlmaier) und dem Institut für experimentelle Medizin (Dir.: Prof. Dr. W. Isselhard)

Die lokale isolierte Perfusion ist ein Verfahren zur Behandlung von malignen Tumoren der Extremitäten (2, 3). Unter Anlage eines Tourniquets kann die Extremität und somit der Tumor temporär mit Cytostatica beschickt werden, ohne daß deren systemische Nebenwirkungen befürchtet werden müssen. Die Vollständigkeit der Trennung der perfundierten Region vom Körperkreislauf wurde bislang mittels Applikation von radioaktiv markierten Substanzen kontrolliert (4, 5).

Diese Methoden sind aber wegen der strengen Strahlenschutzbestimmungen nicht in jedem OP-Saal durchführbar.
In der vorliegenden Arbeit soll im Tierexperiment geprüft werden, ob die Verwendung des Farbstoffes Evans blue (T-1824) als Indikator zur Kontrolle der Vollständigkeit der Trennung empfindlich genug ist.

Methode

Neun Schäferhunde mit einem Körpergewicht von 35 ± 3 kg dienten als Versuchstiere.

Zu jedem Versuch wurde eine Eichkurve angefertigt, bei der eine Linearität zwischen 0 und 1,000 Extinktionseinheiten bestimmt war.

Im ersten Arbeitsansatz wurden in Nembutal-Narkose und bei künstlicher Beatmung nach Legen eines Zentralvenenkatheters über die V. jug. int. dex. 0,5 mg/kg KG Evans blue gegeben. Die Plasmakonzentration wurde mittels eines Zeiss PMQ II Spectralphotometers bei 160 nm Wellenlänge abgelesen. Durch wiederholte Konzentrationsbestimmungen innerhalb von drei Stunden wurde die Eliminationsgeschwindigkeit des Farbstoffes nach der Gleichung $c_t = c_o \times e^{-\lambda t}$ bestimmt. Die exponentielle Kurve wurde durch halblogarithmische Auftragung als Gerade dargestellt. Aus dieser Geraden ließ sich durch Extrapolation das Plasmavolumen bestimmen.

---

* Mit Unterstützung der Deutschen Forschungsgemeinschaft.

Im zweiten Arbeitsansatz wurden zwei Tage später, am selben Hund, in gleicher Narkose die A. und V. fem. freipräpariert und für den Anschluß an ein Perfusionsaggregat (Pumpe, Oxygenator mit Wärmeaustauscher) vorbereitet. Danach wurde wie im ersten Arbeitsansatz erneut eine Plasmavolumenbestimmung durchgeführt. Nach dieser Bestimmung wurden die Gefäße kanüliert, ein straffes hüftgelenksnahes Gummitourniquet angelegt und unmittelbar darauf die extracorporale Perfusion freigegeben.

Nach Zugabe von 30 mg Farbstoff in den isolierten Kreislauf wurde durch Messungen der Farbstoffkonzentration in Plasmaproben aus dem Körperkreislauf die Vollständigkeit der Isolierung geprüft. War dies der Fall, so wurde, um die Situation eines Lecks zu simulieren und die Empfindlichkeit des Nachweises zu prüfen, bis zu einer Menge von 5 ml aus dem Perfusat in den Körperkreislauf injiziert und die Farbstoffkonzentration gemessen (Abb. 1).

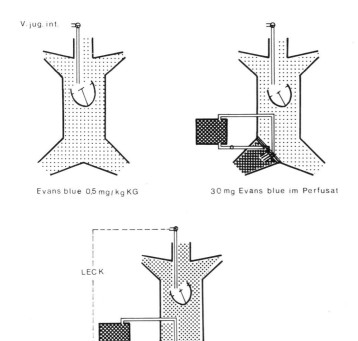

Abb. 1. Schematische Darstellung der Versuchsanordnung

Ergebnisse und Diskussion

Die Eliminationsgeschwindigkeit des Farbstoffs lag bei 10 ± 2 %/h. Dies steht in Übereinstimmung mit Angaben anderer Autoren, die eine Abbaugeschwindigkeit von 5 - 10 %/h ermittelten (1). Diese langsame Abbaugeschwindigkeit und die homogene Verteilung zeichnen Evans blue als idealen Indikator zu Plasmavolumenbestimmung aus. Nach Gabe von 5 ml Perfusionsflüssigkeit in den Körperkreislauf wurde eine signifikante Erhöhung der Extinktion abgelesen. Bei einem Füllvolumen des Perfusionkreislaufs von 300 ml konnte somit ein Shunt in den Körperkreislauf von 1,67% nachgewiesen werden (Abb. 2).

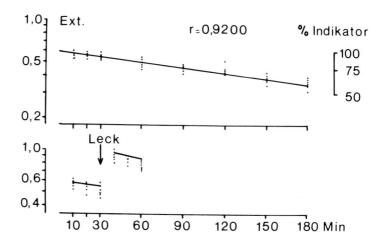

Abb. 2. *Oben: die Eliminationskurve des Farbstoffes Evans blue in Abhängigkeit von der Zeit; unten: die Erhöhung der Farbstoffkonzentration infolge eines simulierten Lecks von 5 ml*

In der Klinik werden bei der lokalen Perfusion der unteren Extremität 1 mg/kg KG Alkeran gegeben. Ausgehend von einem Körpergewicht von 70 kg erlaubt die Methode den Nachweis eines Übertritts von 1,17 mg Alkeran in den Körperkreislauf, einer Menge, die weit unter dem Wirkspiegel liegt. Eine Hämolyse, die früher die Empfindlichkeit der Bestimmung beeinträchtigte, war in unseren Versuchen nicht festzustellen. Grund hierfür ist sehr wahrscheinlich die verwendete niedrige Konzentration des Farbstoffes und die Abnahmetechnik, die stets über einen großlumigen Venenkatheter erfolgte.

Die Vorteile dieser Methode sind: keine Toxicität, keine Strahlenbelastung, einfache Handhabung und geringer finanzieller Aufwand bei hoher Empfindlichkeit.

Zusammenfassung

Während einer regionalen isolierten Perfusion der Extremität am Hund wurde der Farbstoff Evans blue als Indikator zur Dichtigkeitskontrolle des Tourniquets verwandt. Die Eliminationsrate des Farbstoffs wurde mit 10 ± 2% bestimmt. Ein simuliertes Leck, zwischen perfundierter Region und Körperkreislauf, konnte mit einer Empfindlichkeit von 1,67% bestimmt werden.

Summary

During regional perfusion of the extremity in the dog, the dye Evans blue (T 1824) was used as an indicator to control leakage from the isolated region into the systemic circulation. The rate of elimination of the dye was 10% ± 2% per hour. A simulated leakage from the perfused region into the systemic circulation was determined with a sensitivity of 1,67%.

Literatur

1. ALLEN, T.H., GREGERSEN, M.I.: Measurement of plasma volume in the dog. Am. J. Physiol. 172, 377 (1953)
2. Mc BRIDE, Ch.M.: Sarcomas of the limbs. Arch. Surg. 109, 304 (1974)
3. CREECH, D., KREMENTZ, E.: Techniques of regional perfusion. Surg. 60, 938 (1966)
4. FIELD, E.D.: Leakage determination during regional perfusion. Br. J. Med. 1, 1236 (1962)
5. STEHLIN, J.S., CLARK, L.R., DEWEY, W.C.: Continuous monitoring of leakage during regional perfusion. Arch. Surg. 83, 943 (1961)

Dr. F. Ghussen, Chirurgische Universitätsklinik Köln, Joseph-Stelzmann-Straße 9, D-5000 Köln 41

33. Der Einfluß der Milz auf das Wachstum vom Tumoren in Mäuselinien mit unterschiedlicher Milzgröße

H. v. Wallenberg, P. Mainusch, J. Meyer und C. Hammer

Institut für Chirurgische Forschung am Klinikum Großhadern (Dir.: Prof. Dr. Dr. h.c. W. Brendel) und Institut für Tierzucht und Tierhygiene, Lehrstuhl für Tierzucht (Vorstand: Prof. Dr. agr. H. Kräußlich)

Die Milz scheint bei Tumorpatienten und tumortragenden Versuchstieren einen bedeutenden Einfluß auf Wachstum bzw. Regression von Tumoren zu haben. In klinischen Untersuchungen (1) konnte gezeigt werden, daß Tumorexstirpation in Verbindung mit Splenektomie die Prognose in vielen Fällen verbessert. Schon einfache Splenektomie ruft bei vielen primären und transplantablen Tumoren im Tiermodell ein vermindertes Tumorwachstum und eine niedrigere Tumorincidenz hervor (2). Hier erhebt sich die Frage, ob die Milz allein humorale Funktion im Sinne von Enhancement ausübt oder auch in der Lage ist, auf cellulärer Basis über suppressive Mechanismen das Tumorwachstum zu begünstigen (3).

Im folgenden soll untersucht werden, inwieweit diese Vorgänge durch Splenektomie bei Mäusen modifiziert werden, bei welchen sich zuchtbedingt Milzgröße und -gewicht unterscheiden. Weiterhin wurde untersucht, ob durch Übertragung sensibilisierter Einzelzellsuspensionen von Milz und Tumor-drainierenden Lymphknoten ein möglicher Effekt durch "Suppressorzellen" auf die zeitliche Verschiebung der Tumorincidenz ausgeübt wird.

Material und Methodik

In einem zwei-Linien-Selektionsexperiment auf Tuscheausscheidungsvermögen ergab sich als korrelierter Selektionserfolg, daß das Milzgewicht bei den Mäusen der Linie mit hohem Tuscheausscheidungsvermögen signifikant größer als das Milzgewicht der Mäuse mit niederem Tuscheausscheidungsvermögen wurde (Kräußlich et al. 1975).

Der Einfluß der unterschiedlichen Milzgröße auf Tumorincidenz und -wachstum der Mäuselinie mit hohem Milzgewicht (HL=hohe Linie) und niederem Milzgewicht (NL=niedere Linie) wurde an 4 verschiedenen Tumoren untersucht: 1. dem spontan auftretenden MammaTumor; 2. einem 3,4 Benzpyren-induzierten Tumor, 3. dem transplantablen Harding-Passey (HP) Melanom (1×10^6 Zellen i.m. in die rechte Hinterextremität) und 4. dem transplantablen, hormonabhängigen B16 Melanom (2×10^6 Zellen idem). Bei den beiden letzten Untersuchungen wurde auch eine Splenektomie (Sx) bei Tumorgabe in beiden Linien durchgeführt. Außerdem erhielten männliche Mäuse beider Linien gleichzeitig mit Tumorgabe (7,5x10^5 Zellen des B 16 Melanoms i.m. in die rechte Hinterextremität) 5x10^7 Lymphocyten ip. aus regionalem Lymphknoten und Milz von Mäusen jeweils der gleichen Linie, denen am Tag -4 bzw. -10 5x10^5 B 16 Melanomzellen inocculiert worden waren. Milzgewicht und Tumorwachstum wurde mit der Phagocytosefähigkeit der beiden Mäuselinien verglichen. Die prozentuale T- und B-Zellverteilung in Milz, peripherem Blut und Lymphknoten wurde mittels direkter Immunfluoreszenz untersucht.

Ergebnisse

Das Milzgewicht der HL und NL unterscheidet sich in beiden Geschlechtern signifikant. Dies ist seit F_{11} des Selektionsversuches bekannt und wurde in den Generationen 14, 18 und 20 bestätigt (5). Dieses Milzgewicht nimmt nach Tumorgabe in allen Gruppen signifikant zu, wobei diese Zunahme besonders deutlich bei den Männchen ausgeprägt ist (Tabelle 1a).

Tabelle 1a. Zunahme des Milzgewichts nach Tumorgabe (d=28) ausgedrückt in g+s sowie % in Mäuselinien mit hohem (HL) und niederem (NL) Milzgewicht

	n	HL ♂	n	HL ♀	n	NL ♂	n	NL ♀
Milzgewicht vor TU-Gabe	26	0,16±0,04	42	0,17±0,03	20	0,12±0,03	30	0,09±0,03
28 Tge nach TU-Gabe	16	0,26±0,05	14	0,24±0,06	14	0,22±0,05	9	0,14±0,03
Zunahme		63%		41%		83%		56%

Andererseits hatten die unterschiedlichen Ausgangsgewichte der Milzen folgenden Einfluß auf das Angehen der 4 untersuchten Tumoren (Tabelle 1b). Deutliche Abhängigkeit trat bei dem spontan auftretenden Mamma-Ca in Erscheinung. Im Alter von 650 Tagen entwickelten 57% der weiblichen Tiere der HL und 20% der NL einen Tumor. Ein ähnlicher Effekt wurde beim 3,4-Benzpyren-induzierten Tumor nach 105 Tagen beobachtet. Hier entwickelten ohne Geschlechtsunterschiede 65% der HL und nur 19% der NL ein Malignom. Keine wesentlichen Unterschiede traten bei den transplantablen Tumoren HP- und B16-Melanom zwischen den Linien in der Angehrate auf (HP: HL= 83%/NL= 87%; B16: HL= 81%/NL= 75%). Näheren Aufschluß über die Verteilung unter den Geschlechtern gibt Tabelle 1b.

Eine zum Zeitpunkt der Tumorinocculation durchgeführte Splenektomie konnte beim HP-Melanom die Tumorincidenz in beiden Linien und Geschlechtern reduzieren; beim B 16-Melanom trat dieser Effekt ausschließlich bei den Männchen beider Linien auf.

Tabelle 1b. Tumorincidenz in % in Mäuselinien mit hohem (HL) und niederem (NL) Milzgewicht. Sx = Splenektomie

	n	HL ♂	n	HL ♀	n	NL ♂	n	NL ♀
1. Mamma-Ca		-	30	57%	-	-	30	20%
2. 3,4 BP-TU	100	65%	103	68%	101	20%	105	22%
3. HP (KO)	11	91%	13	92%	13	100%	9	89%
HP (Sx)	13	77%	11	73%	10	80%	10	80%
4. B16 (KO)	6	83%	6	83%	6	100%	8	75%
B16 (Sx)	6	67%	8	88%	8	50%	10	80%

In Pilotstudien mit dem B16-Melanom wurde der Tumor-protective Einfluß von sensibilisierten Lymphocyten ("Suppressorzellen") untersucht (Tabelle 2). Wurden "Suppressorzellen" am Tag 4 (Tabelle 2a) und Tag 10 (Tabelle 2b) nach Sensibilisierung mit dem B16-Melanom auf gleichgeschlechtliche Mäuse innerhalb der Linien transplantiert und auf diese gleichzeitig derselbe Tumor übertragen, so zeigt sich, daß Lymphocytentransfer vom Tag 4 das Tumorwachstum tatsächlich in beiden Linien fördert. Eine 100%ige

Tabelle 2a. Tumorincidenz (B16) in % am Tag 9, 11, 14 nach "Suppressorzell"-gabe von über 4 Tagen sensibilisierten Mäusen gleichen Geschlechts innerhalb Linien

	HL		NL	
	KO	Sup.	Ko	Sup.
Tag 4, n=24♂♂ d = 9	33%	83%	33%	50%
d = 11	67%	100%	67%	100%
d = 14	100%	100%	100%	100%

Tabelle 2b. Tumorincidenz in % am Tag 10, 12, 14 nach "Suppressorzell"-gabe von über 10 Tagen sensibilisierten Mäusen innerhalb Linien

	HL		NL	
	KO	Sup.	KO	Sup.
Tag 10, n=24♂♂ d = 10	50%	67%	33%	20%
d = 12	67%	83%	50%	40%
d = 14	100%	100%	100%	100%

Angehrate unter dieser Behandlung tritt schon am Tag 11 auf, während bei den entsprechenden Kontrollen am Tag 14 diese Angehrate erst erreicht wird. Dieser Effekt verschwindet fast vollständig, wenn die sensibilisierten Lymphocyten vom Tag 10 verwendet werden. Von den Linien ist bekannt, daß die Tuscheclearance der HL als Ausdruck der Phagocytoseleistung der monocytären Zellen der Milz in beiden Geschlechtern deutlich über der NL liegt. Immunfluorescenzuntersuchungen zeigen jedoch, daß die prozentuale T- und B-Zellverteilung in Milz, Blut und regionalem bzw. peripherem Lymphknoten in beiden Linien gleich ist. Die Differenzen in den verschiedenen Gruppen dürfen daher auf das unterschiedliche Milzgewicht zurückgeführt werden.

Diskussion

Im Rahmen eines Selektionsversuches auf Tuscheausscheidungsvermögen gezüchtete Mäuse mit großem bzw. kleinem Milzgewicht weisen Unterschiede in ihrem immunologischen Verhalten auf. Während die einzelnen lymphatischen Zellen keine Differenz in Funktion und prozentualer Häufigkeit zeigen, scheint das Gesamtvolumen der Milz deutlich Einfluß auf die Phagocytoseleistung und die Incidenz im Wachstum von Tumoren verschiedener Genese zu haben. So nehmen unter Tumorbelastung die Milzgewichte in beiden Linien bis zu 83% zu; jedoch ist ein unterschiedlicher Effekt im Auftreten der 4 Tumoren feststellbar. Während 2 transplantable Mäusetumoren durch Unterschiede im Milzgewicht weniger beeinflußt werden, zeigen die spontan auftretenden bzw. chemisch induzierten Tumoren signifikante Reduktionen bei niederem Milzgewicht. Durch die Exstirpation des größten lymphatischen Organs, der Milz, wurde jedoch im Falle der transplantablen, wenig differenzierten und sehr rasch wachsenden Melanome ein Effekt festgestellt, der darauf schließen läßt, daß in Milzen unter Tumorwachstum Zellpopulationen generiert werden, die entweder einen "enhancing effect" auf das Tumorwachstum oder einen suppressiven Effekt auf die Tumorabwehr des Individuums haben. Durch den Einsatz solcher Milzzellen, die durch den identischen Tumor sensibilisiert worden waren, sog. "Tumor-Antigen-spezifische Suppressorzellen" wuchsen die Tumoren tatsächlich rascher. Mit zunehmendem Tumorwachstum beim Zellspender nimmt die Aktivität dieser Suppressorzellen wieder ab. Die ausgeprägte suppressive Wirkung trat um den 3.-4. Tag auf, ein Termin, der mit Ergebnissen aus anderen Untersuchungen korreliert (6).

Zusammenfassung

In einem Selektionsversuch gezüchtete Mäuse mit großen und kleinen Milzen unterscheiden sich in ihrem immunologischen Verhalten gegenüber verschiedenen Tumoren. Geringes Milzgewicht bzw. Splenektomie induzieren geringes Tumorwachstum, während hohes Milzgewicht oder zusätzlicher Transfer von Tumor-Antigen-sensibilisierten Milzzellen ("Suppressorzellen") einen tumorstimulierenden Effekt haben.

Summary

Selectively raised laboratory mice differ according to spleen size in their immunologic behavior against various tumors. A small spleen and splenectomy reduce tumor growth, whereas a large spleen or additional transfer of tumor antigen-specific spleen cells ("suppressor cells") stimulate tumor incidence.

Literatur

1. ORITA, K., KONAGA, E., OKADA, T., KUNISADA, K., JUMURA, M., TANAKA, S.: Effect of splenectomy in tumor bearing mice and gastric cancer patients. Gann 68, 731 (1977)
2. FERRER, J.F.: Enhancement of the growth of sarcoma 180 in splenectomized and sham operated AKR mice. Transplantation 6, 160 (1968)
3. POPE, B.L., WHITNEY, R.B., LEVY, J.E.: Two distinct populations of suppressor cells in the spleens of mice bearing methylcholanthrene induced tumors. J. Immunol. 120, 2033 (1978)
4. KRÄUSSLICH, H., MEYER, J., RADZIKOWSKI, A., BUSCHMANN, H., OSTERKORN, K.: Selektionsversuch auf Phagocytosevermögen mit Mäusen. Z. Tierz. Züchtungsbiol. 92, 17 (1975)
5. MEYER, J., RADZIKOWSKI, A., BUSCHMANN, H., KRÄUSSLICH, K., OSTERKORN, K.: Untersuchungen an Mäusen, welche auf hohes und niedriges Phagocytosevermögen selektiert worden sind. Z. Tierz. Züchtungsbiol. 95, 52 (1978)
6. SY, Mann-Sun, MILLER, S.D., KOWACH, H.B., CLAMAN, H.N.: Splenic requirement for the generation of suppressor T-cells. J. Immunol. 119, 2095 (1977)

Dr. H. v. Wallenberg, Institut für Chirurgische Forschung der Universität München, Klinikum Großhadern, Marchioninistraße 15, D-8000 München 70

34. Xenotransplantation menschlicher Mammacarcinome auf thymusaplastische Nacktmäuse

G. Bastert[1], U. Steinau[2], H. P. Fortmeyer[3], H. Eichholz[1] und H. Schmidt-Matthiesen[1]

Abteilung für Gynäkologie und Onkologie[1] des Zentrums für Frauenheilkunde (Abteilungsleiter und Geschäftsführender Direktor: Prof. Dr. H. Schmidt-Matthiesen), Abteilung für Abdominalchirurgie[2] (Leiter: Prof. Dr. A. Encke) des Zentrums für Chirurgie, Tierversuchsanlage[3] (Leiter: Dr. H.P. Fortmeyer) des Klinikums der Johann Wolfgang Goethe-Universität Frankfurt am Main

Versuche, menschliche Mammacarcinomzellen in einem experimentellen System über einen längeren Zeitraum vital zu erhalten, scheitern häufig an methodischen Problemen. Diese Schwierigkeiten lassen sich jedoch in einem relativ hohen Prozentsatz umgehen, wenn thymusaplastische Nacktmäuse als Versuchstiere eingesetzt werden (3, 5). Der genetische Defekt dieser Tiere, der mit einer Haarlosigkeit und einem Mangel an immunkompetenten T-Lymphocyten einhergeht, hat wegen einer ausbleibenden Makrophagenstimulation eine fehlende celluläre Immunabwehr zur Folge. Daher können erfolgreich heterologe Transplantationen auf Nacktmäuse vorgenommen werden, ohne daß zusätzlich immunsuppressive Therapiemaßnahmen erforderlich sind (1, 2, 4, 6).

Material und Methodik

150 menschliche Mammacarcinome standen zur Xenotransplantation zur Verfügung. Dabei handelte es sich um 108 Primärtumoren und 42 Metastasen oder Rezidive. 52 Carcinome stammten von prä- und 98 Carcinome von postmenopausalen Patientinnen.

Rund 1000 thymusaplastische Nacktmäuse, die einer eigenen Koloniezucht entstammten (Hybride mit dem genetischen "background": BALBc und NMRI) mit einem mittleren Körpergewicht von 28 g und einem Alter von 5-6 Wochen dienten als Empfängertiere für die Mammacarcinome. Die Tiere wurden in Lamina-flow-Regalen unter standardisierten Bedingungen (Temperatur: 26°C, relative Luftfeuchte 65%, Makrolonkäfige mit steriler, staubfreier Einstreu) gehalten. Als Futter wurde eine spezielle Nacktmäusediät (Altromin 1414, BRD), sowie Trinkwasser (pH 2.5, 300 g Oxytetracyclin /l, 500 mg Kaliumsorbat/l) ad libitum angeboten.

Die Carcinome wurden in schmale Scheiben geschnitten (5x5x1 mm) und unter sterilen Kautelen den Versuchstieren implantiert. Dazu wurden die Xenotransplantate s.c. in die Region der vorderen

Milchleiste knapp unterhalb des Schulterblattes verpflanzt. Tumoren von prämenopausalen Patientinnen wurden auf fertile, weibliche und Carcinome von postmenopausalen Frauen auf kastrierte Tiere transplantiert. Die Versuchstiere wurden 4 Monate nach Versuchsbeginn getötet und die Implantationsstelle makro- und mikroskopisch untersucht. Für histologische Untersuchungen wurde das Excisionsmaterial in Bouinscher Lösung fixiert.

Ergebnisse

Von 150 heterotransplantierten menschlichen Mammacarcinomen gingen 90 (60%) auf den Empfängertieren an. 60 Tumoren (40%) zeigten kein Wachstum. Die 90 angegangenen Mammacarcinome verteilten sich auf 51 (57%) langsam, 20 (30%) mittelschnell und 12 (13%) schnell wachsende Tumoren. Bei den langsam wachsenden Carcinomen war das Wachstum nach 3-4 Monaten nur mikroskopisch nachweisbar. Die mittelschnell wachsenden Tumoren hatten nach 3-4 Monaten einen Durchmesser von 2-3 mm. Demgegenüber wuchsen die 12 proliferationsaktivsten Mammacarcinome so schnell, daß 5 Wochen nach Versuchsbeginn an der Implantationsstelle Tumoren von 0.5-0.8 cm Durchmesser sichtbar wurden. Diese Tumoren wuchsen nach 3 Monaten auf einen Durchmesser von 2.5-3.5 cm an. Bei weiterem Zuwarten wurden die Tiere von den Tumoren förmlich ummauert und starben in der Folge an einer Tumorkachexie oder an Infektionen, wenn die Tumoren exulcerierten. Metastasen fanden sich auf den Versuchstieren nur in einem Fall (Lungenmetastase).

In der Gruppe der 60 nicht wachsenden Mammacarcinome sind 14 Fälle enthalten, bei denen histologisch zwar noch vereinzelt vitale bzw. überlebende Tumorzellen in den Xenotransplantaten erkennbar waren, ein aktives Wachstum z.B. durch Infiltration des umgebenden Mäusegewebes jedoch nicht zu beobachten war.

Bei der feingeweblichen Untersuchung der Carcinome fand sich in der Gruppe der angegangenen Tumoren regelmäßig eine sehr gute Korrelation zwischen der Histologie der Ausgangstumoren und der der Xenotransplantate. Insgesamt ließ sich feststellen, daß die Mammacarcinome zunächst infiltrativ in das umgebende Mäusefett- und -bindegewebe einwuchsen, um sich in einem späteren Stadium mehr expansiv auszudehnen. Dabei kam es regelmäßig zu einer Verschiebung der Relation Carcinom-Zellen und Bindegewebe zunehmend zugunsten der Tumorzellen. Ferner traten in den Xenotransplantaten immer zentrale Nekrosen auf, wenn die Tumoren einen Durchmesser von 0.8 cm überschritten.

Diskussion

Unsere Ergebnisse zeigen, daß menschliche Mammacarcinome gut zur Xenotransplantation auf kongenital thymuslose Nacktmäuse geeignet sind. Mit einer Angehrate von 60% erweist sich die dargestellte Methodik als brauchbar und z.B. Gewebezuchtmethodiken überlegen. Von besonderem Interesse ist naturgemäß die Frage, inwieweit eine Identität zwischen den Originaltumoren und den Heterotransplantaten besteht. Zur Untersuchung dieser Frage wurden zunächst histologische Analysen vorgenommen. Dabei zeigte sich eine sehr gute Korrelation zu der Histologie der Originaltumoren. Dies steht im Einklang mit den Ergebnissen, die SHARKEY et al. (7) mitteilten. Allerdings liegt die Angehrate unserer Mammacarcinome mit 60% 4-mal so hoch wie die von SHARKEY et al. (7), der 15% angibt. Möglicherweise hängt dies mit der von uns anders gehandhabten Transplantationstechnik und/oder anderen Versuchstieren zusammen, die einen unterschiedlichen genetischen "background" aufweisen. Wie wir mittlerweile aus weiterführenden Versuchen wissen (chromosomale Untersuchungen, autoradiographische Untersuchungen, Analysen der Steroidhormonreceptoren im Originaltumor und Xenotransplantat) besteht auch hier eine weitgehende Identität zwischen Ausgangstumor und Xenotransplantat. Es muß jedoch kritisch angemerkt werden, daß im Verlauf der Zeit die Relation von Carcinomzellen/Bindegewebe sich zunehmend zugunsten der epithelialen Anteile verschob. Ferner traten von einer gewissen Größe an (0.8 cm Durchmesser) regelmäßig Nekrosen auf. Darüberhinaus ist die Feststellung von großer Wichtigkeit, daß die Xenotransplantattumoren, trotz gelegentlicher exzessiver Größenentwicklung, auch im Finalstadium der Tiere nicht metastasierten. Es gelang jedoch, in einem Teil der Fälle durch i.v. Injektion von Tumorzellsuspensionen "Metastasen" in Lunge und Knochen zu erzeugen.

Trotz dieser einschränkenden Feststellungen gibt es zur Zeit keine tierexperimentelle Methodik, die es erlaubt, zahlreiche Versuche an soliden menschlichen Mammacarcinomen vorzunehmen. Von uns werden deshalb Versuche zur Cytostatikasensibilität bzw. -resistenz, zur Testung der Strahlensensibilität und zur Testung von Hormontherapien an definiert receptortragenden Mammacarcinomen vorgenommen. Mit Hilfe des beschriebenen Modells ist es ferner möglich, neue, fraglich antineoplastisch wirksame Substanzen an menschlichen Mammacarcinomen zu erproben, ohne an erkrankten Patienten klinische Versuche machen zu müssen.

Zusammenfassung

150 menschliche Mammacarcinome wurden auf rund 1000 kongenital thymuslose Mäuse transplantiert. Die Angehrate betrug 60%. Von diesen Mammacarcinomen wuchsen 57% (n=51) langsam, 30% (n=20) mittelschnell und 13% (n=12) schnell. Alle schnell wachsenden Carcinome konnten in Serie weitertransplantiert werden. Es bestand eine sehr gute Korrelation zwischen der Histologie der Originaltumoren und dem feingeweblichen Bild der Xenotransplantate. Nur in einem Fall metastasierten die heterotransplantierten menschlichen Mammacarcinome auf den Empfängertieren.

Summary

Of 150 human breast cancers, 90 (60%) were successfully transplanted onto thymusaplastic nude mice without the use of adjunctive immunosuppressive therapy. Four months after transplantation, 12 rapidly growing tumors had diameters of 2.5-3.5 cm. Investigations revealed a high correlation between the histology of original tumors and xenografts. We conclude that the nude mouse may be used as an animal model for studies such as this, or in determining the sensitivity of transplanted tumors to cytostatic drugs, steroid hormones, and radiation.

Literatur

1. BASTERT, G., SCHMIDT-MATTHIESEN, H., MICHEL, R.-Th., FORTMEYER, H.P., STURM, R., NORD, D., GERNER, R.: Human mammary cancers in nu/nu-mice. A model for testing in research and clinic. Klin. Wschr. 55, 83 (1977)
2. BASTERT, G., ALTHOFF, P., USADEL, K.H., FORTMEYER, H.P., SCHMIDT-MATTHIESEN, H.: Heterotransplantation of human fetal pituitaries in nude mice. Endocrinology 101, 365 (1977)
3. FLANAGAN, S.P.: "Nude", a new hairless gene with pleotropic effects in the mouse. Genet. Res. Camb. 8, 295 (1966)
4. GIOVANELLA, B.C., STEHLIN, J.S.: Heterotransplantation of human malignant tumors in nude thymusless mice. J. Nat. Cancer Inst. 51, 615 (1973)
5. PANTELOURIS, E.M.: Absence of thymus in a mouse mutant. Nature 217, 370 (1968)
6. RYGAARD, J., POVLSEN, C.O.: Heterotransplantation of a human - malignant tumor to nude mice. Acta path. microbiol. scand. 77, 758 (1969)
7. SHARKEY, E., FOGH, J.M., HAJDU, S.I., FITZGERALD, P.J., FOGH, J.: Experience in surgical pathology with human tumor growth in the nude mouse. In: The nude mouse in experimental and clinical research. Eds.: J. Fogh and B.C. Giovanella. New York: Academic Press 1978

PD Dr. G. Bastert, Abteilung für Gynäkologie und Onkologie des Zentrums für Frauenheilkunde der Johann Wolfgang Goethe-Universität, Theodor-Stern-Kai 7, D-6000 Frankfurt a.M. 70

35. Topische Unterschiede im Östrogenreceptorgehalt primärer Mammacarcinome

R. Kolb, G. Reiner, R. Jakesz und M. Schemper

Aus der I. Chirurgischen Universitätsklinik Wien (Vorstand: Prof. Dr. A. Fritsch)

Obwohl die Bestimmung von Hormonreceptoren im Tumorgewebe derzeit die beste Diskriminante zur Differenzierung hormonsensitiver, positiver und autonomer, negativer Mammacarcinome darstellt (1, 2), sprechen rund 30% der als receptorpositiv klassifizierten Tumoren auf eine endokrine Therapie nicht an (1, 2).

Einer der Gründe mag darin bestehen, daß Mammacarcinome heterogen aus receptorpositiven und negativen Arealen aufgebaut sein könnten (2). Während Untersuchungen über den Östrogenreceptorgehalt von Primärtumoren und Metastasen sowie von Metastasen untereinander vereinzelt vorliegen (4, 5), fehlen systematische Untersuchungen zur Frage topischer Unterschiede im Östrogenreceptorgehalt primärer Mammacarcinome unseres Wissens nach vollkommen.

In der vorliegenden Untersuchung galt es vornehmlich herauszufinden, ob und mit welcher Wahrscheinlichkeit Inhomogenitäten, d.h. receptorpositive neben negativen Arealen in drei aus ein und demselben Tumor entnommenen Gewebsstücken nachweisbar sind.

Material und Methodik

Aus 50 primären Mammacarcinomen von 49 Patientinnen - in einem Fall lag ein bilaterales Carcinom vor - wurden jeweils 3 Gewebsstücke sofort nach der Exstirpation entnommen und in flüssigem Stickstoff rasch tiefgefroren. Die Entnahme erfolgte so, daß ein quaderförmiges Segment im Bereiche des größten Durchmessers aus dem Tumor exzidiert und in annähernd 3 gleiche Portionen geteilt wurde. Die beiden Enden des Quaders entsprachen der Tumorperipherie, der mittlere Bereich dem Tumorzentrum. Die verbleibenden Tumoranteile wurden zur histologischen Untersuchung eingesandt. Die Proben wurden bis zur Aufarbeitung 1 bis maximal 3 Wochen in flüssigem Stickstoff aufbewahrt. Anschließend wurden die Proben homogenisiert (Mikrodismembrator Fa. Braun, Melsungen). Das Homogenat wurde in Trispuffer (pH = 7,4, 4°C) im Verhältnis 1 : 4 aufgeschwemmt und ultrazentrifugiert (Sorvall OTD-2, Swing out Rotor AH650, 90 min bei 45.000 rpm). Nach Entfernung der Fettschicht wurde ein Teil 60 min lang auf 48°C erwärmt. Danach wurden beide Proben mit 3H Östradiol in einer Konzentration von 3mM versehen und 12 Std bei 4°C inkubiert. Die Auftrennung der Receptorfraktionen erfolgte mit der Agar Gel Elektrophorese nach WAGNER wobei die U.G.I. Universalkammer (Desaga) Verwendung fand. Während der Laufzeit von 3 h und 20 min betrug die Temperatur 1°C, die Spannung 150 V (300 mA). Die Proteinkonzentration im Homogenat wurde nach LOWRY bestimmt, die des Albumins colorimetrisch bei 580 nm mit Bromkresol grün (Roche Reagentien). Das Endresultat wurde in Femto Mol (1 fmol = 10^{-5}Mol) gebundenen 3 H Östradiol pro mg Gewebsprotein (Gewebsprotein = Gesamtprotein - Albumin) angegeben. Als Östrogenreceptor positiv galten Werte ab 20 fmol/mg für die 4 s, ab 50 fmol für die 8 s Fraktion.

Die Aussagen über eine relative Häufigkeit von Bewertungsunterschieden in den 3 untersuchten Proben wurden statistisch durch Angabe eines 95 bzw. 99% Konfidenzintervalls abgesichert.

Ergebnisse

Die 4 s Fraktion war in 38 (76%) der 50 Tumoren in allen 3 untersuchten Gewebsstücken gleichlautend, in 35 Fällen negativ und in 3 positiv. Die übrigen 12 Tumoren (24%) zeigten topische Unterschiede, da sich in 9 Fällen 2 negative neben einem positiven und in 3 Fällen 2 positive neben 1 negativen Areal fanden (Tabelle 1).

Tabelle 1. 4 s Receptorfraktion aus jeweils 3 untersuchten Tumorproben: positiv (+) > 20 fmol/mg, negativ (-) < 20 fmol/mg Gewebsprotein. Bei 12 Tumoren lassen sich topische Bewertungsunterschiede in den jeweils 3 untersuchten Tumorproben finden

(+)	(+)	(+)	(+)	(+)	(-)
	3			3	
(+)	(-)	(-)	(-)	(-)	(-)
	9			35	

P (13,1 ≤ p ≤ 38,3) = 95%; P (10,4 ≤ p ≤ 42,5) = 99%.

Die 8 s Fraktion war in 39 Fällen (78%) in den 3 untersuchten Proben gleichlautend, wobei 17 Tumoren nur positive und 22 negative Proben hatten. In 11 Fällen (22%) fanden sich Unterschiede in der Bewertung, wobei 4 Tumoren 2 negative neben 1 positiven Bereich aufwiesen und 7 jeweils 2 positive neben 1 negativen (Tabelle 2).

Faßt man diese Zahlen als zufällige Stichprobe einer Grundgesamtheit auf, so kann für den 8 s Receptor mit 99% Sicherheit damit gerechnet werden, daß in 10,2 bis 44,1% der Fälle im Tumor neben Östrogenreceptor positiven Arealen auch negative vorkommen. Das Konfidenzintervall lautete daher P (10,2 ≤ p ≤ 44,1). Für den 4 s Receptor beträgt das Konfidenzintervall bei zugrunde legen einer Sicherheit von 99% 10,4 bis 42,5% - P (10,4 ≤ p ≤ 42,5) = 99%.

Tabelle 2. 8 s Receptorfraktion aus jeweils 3 untersuchten Tumorproben: positiv (+) > 50 fmol/mg, negativ (-) < 50 fmol/mg Gewebsprotein. Bei 11 Tumoren lassen sich topische Bewertungsunterschiede in den jeweils 3 untersuchten Tumorproben finden

(+)	(+)	(+)	(+)	(+)	(-)
	17			7	
(+)	(-)	(-)	(-)	(-)	(-)
	4			22	

$P(11,4 \leq p \leq 36,1) = 95\%$; $P(10,2 \leq p \leq 44,1) = 99\%$.

Diskussion

Die vorliegende Untersuchung wie auch mikroskopische Studien mit Hilfe der Immunfluorescenz (3) zeigen, daß auf das Vorhandensein receptorarmer und receptorreicher Areale in ein und demselben Tumor mit großer Sicherheit geschlossen werden kann. Es darf angenommen werden, daß die biochemische Analyse einzelner Tumorproben nur topographisch größere Unterschiede aufzudecken vermag, während die Immunfluorescenztechnik eine Differenzierung einzelner Zellen zuläßt.

Inwieweit Inhomogenitäten des Östrogenreceptorgehaltes in primären Mammacarcinomen für das Versagen einer im späteren Verlauf notwendigen Hormontherapie verantwortlich sind, läßt sich derzeit nicht beantworten. Es erscheint jedoch bemerkenswert, daß die in der vorliegenden Arbeit auf Grund des Konfidenzintervalles errechnete Wahrscheinlichkeit für Receptorinhomogenität in Mammacarcinomen relativ gut mit der Anzahl an Hormontherapieversagern beim receptorreichen Carcinom im Einklang zu bringen ist. Direkte Beobachtungen, daß Patientinnen mit inhomogenen Primärtumoren im Falle einer späteren Metastasierung schlechter auf eine Hormontherapie ansprechen, liegen jedoch derzeit nicht vor. Daß derartige Fälle einer kombinierten chemotherapeutisch - hormonellen Therapie bedürften, kann derzeit nur einer hypothetischen Forderung entsprechen.

Schlußfolgerungen

Mit Hilfe der angewandten Untersuchungstechnik, Östrogenreceptoranalyse von jeweils 3 Gewebsproben aus einem primären Mammacarcinom mittels Agar-Gel-Elektrophorese, lassen sich topische Unterschiede in der Bewertung der einzelnen Proben bei 12 von insgesamt 50 Tumoren für die 4 s und bei 11 für die 8 s Receptorfraktion nachweisen. Das Konfidenzintervall zeigt, daß mit 99% Sicherheit topische Unterschiede zwischen 10,4 und 42,5% für die 4 s und 10,2 und 44,1 für die 8 s Fraktion zu erwarten sind.

Summary

In 50 primary cancers of the mammary gland, tissue samples from three different parts of each tumor were analyzed for estrogen content by agar gel electrophoresis. In 12 tumors receptor-rich and receptor-poor zones were detected within the tumor for the 4-s fraction, and in 11 tumors for the 8-s fraction. Confidence limits (99%) indicate that these findings might range from 10.4% to 42.5% for the 4-s fraction, and 10.2% - 44.1% for the 8-s fraction.

Literatur

1. BLOCK, G.E., JENSEN, E.V., POLLEY, T.Z.: The Prediction of Hormonal Dependency of Mammary Cancer. Ann. Surg. 182, 342 (1975)
2. McGUIRE, W.L., CARBONE, P.P., SEARS, M., ESCHER, G.E.: Estrogen Receptors in Human Breast Cancer: An Overview. In: Estrogen Receptors in Human Breast Cancer. New York: Raven Press 1975
3. PERTSCHUK, L.P. et al.: Immunfluorescent Detection of Estrogen Receptors in Breast Cancer. Cancer 41, 907 (1978)
4. ROSEN, P.P. et al.: Estrogen Receptor Protein in Multiple Tumor Specimens from Individual Patients with Breast Cancer. Cancer 39, 2194 (1977)
5. SAVLOV, E.D., WITTLIFF, J.L., RUSSEL, H.: Further Studies of Biochemical Predictive Tests in Breast Cancer. Cancer 39, 539 (1977)
6. WAGNER, R.K.: Characterization and Assay of Steroid Hormon Receptors and Steroid Binding Serum Proteins by Agar Gel Electrophoresis at Low Temperature. Hoppe Seylers Z. Physiol. chem. 353, 1235 (1972)

Priv. Doz. Dr. R. Kolb, I. Chirurgische Universitätsklinik, Alserstraße 4, A-1090 Wien

36. Einfluß von Östradiol auf die RNS-Biosynthese von menschlichen Mammacarcinomzellen in vitro

P. Schlag, G. Geier, J. Veser, D. Breitig, M. Betzler und Ch. Herfarth

Aus der Abteilung für Allgemeine Chirurgie des Departments für Chirurgie, Department für Gynäkologie und Geburtshilfe, Abteilung für Biochemie und Zentraler Laborbereich für Isotopenanwendung der Universität Ulm

Einleitung

Es ist bekannt, daß das metastasierende Mammacarcinom teilweise auf eine ablative oder additive Östrogentherapie anspricht. Durch Nachweis von spezifischen cytoplasmatischen Bindungsproteinen, sog. Receptoren, wurde versucht, Östrogen-sensitive von hormonunabhängigen Tumoren abzugrenzen (3). Abgesehen von unterschiedlichen methodischen Ansätzen und Schwierigkeiten der Befundinterpretation eines für die Östrogenwirkung relevanten Receptorgehaltes bleibt hierbei offen, inwieweit bei positivem Receptornachweis die Tumorzelle tatsächlich auch in ihrem Wachstum beeinflußt wird (2). Entsprechend dem Wirkungsmechanismus von Östradiol auf die RNS-Biosynthese (1) sollte dieser hormonabhängige proliferative Einfluß auf das Mammacarcinom in den vorliegenden Untersuchungen weiter überprüft werden.

Patienten und Methodik

Untersucht wurde jeweils der Primärtumor von 36 Frauen im Alter von 34 bis 81 Jahren. 19 Patientinnen befanden sich in der Prämenopause, 17 in der Postmenopause.

Nach einer bereits früher beschriebenen Methode (5) wurde aus dem bei der Operation gewonnenen Tumormaterial eine standardisierte Tumorzellsuspension (10^6 Zellen/ml TCM-199-Kulturmedium) hergestellt. Die Zellsuspension wurde auf einzelne Kulturröhrchen verteilt und im Schüttelwasserbad bei 37° über 60 min mit und ohne Östrogenzugabe vorinkubiert. Als Östrogen wurde Estratriendiolsodiumsulfat (Fa. Wilton) in einer Konzentration von 10^{-8} Mml eingesetzt, wodurch eine Absättigung vorhandener Östrogenreceptoren erreicht ist (4). 60 und 90 min nach Markierung mit 5,6-H_3-Uridin (0,1 mCi/ml spezifische Aktivität 43 Ci/ml) wurden jeweils 100 mcl der Zellsuspension aus den Kulturröhrchen entnommen. Die Zellen wurden danach mit 5%iger eiskalter TCA versetzt. Das säureunlösliche Präcipitat wurde anschließend über

Whatmann-Rundfilter abgesaugt und zur Entfernung von neutralen Lipiden mit Äther/Äthyl-Alkohol (1/1) gewaschen. Die getrockneten Filter wurden in 1 ml Soluene (Fa. Packard) aufgelöst und nach Zugabe von 10 ml Instagel (Fa. Packard) wurde die Radioaktivität im Flüssigkeitsszintillationszähler gemessen. Als Maß für die Östrogenwirkung galt die prozentuale Einbauänderung von H_3-Uridin in die RNS im Vergleich zur östrogenfreien Zellsuspension (Kontrolle).

Die cytologische Klassifikation der Tumoren erfolgte an nach Papanicolaou gefärbten Ausstrichpräparaten der Zellsuspensionen nach Zellart, Kerngröße, Dissoziation und Polymorphie. Nach den überwiegenden Zellbestandteilen wurden hoch-, mäßig- und wenig differenzierte Carcinome unterschieden.

Ergebnisse

Bei den 36 untersuchten Mammacarcinomen handelte es sich cytologisch um 8 hoch-, 10 mäßig- und 18 entdifferenzierte Carcinome. Der Einbau von H_3-Uridin erfolgte über 90 min kontinuierlich in die Zellsuspension. Östradiol (Estratriendiolsodiumsulfat) hatte bei 19 Tumoren keinen oder keinen wesentlichen Einfluß auf die RNS-Biosynthese. Die Einbaurate von Uridin schwankte hierbei um ± 15% gegenüber der östrogenfreien Zellsuspension und lag damit im Streubereich der Untersuchungen. Bei 5 Tumoren kam es durch Östradiol zu einer Hemmung des Uridineinbaus in die Tumorzellen. Dagegen hatte Östradiol bei 12 Mammacarcinom-Zellsuspensionen eine deutliche RNS-Synthesesteigerung zur Folge. Eine Hormonabhängigkeit der RNS-Syntheserate, gemessen am H_3-Uridineinbau zeigte sich vor allem bei Frauen in der Prämenopause (Abb. 1).

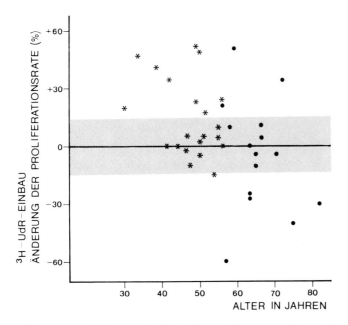

Abb. 1. Beziehung zwischen der Wirkung von Östradiol auf den H_3-Uridin-Einbau und dem Alter der 36 Mammacarcinompatienten. Mit (*) sind Frauen in der Prämenopause gekennzeichnet

So führte Östradiol bei 9 von 19 Carcinomen bei Frauen in der Prämenopause zu einer Steigerung der RNS-Synthese, während dies nur bei 3 von 17 Tumoren bei Frauen in der Postmenopause der Fall war. In der Postmenopause hatte Östradiol eher einen hemmenden Einfluß auf die RNS-Biosynthese. Darüberhinaus bestand eine Abhängigkeit zwischen Hormonwirkung und cytologischem Differenzierungsgrad der Carcinome. Östradiol bewirkte vor allem bei den hochdifferenzierten Carcinomen eine Zunahme der RNS-Synthese, während dies für die entdifferenzierten Tumoren im allgemeinen nicht zutraf (Abb. 2).

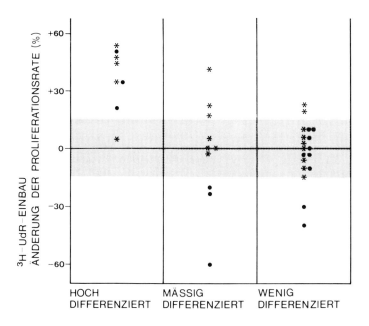

Abb. 2. Beziehung zwischen der Wirkung von Östradiol auf den H3-Uridin-Einbau und dem Differenzierungsgrad der 36 Mammacarcinome. Mit (*) sind Frauen in der Prämenopause gekennzeichnet

Diskussion

Die Bestimmung von Östrogenreceptoren im Gewebe von Mammacarcinomen hat sich als wertvolle Untersuchung zur Differenzierung hormonabhängiger Tumoren erwiesen. Von den östrogenreceptorreichen Carcinomen sprechen etwa 60% auf eine endokrine Therapie an, während bei receptorarmen Tumoren hierbei nur bei annähernd 5% eine Remission erzielt werden kann (3). Neben einer Heterogenität der Carcinome in ihren Receptoranteilen kann vor allem eine Störung der Receptorfunktion Ursache dafür sein, daß nicht alle Östrogenreceptor-positiven Mammacarcinome durch hormonelle Behandlung beeinflußbar sind. Durch Incorporationsstudien mit einem radioaktiv markierten RNS-Präkursor sollte daher die unmittelbare Östrogenwirkung auf die Tumorzelle untersucht werden (1). Nachteil dieser Untersuchung ist, daß hierbei wahrscheinlich nicht die Östrogen-

Sensibilität ruhender Zellpopulationen (G O-Fraktion) eines Tumors erfaßt werden können (5). Eine hormonabhängige RNS-Syntheseleistung fanden wir mit unserer Untersuchungsmethode vor allem bei Carcinomen von Frauen in der Prämenopause, während einzelne Tumoren bei Frauen in der Postmenopause unter Östradiol in ihrer RNS-Synthese gehemmt wurden. Weiter zeigte sich, daß die hormonabhängige Proliferation der Carcinome von deren Differenzierungsgrad abhängig war. Vor allem bei den hochdifferenzierten Mammacarcinomen kam es durch Östradiol zu einer Zunahme der RNS-Synthese. Im Gegensatz hierzu konnte bei den früheren Östrogenreceptorbestimmungen keine Abhängigkeit zwischen Differenzierungsgrad des Carcinoms und Receptorgehalt gefunden werden (2). Dieser Widerspruch könnte durch einen Verlust der Receptorfunktion mit zunehmender Entdifferenzierung eines Tumors seine Erklärung finden.

Zusammenfassung

Die Möglichkeit der Abgrenzung Östrogen-sensitiver Mammacarcinome durch Incorporationsstudien mit radioaktiv markiertem Uridin als Präkursor des RNS-Stoffwechsels wird aufgezeigt. Gegenüber der Hormonreceptoranalyse hat das hier angewandte Verfahren den Vorteil, daß Störungen der Receptorfunktion mit erfaßt werden können. Der Nachteil der Untersuchungen liegt darin, daß hierbei nur die Hormonabhängigkeit proliferierender Zellpopulationen eines Tumors erfaßt werden können. Als Östrogen-sensitiv erwiesen sich vor allem die hochdifferenzierten Mammacarcinome. Zu einer Steigerung der RNS-Biosynthese kam es bei den hormonabhängigen Tumoren von Frauen in der Prämenopause, während diese bei Frauen in der Postmenopause durch Östradiol teilweise gehemmt wurde.

Summary

The possibility of differentiating estrogen-sensitive human breast cancer using incorporation studies with labeled uridine as a precursor of RNA metabolism is described. The purpose of this study was to explore inadequate function of the estrogen receptor as an alternative or supplementary aid in selecting patients for hormonal manipulation. The disadvantage of the test is that only hormone dependence of a proliferating tumor cell population can be evaluated. Highly differentiated breast cancer cells exhibit the greatest estrogen sensitivity. The hormone-dependent tumors of premenopausal women show an increase in RNA synthesis, whereas uridine incorporation appeared to be inhibited in postmenopausal women.

Literatur

1. BAULIEU, E.E.: Wirkungsmechanismus der Östrogene. Physiologische und pharmakologische Aspekte der hormonellen "Rezeptivität". Klin. Wschr. 56, 683 (1978)
2. BLOCK, G.E., ELLIS, R.S., DeSOMBRE, E., JENSEN, E.: Correlation of Estrophilin Content of Primary Mammary Cancer to Eventual Endocrine Treatment. Ann. Surg. 188, 372 (1978)

3. JENSEN, E.V., BLOCK, G.E., FERGUSON, D.J., DeSOMBRE, E.R.: Estrogen Receptors in Breast Cancer. World J. Surg. $\underline{1}$, 342 (1977)
4. LIPPMAN, M.E., OSBORNE, C.K., KNAZEK, R., YOUNG, N.: In vitro model systems for the study of hormone-dependent human breast cancer. New Engl. J. Med. $\underline{296}$, 154 (1977)
5. SCHLAG, P., GEIER, G., VESER, J., BREITIG, D., BETZLER, M., HERFARTH, Ch.: Prätherapeutische Cytostatica Sensibilitätstestung des Mammakarzinoms. Langenbecks Arch. Chir. Suppl. 1978

Dr. P. Schlag, Abteilung für Allgemeine Chirurgie des Departments für Chirurgie, Universität Ulm, Steinhövelstraße 9, D-7900 Ulm

E. Traumatologie

37. Modell zum Studium von Einflüssen auf die Frakturheilung. Tierexperimentelle Untersuchungen

O. Hellerer, W. L. Brückner, R. Aigner, K. W. Westerburg und J. Kleinschmidt

Chirurgische Poliklinik (Direktor: Prof. Dr. F. Holle), Anatomisches Institut (Vorstand: Prof. Dr. H. Frick) und Klinik und Poliklinik für Radiologie (Direktor: Prof. Dr. J. Lissner) der Universität München

Problemstellung

Reparative Prozesse der Knochenbruchheilung (5) und ihre Beeinflußbarkeit durch verschiedene exogene Faktoren (1, 2) wurden bisher immer wieder an unterschiedlichen experimentellen Modellen untersucht. Radiologische (2), physikalische (1) und histometrische (3, 4, 5) Methoden führten hierbei nur zu qualitativen oder höchstens halbquantitativen Aussagen. In der vorliegenden Arbeit wird eine leicht reproduzierbare quantitative Methode zum Studium von Einflüssen auf die primäre und sekundäre Frakturheilung am Tiermodell vorgestellt.

Material und Methode

Zur Untersuchung wurden 170 vier Monate alte 250 g schwere männliche Sprague-Dawley Ratten verwendet. Bei 70 Versuchstieren wurde unter sterilen Kautelen eine Teilosteotomie der rechten Tibia, unmittelbar unter der Tuberositas tibiae vorgenommen. Bei 100 Tieren wurde der Knochen an gleicher Stelle komplett durchtrennt. Die frakturierte Extremität wurde nicht fixiert. Bis zum 60. Tag post op. wurde jeweils zehn Tieren beider Gruppen in fünftägigem Abstand 1 µCi Osteoscan ^{99m}Tc in eine Schwanzvene injiziert. Drei Stunden später wurden diese Tiere durch Ätherüberdosierung getötet. Neben Röntgenaufnahmen wurde von der unteren Extremität ein Szintigramm angefertigt. Anschließend wurden beide Tibiae isoliert. Nach Messung der Callusdicke wurden die Aktivitäten im Bereich beider Tibiae im Bohrlochkristallzähler einzeln gemessen und das Impulsratenverhältnis rechnerisch ermittelt. Die Tibiae wurden abschließend auf ihren Mineralsalzgehalt distal der Fraktur im Szintillationsdetektor verglichen und der Quotient des Mineralsalzgehaltes der rechten zur linken Tibia als "Bone Mineral Content" (BMC) ausgedrückt.

Ergebnisse - Röntgenuntersuchung

Die Röntgenuntersuchung diente lediglich als Kontrolle der primären Spalt- bzw. sekundären callösen Knochenheilung. Bei der Spaltheilung zeigte sich eine zunehmende Verschattung des Osteotomiespaltes bis zum Verschwinden des Spaltes mit resultierender Sklerose des Defektes am 30. Tag post op. Die Sekundärheilung zeigte sich an einer zunehmenden Callusbildung der frakturierten Tibia mit stärkster Ausbildung am 20. Tag. Die Callusdicke blieb bis zum 60. Tag relativ konstant. Eine zunehmende Durchbauung der Fraktur wurde erkennbar.

Szintigraphie

Die über den Tibiae gemessene Aktivität als Maß der Umbauvorgänge im heilenden Knochen zeigte eine deutliche Anreicherung in der frakturierten Stelle. Am 15. Tag post op. bei primärer und am 20. Tag post op. bei sekundärer Heilung zeigte die osteotomierte Tibia ein Maximum an Aktivität. In der Verlaufskontrolle normalisierte sich dieser Befund deutlich.

Callusdickenmessung

Bei primärer Frakturheilung wurde keine Veränderung der Tibiadicke an der Frakturstelle während des 30-tägigen Versuches festgestellt. Dagegen zeigte sich bei sekundärer Heilung am 20. Tag an der frakturierten Stelle eine signifikante (P < 0,0005) Zunahme der Tibiadicke. Im weiteren Verlauf nahm der Tibiadurchmesser wieder ab und blieb bis zum 60. Tag post op. signifikant (P < 0,001) größer als am 1. Tag post op.

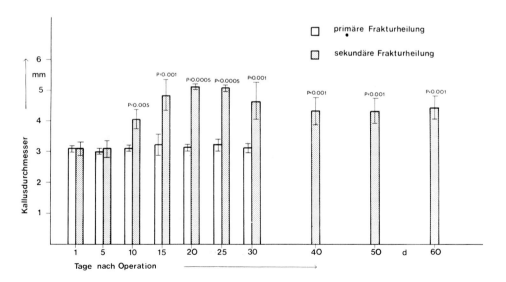

Abb. 1. *Callusdurchmesser von primär und sekundär heilenden Frakturen der Rattentibia*

Bohrlochmessung

Die Bohrlochmessung der isolierten Knochen zeigte eine reproduzierbare und vergleichbare quantitative Aktivitätszunahme als Quotient der Meßwerte über beiden Tibiae. Bei primärer Knochenheilung lagen die Maxima am 15. Tag post op. (J_R/J_L = 2.24 ± 1.14), bei sekundärer dagegen am 20. Tag post op. (J_R/J_L = $\overline{1}$2.34 ± 4.46). Auf Grund der Aktivitätsabnahme konnte die primäre Knochenheilung am 20. Tag post op., die sekundäre am 60. Tag post op. als abgeschlossen betrachtet werden.

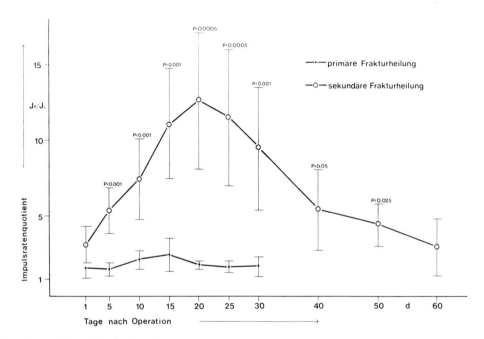

Abb. 2. *Bohrlochaktivität bei primärer und sekundärer Knochenheilung von frakturierten Rattentibiae*

Bone Mineral Content (BMC)

Bei dieser Meßmethode konnte eine signifikante Veränderung nicht festgestellt werden.

Diskussion

Ziel der vorliegenden Untersuchung war, ein einfaches reproduzierbares Modell zur Beobachtung der physiologischen Frakturheilung zu erarbeiten. Bei bisherigen Untersuchungen wurden meist halbquantitative Methoden verwendet. Die Aktivitätsmessung im Bohrlochkristallzähler erscheint uns als eine leicht reproduzierbare, quantitative Methode, die Knochenheilung zu studieren. Veränderungen in der Aktivitätszunahme, wie im Kurvenverlauf dargestellt, lassen Rückschlüsse auf die Wirkung verschiedener exogener Faktoren zu. Dagegen sind histologische, histochemische und autoradiographische Ergebnisse qualitativ, und nur als solche zu interpretieren. Auf Röntgenuntersuchungen und Szintigraphien als qualitative Methoden sollte wegen ihrer Aussagekraft in Hinblick auf Mineralisierung und Lokalisation aktiver Umbauvorgänge nicht verzichtet werden. Die Bestimmung des "Bone Mineral Content" (BMC) erwies sich wegen der geringen Größe der Rattentibia als ungeeignet. Auch aus diesem Grund soll dieses Modell an größeren Säugetieren erprobt werden. Da entsprechende Ergebnisse in der Literatur nicht vorliegen, können unsere Untersuchungen mit anderen Modellen nicht verglichen werden.

Zusammenfassung

Mit Hilfe von Röntgenaufnahmen, Szintigraphie, Callusdickenmessung, Bohrlochkristallmessung und "Bone Mineral Content" (BMC)-Bestimmung wurde an Sprague-Dawley Ratten die primäre und die sekundäre Frakturheilung über einen Zeitraum von 30 bzw. 60 Tagen untersucht. Während die primäre Knochenheilung nach 30 Tagen abgeschlossen ist, betrug die Zeitspanne bei sekundärer Heilung bis zu 60 Tage. Hierbei erwies sich nur die Bohrlochkristallmessung als eine quantitative Methode. Die anderen Methoden dienten lediglich als quantitative Kontrollen. Mit Hilfe dieses Modelles können verschiedene Einflüsse auf die Frakturheilung quantitativ erfaßt werden.

Summary

Primary and secondary bone healing were studied for 30 and 60 days, respectively, by means of X rays, scintigraphy, determination of callus thickness, scintillation counter, and determination of bone mineral content. Primary bone healing was terminated after 30 days, secondary healing after 60 days. Scintillation counting proved to be a quantitative method, the other methods serving as controls. The different influences on bone healing can be quantitatively studied by means of this model.

Literatur

1. BENFER, J., STRUCK, H.: Experimental Studies on Fracture Healing. Arch. Surg. 106, 838 (1973)
2. DRAENERT, K., RUDIGIER, J.: Histomorphologie des Knochen-Zement-Kontaktes. Chirurg 49, 276 (1978)
3. PERREN, S.M., BOITZY, A.: Cellular Differentiation and Bone Biomechanics during the Consolidation of a Fracture. Anat. Clin. 1, 13 (1978)
4. SENK, G., PETERS, H., ZILKENS, K.W., BUBENZER, E., WERSCH, J.: Tierexperimentelle Untersuchungen über die Beeinflußbarkeit der Knochenbruchheilung durch Wachstumshormon (STH). Langenbecks Arch. Chir., Suppl. Chir. Forum 1978, 243
5. SCHENK, R.K.: Die Histologie der primären Knochenheilung im Lichte neuer Konzeption über den Knochenumbau. Unfallheilkunde 81, 219 (1978)

Dr. O. Hellerer, Chirurgische Poliklinik der Universität München, Pettenkoferstraße 8a, D-8000 München 2

38. Über die Einheilung nicht konservierter homologer Gelenkknorpeltransplantate im Experiment*

W. Hesse, H. Tscherne und I. Hesse

Unfallchirurgische Klinik (Direktor: Prof. Dr. H. Tscherne) und Anatomie 2 (Direktor: Prof. Dr. Dr. Lippert) der Medizinischen Hochschule Hannover

Einleitung

Das Prinzip der Knorpeltransplantation besteht darin, größere Gelenkflächendefekte mit hyalinem Gelenkknorpel zu verschließen. Die von EHALT (1) und RIESS (3) vertretene Auffassung, daß homologe Gelenkknorpeltransplantate nur auf Kosten von Umbauvorgängen einheilen, hat sich in der Literatur bis heute weitgehend gehalten. Konservierte und nicht konservierte Transplantate werden gleichgestellt. Die Unsicherheit in der Beurteilung kommt im folgenden Zitat von RIESS (3) zum Ausdruck: "Bei allen bisherigen Versuchen, bei denen Knorpel-Knochenstücke übertragen wurden, ist weder ein sicheres positives noch negatives Ergebnis festzustellen". Mit unserem Experiment wollten wir versuchen, durch Verbesserung der Methodik die Vorgänge der Einheilung differenzierter zu erfassen. Nur so, meinen wir, sind Möglichkeiten, Grenzen und Fortschritte der Gelenkknorpeltransplantation zu erarbeiten.

Methodik

Von den insgesamt 165 durchgeführten Knorpeltransplantationen wurde bei 45 Schafen jeweils ein nicht konserviertes homologes Knorpelknochentransplantat in den medialen Femurcondylus eingesetzt. Bei der einen Hälfte der Tiere wurde das operierte Kniegelenk postoperativ entlastet, bei der anderen Hälfte postoperativ sofort vollbelastet. Der Untersuchungszeitraum betrug 2 Wochen bis 2 Jahre. Das Gewebe wurde lichtmikroskopisch, raster- und transmissionselektronenmikroskopisch untersucht.

Ergebnisse

Makroskopisch sind während des ganzen Untersuchungszeitraumes bis zu 2 Jahren die Transplantate mit postoperativer Entlastung vom normalen Gelenkknorpel nicht zu unterscheiden. Die Oberfläche

---

* Mit Unterstützung der Deutschen Forschungsgemeinschaft.

erscheint glatt, glänzend und transparent. Lediglich ein weißlicher Gewebestreifen läßt die ehemalige Grenze zwischen Transplantat und Lager vermuten.

Lichtmikroskopisch ist bei den nicht konservierten homologen Transplantaten die typische Dreischichtung erhalten. Die oberflächlichen Chondrocyten sind parallel zum Gelenkspalt angeordnet. In der Mittelzone ist die säulenförmige Formation der Zellen zu beobachten. Darunter folgt die basale Verkalkungszone. Im Gegensatz dazu ist diese typische Dreischichtung weder bei konservierten Transplantaten noch bei der Defektheilung ohne Transplantat feststellbar. Bei den nicht konservierten homologen Transplantaten sind Gestalt und Anfärbbarkeit der Chondrocyten unverändert gegenüber normalem Gelenkknorpel. Hinweise für Zellnekrosen, Clusterbildung und Verkalkungen liegen nicht vor.

Damit ist die Auswertung der Ergebnisse mit den konventionellen Untersuchungsmethoden erschöpft. Eine ausreichende Beurteilung der Oberfläche der Transplantate, der Vitalität und Stoffwechselaktivität der Chondrocyten sowie eine Differenzierung der Matrix wird erst durch die Elektronenmikroskopie ermöglicht.

Rasterelektronenmikroskopisch läßt die Oberfläche der nicht konservierten homologen Transplantate mit postoperativer Entlastung in der Frühphase geordnete fibrilläre Strukturen erkennen. Es fehlen die granulären Feinstrukturen, von denen die oberflächlichen Fibrillen des normalen Gelenkknorpels über- und umlagert sind. Nach 18-24 Wochen ist dieser Matrixverlust nicht mehr zu beobachten. Dagegen zeigen die Transplantate mit postoperativer Vollbelastung ausgedehnte Oberflächenläsionen in Form von Höhlenbildungen und Faserabbrüchen. Diese Veränderungen sind weitgehend irreversibel.

Transmissionselektronenmikroskopisch sind bei den frischen homologen Transplantaten mit postoperativer Entlastung die Zellorganellen, wie das endoplasmatische Reticulum, der Golgi-Komplex, Mitochondrien und Mikropinocytosevesikel, regelhaft ausgebildet (Abb. 1b). Anhäufungen von Glykogen und Fettvacuolen als Indikator für eine reduzierte metabolische Aktivität von Knorpelzellen sowie vermehrt Lysosomen sind nicht zu finden. Zerfall und Auflösung der Membransysteme als sicheres Zeichen der Zellnekrose sind nicht zu sehen (Abb. 2). Die wesentlichen Bausteine der Matrix, wie Proteoglykane und Kollagen, haben eine normale Ultrastruktur. Die Knorpelzelle ist von einem schmalen kontinuierlichen Saum aus feinen kollagenen Fibrillen umgeben. Daran schliessen sich gröbere kollagene Fibrillen an. Das stellate reticulum, das morphologische Korrelat der Proteoglykane (4) ist in Form elektronendichter sternförmiger Partikel mit Ausläufern um und zwischen die kollagenen Fibrillen in gleichmäßiger Verteilung gelagert (Abb. 1a). Diese Matrixstrukturen beweisen, daß die Transplantatzellen die gleiche Syntheseleistung wie normale hyaline Gelenkknorpelzellen aufbringen.

Diskussion

Elektronenmikroskopisch konnte nachgewiesen werden, daß die Vitalität und Syntheseleistung der Transplantatzelle im Vergleich mit normalen hyalinen Gelenkknorpelzellen uneingeschränkt erhal-

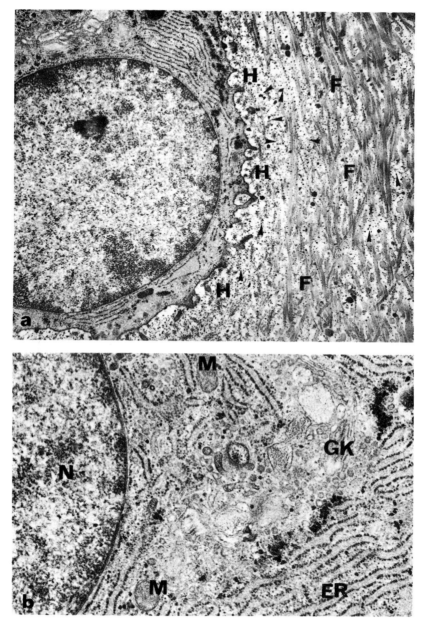

Abb. 1 a und b. Nicht konserviertes homologes Transplantat, 18 Monate postoperativ. (a) Die Transplantatzelle ist von einem Halo (H) feiner kollagener Fibrillen umgeben. Daran schließen sich gröbere Fibrillen (F) an. Das stellate reticulum (Pfeile) ist regelhaft ausgebildet. Vergrößerung 16000fach, (b) die Zellorganellen der Transplantatzellen sind normal ausgebildet. ER = endoplasmatisches Retikulum, GK = Golgi-Komplex, M = Mitochondrien, N = Nucleus. Vergrößerung 32000 fach

ten bleibt. Damit heilen nicht konservierte homologe Knorpeltransplantate unter optimalen Bedingungen folgenlos ohne Umbauvorgänge ein. Die in der Literatur beschriebenen Mißerfolge lassen

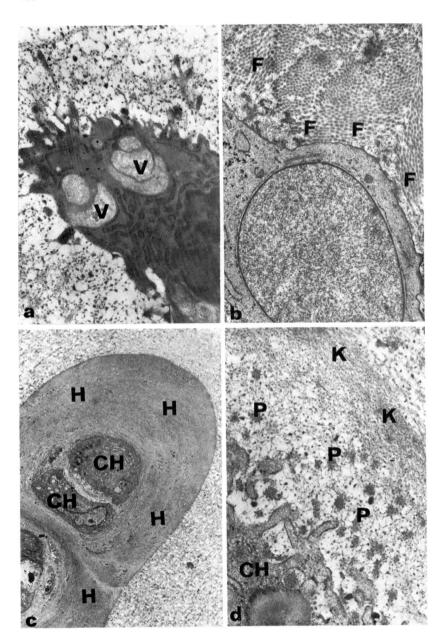

Abb. 2 a - d. Beispiele pathologischer Ultrastrukturen als Gegenüberstellung zu Abb. 1. (a) Avitale Zelle eines konservierten homologen Transplantates: Desintegration der Membransysteme, ausgedehnte Vacuolen (V). Vergrößerung 25600fach, (b) knorpelähnliches Ersatzgewebe: Fehlen des kontinuierlichen Halos aus feinen kollagenen Fibrillen; Angrenzen gröberer Fibrillen (F) unmittelbar an die Zellmembran. Vergrößerung 14000fach, (c) Knorpelzelle mit gestörter Syntheseleistung: der Halo (H) ist um ein Vielfaches vergrößert. CH = Chondrocyt. Vergrößerung 2500fach, (d) stärkere Vergrößerung der Zelle von 2 C: Pathologische Strukturen von Proteoglykanen (P) und Kollagen (K). CH = Chondrocyt. Vergrößerung 26000fach sich einerseits darauf zurückführen, daß kältekonservierte Transplantate immer einem Vitalitätsverlust erliegen (2). Andererseits ist bei den bisherigen Experimenten eine zeitlich begrenzte postoperative Entlastung nicht beachtet worden. Die Bedeutung weiterer Faktoren auf das Ergebnis der Transplantation wie Inkongruenz, Spaltlinienmuster, Synovitis, Arthrose und Medikamentengabe ist bisher nicht exakt erarbeitet und definiert worden.

Zusammenfassung

Im Experiment untersuchten wir die Einheilung nicht konservierter homologer Knochenknorpeltransplantate im Bereich des medialen Femurcondylus von 45 Schafen. Elektronenmikroskopisch wurde nachgewiesen, daß die Transplantatzellen unter optimalen Bedingungen vollständig überleben und keine Umbauvorgänge stattfinden.

Summary

Our experimental work was concerned with the healing process of fresh homologous osteochondral grafts in the knee joints of 45 sheep. The ultrastructural investigations pointed clearly to the fact that the cells of fresh homografts completely survive under optimal conditions. Neither transformation nor metaplasia were evident.

Literatur

1. EHALT, W.: Gelenk-Knorpelplastik. Langenbecks Arch. klin. Chir. 299, 768-774 (1962)
2. HESSE, W., HESSE, I.: Die Knorpeltransplantation am Kniegelenk. Experiment - Klinik - Technik. Zentralbl. Chir. 1979 (im Druck)
3. RIESS, J.: Homoioplastische Transplantation von kältekonservierten Gelenkknorpeln im Tierversuch. Arch. orthop. Unfall. Chir. 48, 278-279 (1956)
4. SERAFINI-FRACASSINI, A., SMITH, J.W.: The Structure and Biochemistry of Cartilage. Churchill Livingstone. Edinburgh und London, 1974

Dr. W. Hesse, Unfallchirurgische Klinik - 6230 -, Medizinische Hochschule, Karl-Wiechert-Allee 9, D-3000 Hannover 61

39. Reaktion des Gelenkknorpels auf subchondrale Defektauffüllung mit autologer Spongiosa, Kieler Knochenspan und Knochenzement

U. Mommsen, H. Scheer, K. H. Jungbluth, G. Delling und G. Siebert

Aus der Abteilung für Unfallchirurgie (Dir.: Prof. Dr. K.H. Jungbluth) der Chirurgischen Klinik und Poliklinik und dem Pathologischen Institut (Dir.: Prof. Dr. G. Seifert) des Universitäts-Krankenhauses Hamburg-Eppendorf

Einleitung

Die Auffüllung subchondral gelegener Knochendefekte mit autologer Spongiosa und in Ermangelung dieser mit heterologen Implantaten, wie Kieler Knochenspan oder Knochenzement, ist ein anerkanntes therapeutisches Prinzip. Im Tierexperiment suchten wir näheren Aufschluß über die biologische Wirkung dieser Behandlung. Dabei interessierte insbesondere die Frage, wie reagiert der Gelenkknorpel auf Unterfütterung mit unterschiedlichen Materialien.

Material und Methode

Es wurden 3 Gruppen aus jeweils 10 Kaninchen gebildet. Dabei handelte es sich um ausgewachsene Tiere mit einem durchschnittlichen Lebendgewicht von ca. 5 kg. Bei allen Tieren wurden im Bereich der Hauptbelastungszone des medialen Femurcondylus, von einem supracondylär gelegenen Knochenfenster aus, genormte, im Durchmesser 3 mm große, subchrondral gelegene Knochendefekte gesetzt.

In der 1. Gruppe wurde der Defekt mit autologer Spongiosa, die aus dem Schienbeinkopf desselben Beines entnommen wurde, aufgefüllt.

In der 2. Gruppe erfolgte die Defektauffüllung mit macerierter heterologer Spongiosa (Kieler Knochenspan) und

in der 3. Gruppe mit Knochenzement (Refobacin-Palacos).

In allen Fällen wurden beide Kniegelenke operiert. Hierdurch waren die Tiere gezwungen, beide Gliedmaßen gleichmäßig zu belasten. Der unerwünschte Einfluß der Funktionseinschränkung wurde hierdurch ausgeschaltet, so daß eine klare Aussage über die Wirkung der 3 verschiedenen Behandlungsmethoden unter Funktionsbedingungen getroffen werden konnte.

Alle Tiere erhielten in 8tägigen Abständen Tetracyclin zur Markierung des Knochenwachstums bzw. des Knochenumbaues. Aus jeder

Gruppe wurde eine gleiche Anzahl von Tieren im Abstand von 2, 4, 8 und 12 Wochen nach der Operation getötet. Die Kniegelenke wurden makroskopisch und histologisch am unentkalkten Knochen untersucht.

Ergebnisse

In der 1. Gruppe sind bei makroskopischer Betrachtung auch nach 12 Wochen keinerlei krankhafte Veränderungen am Gelenkknorpel zu erkennen.

Histologisch zeigen die Präparate einen regelrecht aufgebauten Gelenkknorpel. Die Chondrocyten sind gut anfärbbar und in typischer Weise säulenförmig angeordnet. Ein Verlust amorpher Grundsubstanz bzw. eine faserige Umwandlung ist in keinem Präparat zu erkennen. Das Transplantatareal weist Fettmark sowie lamellär aufgebaute vitale Spongiosabälkchen auf. Reaktive Veränderungen können in der Umgebung des Transplantates nicht gefunden werden.

In der 2. Gruppe sieht man nach 12 Wochen schon bei der makroskopischen Untersuchung eine deutliche Schädigung an der Gelenkfläche des operierten Femurcondylus. Eine linsengroße Einsenkung, welche von einer dunkler erscheinenden grabenförmigen Vertiefung umgeben ist, grenzt sich vom normalen Gelenkknorpel ab.

Die histologische Untersuchung zeigt eine Unebenheit des Gelenkknorpelabschnittes, der mit heterologer Spongiosa unterfüttert ist. Im Zentrum ist der Knorpel trichterförmig in die mit dem Transplantat gefüllte Defekthöhle eingebrochen. Auch nach 12 Wochen ist der Defekt noch nicht knöchern durchbaut, sondern angefüllt mit nekrotischen Knochenbälkchen. Weiterhin finden sich lymphoplasmocelluläre Infiltrate, herdförmige Fibrosierungen, Osteoblasten und Osteoclasten als Ausdruck reaktiver Veränderungen.

Bei der 3. Gruppe ist genauso wie bei Gruppe 2 nach 12 Wochen der Gelenkknorpel im Bereich der Zementplombe degenerativ verändert. Bei der Betrachtung mit der Lupe sieht man Aufrauhungen und Rißbildungen im unterfütterten Gelenkknorpelabschnitt.

Hier zeigt das histologische Bild in allen Knorpelschichten eine Zellverarmung und massenhaft verdämmernde Knorpelzellen. Die Anfärbbarkeit der Knorpelgrundsubstanz ist vermindert. Im spongiösen Knochenbereich wird die Zementplombe von einer nahezu vollständigen Knochenlamelle umgeben. Stellenweise ist es zur Ausbildung herdförmiger Fibrosierungen gekommen. Eine stärkergradige Umgebungsreaktion mit Riesenzellen oder lymphoplasmocellulären Infiltraten ist im Gegensatz zur Versuchsgruppe 2 nicht zu erkennen.

Diskussion

Bei Defektauffüllung mit autologer Spongiosa zeigte sich, daß auch nach 12 Wochen keine pathologischen Veränderungen am gesamten Gelenkknorpel zu erkennen waren. Unter Wahrung der subchondralen Grenzstrukturen war zu diesem Zeitpunkt der ehemalige Knochendefekt knöchern durchbaut und spongiös strukturiert. Im Gegensatz dazu fand sich bei Unterfütterung mit heterologer Spongiosa wie auch Knochenzement eine Zerstörung des entsprechenden Gelenkknorpelabschnittes. Diese trat jedoch erst bei der 12 Wochenkontrolle in Erscheinung.

Als Ursache der Knorpelzerstörung muß bei der Unterfütterung mit Kieler Knochenspan eine mechanische Komponente diskutiert werden. Das eingebrachte Gewebe wird - wenn überhaupt - nur langsam abgebaut, verhindert den knöchernen Durchbau und ist infolge Enteiweißung besonders spröde (2). Unter langer Wechseldruckbelastung, wie sie bei physiologischer Beanspruchung gegeben ist, kommt es daher zu Mikrofrakturen und Sinterung des Implantates, was wiederum zum Einbruch der verbliebenen subchondralen Grenzstrukturen und des darüber gelegenen Gelenkknorpels führt.

Der Untergang des Gelenkknorpels bei Defektauffüllung mit Knochenzement ist demgegenüber weniger eindeutig und kann durch mehrere Faktoren bedingt sein. Einmal kann auch dies mechanisch verursacht sein durch die Starre des Implantates, dem sich die Mikroarchitektur des Gelenkknorpels nicht anzupassen vermag (5). Zum anderen sind aber auch Ernährungsstörungen (4) zu diskutieren. Nach wie vor sind HESSE (3) und andere Autoren (1) der Ansicht, daß die Subchondralräume für die Ernährung des zugeordneten Gelenkknorpels eine wichtige Rolle spielen. In unserem Experiment wurden diese mit einer wasserundurchlässigen Zementplombe verschlossen. Die beschriebenen degenerativen Veränderungen können daher durch derartige Ernährungsstörungen erklärt werden. Andererseits kann aber auch eine, bei der Härtung des Knochenzementes auftretende, regionale Hitzeschädigung als Faktor des degenerativen Knorpelschadens nicht ausgeschlossen werden.

Unsere Untersuchungen geben für die klinische Praxis den Hinweis, daß ausschließlich mit der autologen Spongiosa gute Ergebnisse, auch in Hinsicht auf die Erhaltung und Wiederherstellung des Gelenkknorpels, zu erwarten sind.

Zusammenfassung

An 30 ausgewachsenen Kaninchen wurden genormte, subchrondral gelegene Knochendefekte gesetzt. Diese wurden mit autologer Spongiosa, Knochenzement und macerierter heterologer Spongiosa aufgefüllt. Nach 12 Wochen zeigte sich, daß bei den Defektauffüllungen mit autologer Spongiosa diese unter Wahrung der subchondralen Grenzstrukturen knöchern durchbaut waren. Der Gelenkknorpel selbst wies keine degenerativen Veränderungen auf. Im Gegensatz dazu fand sich bei der Defektauffüllung mit Knochenzement oder Kieler Knochenspan nach 12 Wochen eine Zerstörung des Gelenkknorpels. Der Defekt, in den die heterologe Spongiosa implantiert worden war, war zu diesem Zeitpunkt noch nicht knöchern konsolidiert. Diese Ergebnisse weisen darauf hin, daß gute Resultate bei der Auffüllung subchondral gelegener Knochendefekte nur mit autologer Spongiosa erzielt werden können.

Summary

Equally sized subchondral osseous defects were produced in 30 adult rabbits. The defects were filled with autologous cancellous bone, bone cement, or macerated heterologous cancellous bone. Twelve weeks later those filled with autologous cancellous bone showed consolidation with preservation of the subchondral border line. There were no degenerative changes of the joint's cartilage. Filling with bone cement or heterologous cancellous bone, on the other hand, led to destruction of the joint's cartilage. The defects treated with heterologous cancellous bone had not reached osseous consolidation at that time. These results suggest that effective treatment of subchondral osseous defects can only be achieved by filling with autologous cancellous bone.

Literatur

1. AICHROTH, P.M.: Osteochondritis dissecans of the knee. J. Jt. Surg 53B, 440 (1971)
2. DEDERICH, R.: Kieler Spongiosa-Granulat. Z. Orthop. III. 106 (1973)
3. HESSE, W., HESSE, I.: Experimentelle Grundlagen der Korpeltransplantation. H. Unfallheilkd. 127, 103 (1976)
4. OTTE, P.: Biologie des Gelenkknorpels im Hinblick auf die Transplantation. Z. Orthop. 110, 677 (1972)
5. SPRANGER, M.: Physikalische Untersuchung zur Bestimmung und Beurteilung der Elastizität des Gelenkknorpels. Z. Orthop. 110, 957 (1972)

Dr. U. Mommsen, Abteilung für Unfallchirurgie der Chirurgischen Klinik und Poliklinik des Universitäts-Krankenhauses Hamburg-Eppendorf, Martinistraße 52, D-2000 Hamburg 20

40. Fluorescenzmikroskopische Untersuchungen über Osteosynthesen und Knochendefektauffüllungen mit Cyanoacrylat

Th. Tiling, O. Meffert und P. Stanković

Klinik und Poliklinik für Allgemeinchirurgie der Universität
Göttingen (Direktor: Prof. Dr. H.-J. Peiper)

Über eine neue Methode der Fraktur- und Knochendefektbehandlung
berichtete POLJAKOV (3) auf der Unfallmedizinischen Tagung in
Mainz 1972. Unter Verwendung von Äthylcyanoacrylat wurden mittels
Ultraschall Verschweißungen von Knochengewebe vorgenommen. VOLKOV
et al. (5) beschrieben erfolgreiche Osteosynthesen am Menschen
bei Frakturen des Schlüsselbeines, der Kniescheibe und des Unterschenkels sowie Wiederherstellungsoperationen bei Gelenkverletzungen. POLJAKOV zeigte weiter die Möglichkeit auf, mit Hilfe
des Klebers Knochentransplantate einzuschweißen oder mit Knochenschotter in Resektionshöhlen neuen Knochen zu schaffen. Das verschweißte Knochenconglomerat unterliege einem allmählichen Umbau
und werde schließlich durch neugebildetes Knochengewebe ersetzt.
Dieses Verfahren soll die Knochenbruchheilung und Knochenneubildung weder verändern noch verlangsamen (4).

Methodik

Bei weiblichen und männlichen Kaninchen mit einem Durchschnittsgewicht von 3.200 g (2.170 g bis 4.220 g) wurden zwei Drittel
zirkuläre Knochenmehl-Klebemanschetten an Femur und Tibia sowie
Knochenmehl-Kleberplomben an der Tibia angebracht. Verwendet
wurde homologes gamma-sterilisiertes Knochenmehl im Gewichtsverhältnis 1:1:1 der Korngröße 0,5 mm, 0,5 - 1 mm und 1 - 2 mm und
Äthylcyanoacrylat mit einer technischen Polymerisationszeit von
120 sec (Sicomet).

11 Tage vor dem Tötungstermin erhielten die Kaninchen 20 mg pro
kg Reverin i.m. und 4 Tage davor 20 mg pro kg Calcein-Grün zur
Knochenmarkierung. Die entnommenen Knochenpräparate wurden nach
Schenk in Metamethylacrylat eingebettet und längs sowie quere
Serienknochenschliffe mit einer Dicke von 40 bis 60 µm zur fluorescenzmikroskopischen Auswertung hergestellt.

Serie 1: Bei 20 Kaninchen wurde nach Freilegung des Femur und
Entfernung des Periosts über 3 cm Länge die Knochenoberfläche mit
einer Raspel aufgerauht, mit einer 0°C kalten 5%igen Laevuloselösung eines pH von 8,0 (1,5 ml Tris zu 250 ml Laevuloselösung)
gespült und die Knochenoberfläche zur Trocknung mit 0,4 ml Aceton

benetzt. Auf die Knochenoberfläche wurde das Knochenmehl portionsweise über einer Länge von 2,5 cm und Schichtdicke von 0,6 cm als zwei Drittel zirkuläre Manschette aufgehäufelt und mit 2 ml Äthylcyanoacrylat durchtränkt. Nach Polymerisation des Klebers erfolgte der Verschluß der Wunde. 5 weitere Kaninchen ohne Klebermanschette dienten als Kontrollserie. Je 5 Tiere wurden nach 11, 18, 25 und 32 Tagen getötet.

Serie 2: Bei 20 Kaninchen wurde in Oberschenkelblutsperre die Tibia in Schaftmitte quer osteotomiert und nach Reposition der Osteotomie eine zwei Drittel zirkuläre Klebermanschette - wie bei Serie 1 angegeben - angebracht. 5 weitere Kaninchen ohne Osteotomie und Klebermanschette dienten als Kontrollserie. Nach Durchtrennung des Kniebandapparates erfolgte eine Immobilisation des operierten Hinterlaufes durch Fixation am Körper mit einem Pflasterverband. Je 5 Tiere wurden nach 11, 18, 25 und 32 Tagen getötet.

Serie 3: Bei 10 Kaninchen wurde in Oberschenkelblutsperre ein rundes Corticalisloch mit einem Durchmesser von 0,5 cm im mittleren Tibiaschaftdrittel gebohrt. Nach Vorbehandlung - siehe Serie 1 - wurde der Defekt mit dem Knochenmehl und Äthylcyanoacrylat aufgefüllt. Die Tiere wurden 9 Monate nach der Operation getötet.

Ergebnisse

Bei Serie 1 ohne Osteotomie konnte über die gesamte Versuchsdauer eine regelrechte Osteoidbildung am Femur, auch unter der Manschette, gegenüber der Vergleichsserie beobachtet werden. Endostal und am Menschettenende periostal fand sich ab 11 Tagen eine kräftige Callusbildung. Lediglich im äußersten Corticalisbereich unter der Manschette bestand bei fehlendem Periost eine schmale Zone ohne Osteonenmarkierung.

Bei Serie 2 bestand bis zum Versuchsende bei allen Tieren röntgenologisch eine stabile Osteosynthese. 11 Tage postoperativ fand sich in der Tibia keine Osteonenmarkierung. Nach 11 Tagen war eine zunehmende corticale Osteonenmarkierung und periostale sowie endostale Callusbildung proximal und distal der Manschette sichtbar. Unter der Manschette ließ sich keine Osteoidmarkierung über die gesamte Versuchsdauer nachweisen, wobei in der Vergleichsserie eine regelrechte Osteonenmarkierung zu beobachten war. Die Längsschnitte im Osteotomiebereich zeigten im Spalt eine, sich auch in den Markraum erstreckende, strukturlose Zone. Die Osteotomieenden waren abgerundet. Zeichen einer Knochenbruchheilung waren nicht sichtbar.

In der dritten Serie war nach 9 Monaten der Knochendefekt, aufgefüllt mit Kleber und nicht markiertem Knochenmehl, unverändert groß nachweisbar. Im Grenzbereich von Corticalis und der Knochenmehlkleberplombe fanden sich bandenförmige Fluorescenzmarkierungen mit Resorptionslacunen. Vereinzelt konnten Markierungen des homologen Knochenmehls beobachtet werden, wenn diese direkt Kontakt zum Knochenlager besaßen. Der Defekt war periostal und endostal von Callus überzogen.

Diskussion

Bei unseren Untersuchungen wurde auf die Anwendung von Ultraschall verzichtet, da wir keinen sicheren Einfluß des Ultraschalls auf die Stabilität der Manschetten nachweisen konnten. Die Behauptung, daß die Kollagenfasern durch Ultraschallanwendung ineinander fließen und dadurch die Knochenfragmente miteinander verbunden werden (3), wird heute von POLJAKOV selbst nicht aufrecht erhalten (1). Durch die Ultraschallanwendung ist nur eine Beschleunigung der Polymerisation des Klebers mit der Gefahr einer stärkeren Hitzeschädigung am Knochen zu erreichen.

In Übereinstimmung mit POLJAKOV (4) zeigten die fluorescenzmikroskopischen Knochenschliffe der ersten Serie ohne Osteotomie, daß eine auf die periostfreie Knochenoberfläche aufgebrachte zwei Drittel zirkuläre Klebemanschette keinen schädigenden Einfluß auf die Mineralisation wachsender Osteone ausübt. Tibiaosteotomien, stabilisiert mit einer zwei Drittel zirkulären Klebemanschette, ergaben bei zusätzlicher Immobilisation immer eine stabile Osteosynthese. Fluorescenzmikroskopisch fiel in der zweiten Serie jedoch unter der gesamten Klebemanschette das Fehlen einer Osteonenmarkierung auf. Eine Knochenbruchheilung konnte nicht beobachtet werden. Aufgrund unserer Ergebnisse ist eine toxische Wirkung des Klebers auf die Osteocyten beim Kontakt mit der endostalen Blutversorgung und Thrombose der endostalen Gefäße zu diskutieren, da das Eindringen des hoch viscösen Klebers in den Osteotomiespalt operationstechnisch nicht zu vermeiden war und der eingedrungene Kleber nicht abgebaut wurde.

GRASSHOFF et al. (2) berichteten, daß in einen Knochendefekt eingebrachte Knochenmehl-Kleberplomben nach 6 Wochen reaktionslos im Knochenbett lagen. Auch wir konnten nach 9 Monaten keine knöcherne Durchbauung der Kleberplombe, wie sie von POLJAKOV (4) und VOLKOV et al. (5) beobachtet wurden, nachweisen.

Aufgrund unserer Untersuchungen ist die alleinige Anwendung eines Äthylcyanoacrylat-Knochenmehlgemischs zur Stabilisierung von Osteotomien, Knochenbrüchen und Auffüllung von Knochendefekten nicht geeignet.

Zusammenfassung

Knochendefekte und Osteotomien der Kaninchentibia wurden mit einem Äthylcyanoacrylat-Knochenmehlgemisch stabilisiert. Eine Osteotomieheilung oder knöcherne Durchbauung des Knochendefektes konnte nicht beobachtet werden.

Summary

Bone defects and osteotomies of the rabbit tibia were stabilized by a mixture of ethyl cyanoacrylate and bone meal. Healing of osteotomy or new bone formations growing through the defect could not be observed.

Literatur

1. GIBEL, W.: Persönliche Mitteilungen von V.A. Poljakov, Moskau 1977
2. GRASSHOFF, H., MECKERT, M., KÜHNE, W., KUTSCHMANN, K., MARTINEK, I., WEICKERT, H.: Zur Anwendung des Ultraschallschweißens zum Auffüllen von Knochendefekten. Beitr. Orthop. u. Traumatol. 23, 271-275 (1976)
3. POLJAKOV, V.A.: Resultate und Ausblicke der Anwendung des Ultraschallverfahrens in der Traumatologie. In: Weit, T.: Bericht über die Unfallmedizinische Tagung. Landesverband der gewerblichen Berufsgenossenschaften 16, 85-91 (1972)
4. POLJAKOV, V.A.: Ultrasonic cutting and welding in clinical surgery. Sovetsk. Med. 35, 29-34 (1972)
5. VOLKOV, M.V., POLJAKOV, V.A., CEMANOV, G.G.: Technique of dissection and fusion of bowns with aid of ultrasonic waveguids. Orthop. Traum. Protez. 33, 1-7 (1972)

Dr. Th. Tiling, Klinik und Poliklinik für Allgemeinchirurgie der Universität Göttingen, Robert-Koch-Straße 40, D-3400 Göttingen

41. Intramedulläre Druckentwicklung und ihre Folgen bei der Marknagel-Osteosynthese*

K. M. Stürmer und W. Schuchardt

Universitätsklinikum der Gesamthochschule Essen, Abteilung für Unfallchirurgie (Direktor: Prof. Dr. K.P. Schmit-Neuerburg)

Fragestellung

Die exakten biomechanischen Vorgänge bei der Marknagelung sind bislang weniger untersucht als bei der Plattenosteosynthese. Die meisten Untersuchungen beziehen sich hier auf die Gefäßversorgung und wurden in der Regel mit Spezialnägeln und Spezialbohrern an Kleintieren durchgeführt. Nur van den BERG (1) führte an Hunden AO-Marknagelungen durch.

Wir wählten die Schafstibia, weil Größe, Form, Belastungsmodus und Knochenheilung weitgehend mit den Verhältnissen beim Menschen vergleichbar sind. Wir benutzten ausschließlich handelsübliche Implantate und Markraumbohrer der AO. Über einen intramedullären Druckanstieg beim Aufbohren und eine dadurch möglicherweise bedingte Gefäßobliteration hatten bereits ZUCMAN (5) und DANCKWARDT-LILLIESTRÖM (2) an Kaninchen berichtet. KÜNTSCHER (3) und WEHNER (4) gaben nur Werte bis 120 mm Hg an.

Material und Methode

An 24 ausgewachsenen Milchschafen, älter als 2 Jahre, wurde nach Osteotomie der Tibia die Markhöhle von 8 bis 10,5 (11,5) mm schrittweise ohne Blutsperre aufgebohrt: 10 Tiere in "gedeckter" Technik, indem die Operationswunde nach der Osteotomie sofort schichtweise verschlossen wurde, 10 Tiere in "offener" Technik, indem die Osteotomie mit einer kleinen Platte und Haltezangen reponiert wurde, und 4 Tiere ohne Osteotomie. Es wurde ein gekürzter AO-Tibiamarknagel mit 0,5 mm geringerem Durchmesser als der des letzten Bohrers eingeschlagen. Während des Aufbohrens erfolgte die kontinuierliche Messung des intramedullären Drucks (Abb. 1). Die Meßpunkte lagen in der distalen Tibiamarkhöhle und bei einigen Tieren 2 cm proximal der Osteotomie. Während der 8-wöchigen Versuchsdauer fertigten wir alle 2 Wochen Röntgenaufnahmen in 2 Ebenen an und gaben zur Sequenzmarkierung des Knochens 5 Farbstoffe (CB, XO, CG, AK, TC). Nach intravitaler Ge-

---

* Mit Unterstützung der Deutschen Forschungsgemeinschaft.

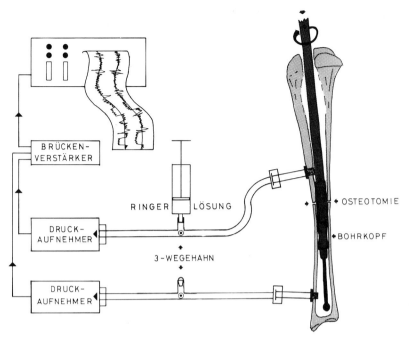

Abb. 1. Druckmessung beim Aufbohren der Markhöhle. Meßpunkte 2 cm proximal der Osteotomie und im distalen Markraum. Druckmeßstutzen im Knochen mit M-5-Gewinde, Innendurchmesser 3 mm. Über 3-Weghähne entlüftete, mit Ringerlösung gefüllte Druckmeßleitung zum Druckaufnehmer (STATHAM UC-3-Cell, Membran UGP4-20). Brückenverstärker (VISHAY 2100). Mehrkanalschreiber (HEWLETT/ PACKARD 7404 A)

fäßfüllung mit Tusche und Mikropaque wurden die gesamten Tibiae bis auf jeweils 2 entkalkte Knochenzylinder zur Mikroangiographie unentkalkt in Methacrylat eingebettet, teils ungefärbt, teils nach Stückfärbung mit Fuchsin. Ausgewertet wurden Mikroangiographien, Mikroradiographien, Dünnschliffe im Durchlicht und Fluorescenzanregung sowie gefärbte Ultra-Dünn- und Gefrierschnitte.

Ergebnisse

19 Schafe konnten ausgewertet werden. Es wurde mit möglichst geringem Andruck des Bohrers gearbeitet, um eine Perforation der relativ spröden Schafstibia zu vermeiden. Vor Eröffnung der Markhöhle, nach Osteotomie, wurde ein pulssynchroner Markraumdruck von 40 - 50 mm Hg gemessen. Um auch höhere Werte messen zu können, wurde der Meßbereich bis 1000 mm Hg gewählt.

Abbildung 2 gibt das Beispiel eines Druckverlaufes im distalen Fragment. Man erkennt deutlich das Einführen des Bohrers, das Abtragen von Knochen im proximalen Teil, das Überschreiten der Osteotomie und die extrem hohen Drucke über 1000 mm Hg beim Aufbohren des distalen Fragments. Einzelne Messungen mit größerem Meßbereich (UGP4-50-Membran) ergaben, daß die Spitzendrucke um 2 Atmosphären lagen. Das Einschlagen des Marknagels erzeugt nur Werte zwischen 90 und 160 mm Hg.

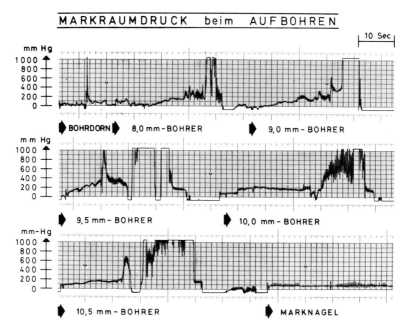

Abb. 2. *Intramedullärer Druck bei gedeckter Technik. Meßbereich bis 1000 mm Hg. Messung im distalen Fragment: Überschreiten des Meßbereichs mit dem Bohrdorn und mit allen 5 Bohrern, dabei jeweils 4 Phasen des Druckverlaufs: erst niedriger Druck, dann Druckanstieg beim Abtragen des Knochens, abrupter Druckabfall an der Osteotomie, maximaler Druck im distalen Fragment und negative Werte beim Zurückziehen des Bohrers. Der 9,5 mm-Bohrer wird zwischenzeitlich 2-mal zurückgezogen. Druck bei der Nagelung 90-160 mm Hg*

Tabelle 1 zeigt den Vergleich der einzelnen Bohrtechniken und der Meßpunkte sowie der Bohrkaliber im Mittel. Bei gedeckter Technik treten etwas höhere Drucke auf als bei offener Nagelung, eine Folge der guten manuellen Reposition. Proximal der Osteotomie entstehen geringere Drucke als distal, speziell nach mehreren Bohrschritten als Folge des Austritts von Markrauminhalt aus dem Osteotomiespalt. Entsprechend werden ohne Osteotomie bei jeder Bohrstufe annähernd gleich hohe Werte gemessen.

Tabelle 1. Intramedullärer Druck in mm Hg beim Eröffnen und Aufbohren der Markhöhle sowie beim Einschlagen des Nagels (Mittelwerte der Druckspitzen)

Technik	Meßpunkt	N	Pfriem	Dorn	8mm	9mm	9,5mm	10mm	10,5mm	Nagel
offen	distal	5	119	>1000	710	800	352	418	422	120
gedeckt	distal	5	165	>1000	>1000	990	686	526	444	138
offen	proximal	3	627	853	557	460	320	293	227	137
gedeckt	proximal	3	370	580	600	345	210	140	150	100
ohne Osteotomie	distal	3	193	816	627	970	780	760	643	-

Alle Tibiae waren nach 8 Wochen klinisch fest. Histologisch erkennt man eine weitgehende Verlegung des inneren Anteils des canalis a. nutritiae mit Bohrmehl. Die Folge ist bei einem Teil der Tiere eine knöcherne Auffüllung des Kanals ab der 4. Woche und eine Übernahme der Blutversorgung durch Gefäße aus dem proximalen Markraum oder über einen osteoclastisch neu entstandenen Gefäßkanal in der Nähe. Bei anderen Tieren kommt es über mehrere kleinkalibrige Gefäße zu einer Revascularisierung des Kanals der A. nutritiae. Auffallend ist ein unregelmäßig begrenzter, aber selbst nach 8 Wochen noch konstant zu beobachtender avasculärer Bezirk der inneren Cortexschichten: am ausgeprägtesten unmittelbar an der Osteotomie, distal davon größer als proximal. Dieser Bezirk wird durch eine zirkuläre Umbaufront von peripher nach zentral revascularisiert und knöchern ersetzt. Einzelne Revascularisierungsansätze aus dem Markraum heraus werden frühestens nach 4 bis 6 Wochen beobachtet. Der avasculäre, ringförmige Bezirk läßt eine Verstopfung von Knochenkanälchen mit Markrauminhalt und Bohrmehl erkennen.

Diskussion

Betrachtet man den Bohrvorgang vereinfacht wie einen Kolben in einem Zylinder, gefüllt mit Flüssigkeit, so entspricht der entstehende Druck der Kraft auf den Bohrer pro Fläche (kp/cm^2). Dieser Druck kann allerdings entweichen: zwischen Bohrkopf und Knochenrohr, an der Osteotomiestelle und in geringerem Maße in die Knochenkanälchen. Hierbei sind folgende physikalisch-technischen Größen u.a. maßgebend: die Viscosität des Markrauminhalts (Fett, Blut, Bohrmehl), die Exzentrizität des Bohrers im Knochenrohr, die Abdichtlänge des Bohrers und die Reposition der Osteotomie. Unmittelbar am Bohrkopf muß der höchste Druck angenommen werden. Eine Berechnung des Drucks erscheint unmöglich, da sich die oben genannten Größen ständig verändern.

Unter praktisch-klinischen Gesichtspunkten sind folgende Druckgrenzen von Bedeutung: Die Höhe des Venendrucks, des Capillardrucks und des Blutdrucks (beim Schaf im Mittel 135/90 mm Hg), weil beim Überschreiten dieser Werte Markrauminhalt in die jeweiligen Gefäßsysteme gepreßt werden kann. Diese Schwellen werden um das 10 bis 100-fache beim Aufbohren überschritten. Die Folgen für die Knochenheilung sind in der Histologie zu erkennen. Schon ZUCMAN ([5]) und DANCKWARDT-LILLIESTRÖM ([2]) hatten histologisch Markrauminhalt intracortical und subperiostal nachweisen können. Es muß offenbleiben, ob primär eine venöse oder arterielle Zirkulationsstörung durch Obliteration der Systeme entsteht.

Die beobachteten avitalen Knochenbezirke erklären nicht nur Störungen im Heilverlauf sondern auch das Bild der Infektion nach Marknagelung mit den typischen röhrenförmigen Sequesterbildungen der inneren Corticalis. Bei einem Schaf mit Nagelinfekt stimmte der im Querschnitt ringförmig sichtbare Sequester exakt mit den entsprechenden gefäßlosen Zonen bei den übrigen Tieren überein. Gegenwärtig laufende Untersuchungen sollen klären, welche der für die Druckentwicklung verantwortlichen Parameter am günstigsten zu beeinflussen sind und ob sich dann eine bessere Knochenheilung und schnellere Revascularisation nach Marknagelung ergibt.

Zusammenfassung

Beim Aufbohren der osteotomierten Schafstibia mit AO-Markraumbohrern werden intramedulläre Drucke bis über 1000 mm Hg gemessen. Die histologische Auswertung 8 Wochen nach Marknagelung zeigt Obliteration des Kanals der A. nutritia und kleinerer Corticaliskanäle mit Markfett und Bohrmehl. Ein zentraler Cortexbezirk ist ohne Gefäßversorgung und wird vorwiegend von außen nach innen revascularisiert und umgebaut.

Summary

High pressure exceeding 1000 mm Hg are measured during reaming of the narrow cavity with ASIF instruments after osteotomy of the sheep's tibia. Histologic evaluation 8 weeks after intramedullary nailing shows obliteration of the canalis a. nutritiae and smaller cortical vessels with fat and bone particles. The internal circumference of the cortex remains nonvital. Revascularization and bone remodeling is proceeding in a mainly centripetal direction.

Literatur

1. van den BERG, P.A.: Ann. Univ. Sarav. 19, 148-234 (1972)
2. DANCKWARDT-LILLIESTRÖM, G.: Acta. Orthop. Scand. Suppl. 128 (1969)
3. KÜNTSCHER, G.: Stuttgart: Schattauer 1962
4. WEHNER, W., MORGENSTERN, C., ZEUMER, G.: Zbl. Chir. 91, 209-215 (1966)
5. ZUCMAN, J., MAURER, P., BERBESSON, C.: Rev. Chir. orthoped. 54, 221-228 (1968)

Dr. med. K.M. Stürmer, Abteilung für Unfallchirurgie, Universitätsklinikum Essen, Hufelandstraße 55, D-4300 Essen 1

42. Hüftkopfdurchblutung beim Hund unter intraarticulärer Druckerhöhung und Entlastung

T. Mischkowsky, U. Menzel, M. Metzker und U. Mittmann

Abteilung für Experimentelle Chirurgie (Komm. Leiter: Prof. Dr. U. Mittmann) und Sektion für Unfallchirurgie des Chirurgischen Zentrums der Universität Heidelberg der Chirurgischen Universitätsklinik Heidelberg (Direktor: Prof. Dr. Dr. h.c. F. Linder)

Durch Zerreißung der metaphysären Gefäße ist die Hüftkopfdurchblutung bei der Schenkelhalsfraktur vermindert. Darüber hinaus wird eine Verschlechterung der Restdurchblutung durch einen Spannungshämarthros diskutiert (1). Da eine akute Verbesserung der Zirkulation durch operative Wiederherstellung der Knochenkontinuität nicht erreicht werden kann, erscheint die Sicherung der verbleibenden Restdurchblutung über die Lamina reflecta und das Lig. teres capitis als einzige therapeutische Möglichkeit.

Methode

6 erwachsene Beaglehunde (12 ± 1 kg KG, Alter > 1,5 Jahre) werden in Nembutalnarkose mit Raumluft beatmet. Mit der Tracer-Microsphere-Methode wird die Durchblutung von Hüftköpfen, Tibiacorticalis und Nierenrinde gemessen (2, 3). Die radioaktiven Microspheres (8-10 μm) werden über einen Katheter via rechte A. carotis in den linken Ventrikel injiziert. Die Referenzproben werden durch einen Katheter in der rechten A. femoralis superficialis mit einer Präzisionspumpe entnommen (20 ml in 1 min). Dieser Katheter dient gleichzeitig zur Messung des arteriellen Druckes. Er wird maximal 2 cm weit vom Kniegelenkspalt aus vorgeschoben, um eine Beeinträchtigung der Durchblutung im Bereich der Femurkopfgefäße zu vermeiden. Vor und nach Microsphere-Injektion wird das Herzminutenvolumen mit der Thermodilutionsmethode bestimmt. Die Kältelösung wird in den rechten Vorhof injiziert, die Thermistorsonde liegt im Aortenbogen via rechte A. brachialis.

Die linke Hüftgelenkskapsel wird von einem lateralen Zugang aus freigelegt, und nach Punktion wird ein Swan-Ganz-Katheter (F5) intraarticulär eingelegt. Durch Aufblasen des Ballons an der Spitze wird der Katheter in seiner Lage fixiert und die Kapsel abgedichtet.

Über ein T-Stück wird einerseits der intracapsuläre Druck kontinuierlich gemessen, andererseits durch Heben oder Senken eines Niveaugefäßes der Kapseldruck verändert. Der rechte Hüftkopf, an dem keinerlei Manipulation vorgenommen wird, dient als Vergleichsorgan. Dadurch können Änderungen der Durchblutung, die nicht durch die intraarticuläre Druckerhöhung bedingt sind, erfaßt werden.

Die Hüftkopfdurchblutung wird bei Kapseldrucken von 0, 25, 50 mm Hg und nach Druckentlastung gemessen.

Nach Versuchsende werden die Tiere mit Kaliumchlorid getötet. Die Hüftköpfe werden entnommen, zerkleinert und die Radioaktivität der Proben in einem Scintillationszähler (Na-J Well Detector, Firma Harshaw) gemessen. Eine Auftrennung der Hüftköpfe in Epi- und Metaphyse wird nicht vorgenommen, da die Gewichtsproben sonst zu klein wären. Um eine inhomogene Verteilung der Microspheres auszuschließen, wird die Durchblutung der Tibiacorticalis und der Nierenrinde beiderseits bestimmt. Die Berechnung der Organdurchblutung erfolgt mit einem Prozeßrechner (Nuclear Data Typ 812).

Ergebnisse

Herzzeitvolumen (Ausgangswert 135 ml/kg·min) und Körpertemperatur (36.6°C) bleiben über die gesamte Versuchsdauer nahezu konstant. Die Blutentnahme für die Referenzproben, bis zum Versuchsende etwa 10% des Gesamtblutvolumens, verursachen eine Steigerung der Herzfrequenz von 98 S/min zu Versuchsbeginn auf 124 S/min am Versuchsende und eine Abnahme des art. Drucks von 100 auf 90 mm Hg.

Auf die Injektionen von 1 bis maximal 10 ml der Microspheres-Suspension (2 Mio/ml) werden keine hämodynamischen Reaktionen registriert.

Der Ausgangswert der Hüftkopfdurchblutung beträgt rechts 7,8 $\pm$ 1,0 ml/100 g·min, links 7,4 $\pm$ 1,1 ml/100 g·min. Über die Versuchsdauer steigt die Durchblutung des rechten Hüftkopfes kontinuierlich bis auf 10,6 $\pm$ 1,3 ml/100 g·min an. Analog dazu nimmt die Tibiacorticalis-Durchblutung geringfügig von 1,1 $\pm$ 0,2 auf 1,6 $\pm$ 0,2 ml/100 g·min und die Nierenrindendurchblutung von im Mittel 325 auf 398 ml/100 g·min zu. Dies wird mit einer peripheren Vasodilatation erklärt, da gleichzeitig der totale periphere Widerstand von 5003 auf 4683 dyn·sec·cm^{-5} abfällt. Eine Erhöhung des intraarticulären Drucks auf 25 mm Hg beeinträchtigt die Hüftkopfdurchblutung nicht. Eine weitere Zunahme des Drucks auf 50 mm Hg vermindert die Zirkulation auf 4,4 $\pm$ 0,8 ml/100 g·min. Dies sind 48% der Durchblutung der unbeeinflußten Kontrollseite ($p < 0,001$). Druckentlastung nach 30 min führt zu einem Wiederanstieg der Durchblutung auf 78% des Ausgangswertes ($p < 0,001$; Abb. 1, Tabelle 1).

Schlußfolgerung

Die mit der Tracer-Microsphere-Methode gemessene Knochendurchblutung ist mit Ergebnissen anderer Methoden (4, 5) vergleichbar. Darüberhinaus hat die Tracer-Microsphere-Methode den Vorteil, mehrere Situationen hintereinander am gleichen Objekt erfassen zu können. Eine intraarticuläre Druckerhöhung auf 50 mm Hg, die

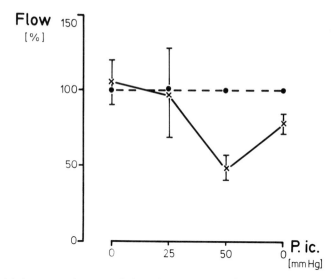

Abb. 1. *Durchblutung des linken Hüftkopfes (Mittelwerte ± SEM) in Prozent der rechten Kontrollseite in Abhängigkeit vom intracapsulären Druck (P.ic., mm Hg) des linken Hüftgelenks*

Tabelle 1. Organdurchblutung (ml/100 g·min) in Abhängigkeit vom intraarticulären Druck (mm Hg) der linken Hüftgelenkskapsel. Mittelwerte ± SEM

Organ	0 Ausgangswert	25	50	0 Entlastung
Caput femoris re	7,8±1,0	8,4±1,5	8,5±1,2	10,6±1,3
Caput femoris li	7,4±1,1	7,6±1,4	4,4±0,8[a]	8,5±1,0[b]
Corticalis tibiae re	1,1±0,2	1,3±0,3	1,1±0,2	1,6±0,2
Corticalis tibiae li	1,2±0,2	1,8±0,3	1,0±0,3	1,7±0,4
Nierenrinde re	330±21	317±15	362±17	407±26
Nierenrinde li	319±13	298±10	342±14	388±23

[a] signifikant (im gepaarten T-Test) gegen Ausgangswert derselben Seite ($p < 0,001$);
[b] signifikant gegen Wert vor Druckentlastung ($p < 0,001$).

auch bei Patienten gefunden wird (eigene, noch nicht veröffentlichte Befunde), vermindert die Hüftkopfdurchblutung signifikant. Eine Druckentlastung bewirkt eine deutliche Verbesserung der Durchblutung.

Damit wird experimentell die Forderung nach einer sofortigen Entlastung eines Spannungshämarthros des Hüftgelenks bestätigt.

Zusammenfassung

Bei 6 Beaglehunden wird die Hüftkopfdurchblutung in Abhängigkeit von Änderungen des intraarticulären Druckes der Hüftgelenkskapsel mit der Tracer-Microsphere-Methode gemessen. Eine Erhöhung des intraarticulären Drucks auf 50 mm Hg vermindert die Durchblutung auf 48%. Nach Druckentlastung erholt sich die Durchblutung auf 78%. Die Ergebnisse stützen die Forderung nach notfallmäßiger Entlastung eines Spannungshämarthros des Hüftgelenkes.

Summary

In six beagles femoral head blood flow is measured with radioactive microspheres. When intra-articular pressure of the hip joint is increased by 50 mm Hg, blood flow is diminished to 48%. Reducing intra-articular pressure to the initial level increases femoral head blood flow to 78%. The results support the demand for immediate pressure relief of hemarthrosis.

Literatur

1. DOITZY, A.: Frakturbehandlung bei Kindern und Jugendlichen. Weber, B.G., Brunner, Ch. und Freuler, F. (Hrsg.), Berlin - Heidelberg - New York: Springer 1978
2. RUDOLPH, A.M., HEYMANN, M.A.: The circulation of the fetus in utero. Methods for studying distribution of blood flow. Circulat. Res. 21, 163-184 (1967)
3. BUCKBERG, G.D., LUCK, J.C., PAYNE, D.B., HOFFMAN, J.I.E., ARCHIE, J.P., FIXLER, D.E.: Some sources of errors in measuring regional blood flow with radioactive microspheres. J. appl. Physiol. 31, 598-604 (1971)
4. JUNGBLUTH, K.H.: Med. Habil., Heidelberg 1969
5. COPP, D.H., SKIM, S.S.: Quantitative studies of bone blood flow in dogs and rabbits. J. Bone Jt. Surg. 46, 781-782 (1964)

OA Dr. T. Mischkowsky, Abteilung für Experimentelle Chirurgie der Chirurgischen Universitätsklinik Heidelberg, Im Neuenheimer Feld 347, D-6900 Heidelberg

43. Experimentelle Untersuchungen zur Biomechanik der Seitenbänder am Kniegelenk

L. Claes, C. Burri, W. Mutschler und E. Plank

Abteilung für Unfallchirurgie, Plastische und Wiederherstellungschirurgie der Universität Ulm (Leiter: Prof. Dr. C. Burri)

Einleitung

Bisherige Untersuchungen zur Biomechanik von Bändern erlaubten aufgrund der verwendeten Methoden lediglich Aussagen über relative Bänderdehnungen (2, 3) unter verschiedenen Bewegungs- und Belastungsverhältnissen. Für die operative Versorgung von frischen und alten Bandverletzungen durch Bandnähte, Bandreinsertion oder Bandplastiken ist jedoch die Kenntnis der absoluten Bandzugkräfte und Bänderdehnungen von großem Interesse.

Methodik

Zur Messung der absoluten Bänderdehnung entwickelten wir omegaförmige, sehr elastische Meßelemente (Abb. 1a) aus dünner Bronzefolie mit Dehnungsmeßstreifen-Halbbrückenschaltungen. Aufgrund der hohen Flexibilität der Meßelemente (0,16 N/mm) wird die Elastizität der Bänder nicht behindert. Zur direkten Kraftmessung wurden biegesteife Aluminiumplättchen mit Dehnungsmeßstreifen-Vollbrücken verwendet (Abb. 1a). Die geringe Größe beider Meßelementtypen erlaubt Simultanmessungen an verschiedenen Bändern und Bandanteilen und gestattet somit eine Analyse der komplexen biomechanischen Verhältnisse während der Bewegungs- und Belastungsvorgänge.

Die Versuchsanordnung ist der Abb. 1b zu entnehmen. Am distalen Teil des Femurs fixierten wir das Kniegelenk in einer speziellen Einspannvorrichtung. Der freibleibende Unterschenkel wurde mit Hilfe eines Motors mit konstanter Drehgeschwindigkeit zwischen 0 und 135° bewegt. Neben der reinen Flexion ermittelten wir den zusätzlichen Einfluß von Torsions-, Abduktions- und Adduktionsmomenten durch das Anhängen von Gewichten. Die Meßwerte der auf die Bänder genähten drei Meßaufnehmer für Kräfte oder Dehnungen wurden nach Verstärkung gleichzeitig auf einem Schreiber als Funktion des Beugewinkels ß registriert.

Die Brauchbarkeit der Meßmethoden prüften wir bisher an den Seitenbändern von 20 Leichenknien.

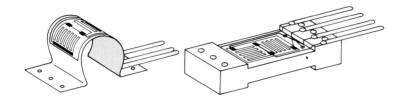

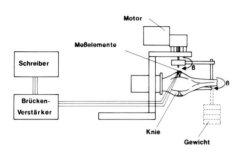

Abb. 1. Oben: Flexibler Meßaufnehmer zur Bestimmung der Bänderdehnungen (links), steifer Meßaufnehmer zur Messung der Bänderzugkräfte (rechts). Unten: Versuchsanordnung zur Messung der Bänderdehnungen und Zugkräfte als Funktion des Flexionswinkels mit der Möglichkeit definierter äußerer Belastungen

Ergebnisse und Schlußfolgerungen

Dehnungen und Kräfte zeigten einen ähnlichen, jedoch nicht proportionalen Kurvenverlauf. Dabei gaben die Dehnungsmessungen einen anschaulichen Eindruck von der Beanspruchung der Bänder. Die wirksamen Bandzugkräfte waren nur durch die direkten Kraftmessungen zu ermitteln.

Während am schmalen lateralen Seitenband eine einheitlich gerichtete Bandstruktur vorliegt, konnten wir am relativ breiten medialen Seitenband drei anatomisch und funktionell unterschiedliche Bandanteile differenzieren. Der charakteristische Verlauf der Bandzugkräfte über den Flexionswinkel ist in Abb. 2a dargestellt. Bei der Flexion in Neutralstellung traten am medialen Seitenband Zugkräfte bis zu 20 N auf. Diese wurden zwischen 0 und 25° vorwiegend von den dorsalen Bandanteilen aufgenommen. Zwischen 25 und 80° zeigten die Zugkräfte ein Minimum, stiegen anschließend im ventralen Bandanteil stark an und erreichten ihr Maximum bei 135°. Zusätzliche Abduktionsmomente von 400 Ncm erhöhten die Zugkräfte in allen Bandanteilen um etwa das dreifache (Abb. 2b). Den Hauptanteil der Belastung nahm dabei der ventrale Anteil des Bandes auf.

Auf das laterale Seitenband wirkten Zugkräfte in Extension ein (Abb. 2a). Sie nahmen mit wachsendem Flexionswinkel ab und gingen bei ca. 40° gegen 0. Ein Adduktionsmoment (Abb. 2b) bewirkte auch hier eine starke Zunahme der Bandzugkräfte mit einem Maximum zwischen 50° und 60°.

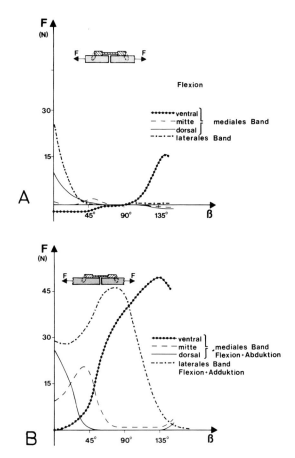

Abb. 2a. Charakteristischer Verlauf der Bandzugkräfte an den Collateralbändern als Funktion des Flexionswinkels ß. (b) Wie 2a, jedoch mit einem zusätzlichen Ab- bzw. Adduktionsmoment von 400 Ncm

Aus unseren experimentellen Ergebnissen lassen sich für die operative Versorgung und Nachbehandlung von Seitenbandverletzungen folgende Schlußfolgerungen ableiten: Am medialen Seitenband ist besonderer Wert auf die Wiederherstellung des ventralen Anteiles zu legen. Bei der Nachbehandlung ist eine Mobilisation zwischen 25 und 80° ohne nennenswerte Zugbelastung möglich. Außerhalb dieses Bereiches treten Bandzugkräfte auf, die Bandnähte und Bandfixationen gefährden. Rotations- und Abduktionsmomente müssen verhindert werden. Diese Forderungen können mit einem speziellen Bewegungsgips (1) erfüllt werden.

Zusammenfassung

An den Collateralbändern des Kniegelenkes wurden Messungen der absoluten Dehnungen und Zugkräfte mit neuen Meßelementen durchgeführt. Dabei konnten am medialen Seitenband drei funktionell unterschiedliche Bandanteile gemessen werden, wobei dem ventralen Part besondere Bedeutung zukommt. Während des Bewegungsvorganges lagen die maximalen Belastungen von ca. 20 N beim lateralen Band in Extension und beim medialen Band in Flexion vor. Abduktions- und Adduktionsmomemnte erhöhten die Dehnungen und Zugkräfte um ein Vielfaches.

Summary

Measurements of absolute strain and stress on collateral ligaments of human knees were made with two new measuring cells. The medial collateral ligament was found to have three functional different parts, the most important of which was the ventral. During motion of the knee, tensile forces amounted to about 20 N when the lateral ligament was in extension and the medial ligament in full flexion. Moments of abduction and adduction increased strain and stress manyfold.

Literatur

1. BURRI, C., PÄSSLER, H.H., RADDE, J.: Experimentelle Grundlagen zur funktionellen Behandlung nach Bandnaht und -plastik am Kniegelenk. Z. Orthop. 111, 378 (1973)
2. EDWARD, R.G., LAFFERTY, Y.S., LANGE, K.O.: Ligament strain in the human knee. J. Basic Engng. 92, 131-136 (1970)
3. WAND, C.J., WALKER, P.S., WOLF, B.: The effects of flexion and rotation on the length pattern of the ligaments of the knee. J. Biomechanics 6, 587-596 (1973)

Dr. L. Claes, Abteilung für Unfallchirurgie, Plastische und Wiederherstellungschirurgie der Universität Ulm, Steinhövelstr. 9, D-7900 Ulm

44. Untersuchungen zur intraossären Verankerung des alloplastischen Bandersatzes mit Kohlenstoffasern beim Schaf

D. Wolter[1], L. Claes[2], C. Burri[2] und R. Neugebauer[2]

[1] II. Chirurgische Abteilung (Priv. Doz. Dr. D. Wolter), Allgemeines Krankenhaus St. Georg, Hamburg;
[2] Abteilung für Unfallchirurgie, Plastische und Wiederherstellungschirurgie (Prof. Dr. C. Burri), Universität Ulm

Einleitung

Kohlenstoffasern (CF) sind sowohl als hervorragend verträgliches als auch physikalisch außerordentlich widerstandsfähiges Implantatmaterial erkannt worden (1, 2, 3, 4, 5). Sie bieten sich aufgrund dieser Eigenschaften als Bandersatzmaterial oder als innere Kraftträger zur Entlastung plastisch versorgter Sehnen und Bänder an. Da die Verankerung von Bandstrukturen im Knochen beim alloplastischen Ersatz von besonderer Bedeutung ist, gingen wir dieser Frage in einem standardisierten Versuchsmodell am medialen Knieseitenband des Schafes nach.

Material und Methodik

Bei zehn ausgewachsenen 1 1/2jährigen männlichen Schafen mit einem durchschnittlichen Gewicht von 50 kg erfolgte in Intubationsnarkose die Resektion beider medialer Seitenbänder. Danach wurde an den Ansatzstellen des Seitenbandes je ein Kanal von 4,5 mm Durchmesser quer durch den Knochen gebohrt. Das Einbringen des Kohlenstoffaserimplantates erfolgte in der Weise, daß die Enden durch die Knochenkanäle gezogen und auf der lateralen Seite der proximalen Tibia bzw. des distalen Femurs mit Hilfe einer Spongiosaschraube mit Plastikunterlegscheibe fixiert wurden. Die Markierung des knöchernen Umbaues erfolgte durch Gabe von Tetracyclin und Calcein-Grün in 4-wöchigen Abständen. Bei dem Implantat handelte es sich um ein gewebtes Band mit insgesamt 10 000 Kohlenstoffasernfilamenten (Sigrafil[1]). Die einzelne Faser hatte einen Durchmesser von 7 µm. Die Fasern waren bei 10 Implantaten mit einer feinen Schicht von Epoxydharz versehen (ca. 1 µm Dicke), 10 weitere bestanden aus reinen Kohlenstoffasern ohne Beschichtung.

Nach einer Beobachtungszeit von drei Monaten erfolgte die Tötung der Tiere und die Entnahme der Präparate. Diese wurden nach der Entfernung der Unterlegscheibe und der Spongiosaschrauben einer

---

[1] Firma SIGRI, Meitingen.

Festigkeitsprüfung und einer histologischen Untersuchung zugeleitet. Zusätzlich erfolgte die Reißfestigkeitsuntersuchung zehn normaler medialer Knieseitenbänder. Zur histologischen Untersuchung wurden die Präparate in Methylmetacrylat eingebettet und Dünnschliffpräparate angefertigt.

Ergebnisse

Der postoperative Heilungsverlauf war unkompliziert, das Gangbild bei allen Tieren nach ca. 3 Wochen unauffällig. Zur Festigkeits- und Elastizitätsprüfung wurde ein Zugversuch mit einer Belastungsgeschwindigkeit von 1 cm/min durchgeführt. Aus den Kraftverlängerungsdiagrammen ermittelten wir die maximalen Ausreißkräfte sowie die Elastizität der geprüften Bänder. Die gesunden Bänder rissen immer am Bandansatz ab. Die CF-Bänder waren so fest in die Condylen eingewachsen, daß sie dort in den überwiegenden Fällen nicht aus ihren knöchernen Kanälen herausgerissen wurden, sondern durch die Spongiosa der Condylen eine Furche zogen. Die maximal erreichbaren Ausreißkräfte lagen bei den unbeschichteten Bändern im Bereich der gesunden Bänder, während die epoxydharzbeschichteten Bänder bei wesentlich niedrigeren Kräften aus ihrer Verankerung herausrissen (Tabelle 1). Die Elastizität des Bandersatzsystems erreichte ca. 65% jener des natürlichen Bandes (Abb. 1).

Tabelle 1. Ergebnisse der Ausreißversuche: Reißkräfte (N) des medialen Seitenbandes und des C-Bandersatzes am Schafsknie

Mediales Seitenband	590 ± 204
Kohlenstoffbandersatz	625 ± 278
Kohlenstoffbandersatz mit Epoxydbeschichtung	358 ± 125

Die histologische fluorescenzoptische Untersuchung ergab einen intensiven Knochenumbau in der Wand des Knochenkanals. Im Zentrum des Kanallumens fand sich ein faserreiches Bindegewebe, in dem das Kohlenstoffaserimplantat eingebettet war. Epoxydharzbeschichtete Fasern waren dabei als kompaktes Implantat zu erkennen, während bei reinen Kohlenstoffasern das zwischen die Fasern eingewachsene Gewebe die einzelnen Fasern auseinander gedrängt hatte. Eine Knochenneubildung im Faserbereich ließ sich nur in geringem Maße in den lateralen Anteilen der Knochenkanäle nachweisen. In entkalkten Präparaten fanden sich zellreiche Bindegewebsanteile mit einzelnen Fremdkörperriesenzellen neben zellarmen kollagenfaserreichen Bindegewebsbezirken. Bei reinen Kohlenstoffasern wurden jedoch einzelne Fasern von Gewebe umgeben. Bei epoxydharzbeschichteten Fasern dagegen waren durch die Beschichtung die Fasern teilweise zusammengeklebt, so daß hier nur einzelne Faserbündel von Bindegewebe umgeben waren. Die Orientierung der Kollagenfaserbündel entsprach der Richtung der Kohlenstoffasern.

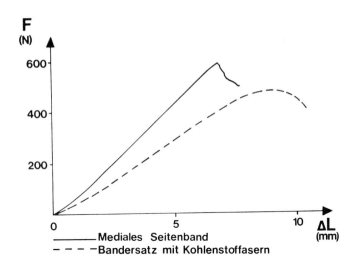

Abb. 1. Kraft-Verlängerungsdiagramm der isolierten medialen Seitenbänder und des Bandersatzes mit Kohlenstofffasern (Mittelwert der unbeschichteten und mit Epoxydharz beschichteten Bänder)

Diskussion

Die Integration der Kohlenstoffaserimplantate im Gewebe ist so hoch, daß der Knochen beim Reißversuch eher zerbricht, als daß das Implantat aus dem Knochenkanal herausgezogen wird. Dies ist besonders augenfällig bei reinen Kohlenstoffaserimplantaten, da hier jede einzelne Faser von Gewebe umgeben ist. Daß die Elastizität des Bandersatzsystems ca. 65% jener des natürlichen Bandes aufweist, ist nicht nur allein auf die Elastizität der Kohlenstoffaserbänder zurückzuführen, sondern zu einem großen Teil auf die elastische Einbettung im weichen spongiösen Knochen. Die Beobachtung, daß es in der Nähe des Implantats im Knochen nur zu einer geringen Knochenneubildung kommt, ist am ehesten durch die Mikrobewegungen zu erklären, denen das Band bei Gelenksbewegungen ausgesetzt ist.

Zusammenfassung

Der alloplastische Ersatz des medialen Seitenbandes am Knie, beim Schaf durch Kohlefasern, ergab eine dem natürlichen Band entsprechende Festigkeit. Die Beschichtung der Fasern z.B. mit Epoxydharz führt zu einer verminderten Integration des Implantates im Gewebe. Reine Kohlenstoffasern scheinen daher aufgrund der physikalischen und histologischen Ergebnisse in Verbindung mit einer intraossären Verankerung ein geeignetes Material für den alloplastischen Bandersatz zu sein.

Summary

The alloplastic replacement of the medial collateral ligament of the knee of sheep by carbon fibers gave a strength comparable

with the natural ligament. Coating of the fibers, e.g., with
epoxy resin, leads to a reduced integration of the implant into
the tissues. Physical and histologic results together with the
intraosseus anchorage show that pure carbon fibers are a suitable
material for alloplastic ligament replacement.

Literatur

1. CLAES, L., WOLTER, D., GISTINGER, G., ROSE, P., HÜTTNER, W., FITZER, E.: Physical and biological aspects of carbon fibres in the ligament prosthesis. Third conference on mechanical properties of biomaterial, Keele University Sept. 1978, England
2. JENKINS, G.M., De CARVALKO, F.: Biomedical application of carbon fibres reinforced carbon in implanted prosthesis. Pergamon Press Vol. 15, 33-37 (1977)
3. PARKINGTON, R., JENKINS, D.: Flexible carbon fibre in orthopaedics. Third conference on mechanical properties of biomaterial, Keele University Sept. 1978, England
4. WOLTER, D., BURRI, C., FITZER, E., HELBING, G., MÜLLER, A.: Der alloplastische Ersatz des medialen Knieseitenbandes durch beschichtete Kohlenstoffasern. Unfallheilkunde 81, 390-397 (1978)
5. WOLTER, D., BURRI, C., HELBING, G., MOHR, W., RÜTER, A.: Die Reaktion des Körpers auf implantierte Kohlenstoffmikropartikel. Arch. Orthop. Traum. Surg. 91, 19-29 (1978)

PD Dr. D. Wolter, II. Chirurgische Abteilung des Allgemeinen
Krankenhauses St. Georg, D-2000 Hamburg

45. Argumente für die Naht der Beugesehnen der Finger im Niemandsland

M. Greulich, U. Lanz und W. Kron

Chirurgische Universitätsklinik Würzburg (Direktor: Prof. Dr. E. Kern)

Zielsetzung

Von den Pionieren der Sehnennaht im Niemandsland VERDAN (4) und KLEINERT (2) wurden gute Ergebnisse erzielt.

Dies steht im Widerspruch zu den experimentellen Befunden von POTENZA (3), der eine aktive Mitwirkung der Sehnenstümpfe bei der Sehnenheilung im Sehnenscheidenbereich ablehnt.

Uns ging es bei unseren Untersuchungen um:
I. die Rolle der Sehnenstümpfe bei der Sehnenheilung,
II. den Vergleich von 3 Techniken der Sehnennaht.

Methodik

Bei 54 Kaninchen wurden Sehnennähte in dem etwa 4 cm langen osteofibrösen Sehnenscheidenbereich des Flexor digitorum profundus in Höhe des Sprunggelenkes durchgeführt.

Nahttechniken

I.   Einflechttechnik nach Bunnell,
II. Verankerungsnaht nach Lengemann,
III. "Grasping suture" nach Kessler.

Immobilisation im Gipsverband, Tötung der Tiere am 5., 10., 20. und 42. Tag. Die Gefäße wurden mit einem Tusche-Kochsalz-Gemisch dargestellt. Dünnschnitte aus dem Nahtbereich wurden mit Methylsalicylsäure-Ester aufgehellt.

Ergebnisse

Die Sehnennarbe kann vom gefäßtragenden Epitenon der Sehnenstümpfe gebildet werden.

Je kleiner die Lücke zwischen den Stümpfen ist, desto größer ist ihr Anteil an der Sehnennarbe.

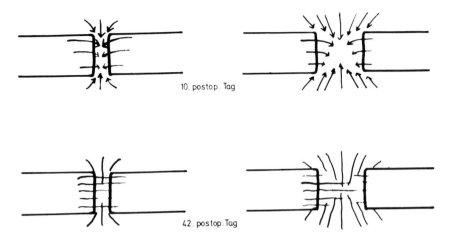

Abb. 1. Schema zur Sehnenheilung. Bei kleiner Lücke - links - liefern die Sehnenstümpfe den Hauptanteil der Sehnennarbe. Bei großer Lücke - rechts - wird sie vor allem durch gefäßtragende Verwachsungen gebildet

Je größer die Lücke zwischen den Stümpfen ist, desto massiver verwächst die Sehnennarbe mit der Umgebung (s. Abb. 1).

Die Kessler-Naht schnitt mit einer Lücke von durchschnittlich nur 2,5 mm deutlich besser ab, als die Bunnell-Naht mit 6,7 mm und die Lengemann-Naht mit 9,8 mm im Durchschnitt (s. Abb. 2).

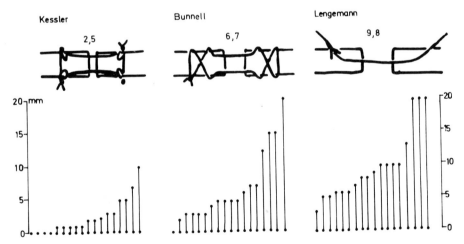

Abb. 2. Vergleich der Nahttechniken nach Kessler, Bunnell und Lengemann. Unten im Bild die bei den einzelnen Versuchstieren gefundenen Lücken zwischen den Sehnenstümpfen. Oben im Bild die Mittelwerte. Die Kessler-Naht schneidet mit 2,5 mm im Durchschnitt am besten ab

Klinische Ergebnisse

In den Jahren 1973 bis 1976 wurden bei 41 Patienten an 44 Langfingern im Beugesehnenscheidenbereich Sehnennähte vorwiegend mit der Technik nach Kessler durchgeführt. Die Ausgangssituation war in 40 Fällen gut. Dabei konnte eine Beugefähigkeit von $\leq 2,5$ cm N-DHF (Nagel-distale Hohlhandfurche) nach alleiniger Durchtrennung des Flexor profundus (19 Fälle) in 80% und nach Durchtrennung beider Beuger (21 Fälle) in 65% erreicht werden. Optische Hilfe wurde stets benützt. Eine Feinadaptation der Stümpfe wurde nur bei Bedarf durchgeführt.

Auch sekundär ist die Naht oft möglich; 25 Fälle wurden z.B. erst nach der 2. Woche versorgt. Vernarbungen im Gleitkanal zwingen dann oft zu einer Ringbandresektion und machen die Naht beider Beuger oft unmöglich. Die Ergebnisse sind deutlich altersabhängig (s. Abb. 3).

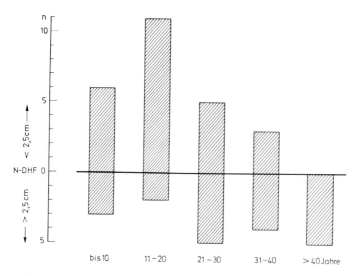

Abb. 3. *Einfluß des Alters auf das Ergebnis der Sehnennaht*

Diskussion

POTENZA (3) führte seine Versuche am gefäßarmen Flexor profundus des Hundes durch. Unser experimentelles Modell kommt vor allem durch sein Gefäßmuster den Verhältnissen am Menschen näher; es besteht ein axiales Längsgefäß und ein gefäßreiches Epitenon auf der druckabgewandten Seite der Sehne. Die Sehnenstümpfe können deshalb einen wesentlichen Anteil der Sehnennarbe liefern.

Im Vergleich zur Beugesehnenplastik spricht für die Naht:
I. Erhaltung von Sehnengleitapparat mit Ringbändern und Vincula,
II. keine Probleme der Längenregulierung,
III. Zeitaufwand geringer.

Die Schwierigkeiten, die bei der sekundären Naht auf Grund von Verwachsungen gefunden werden, sprechen für eine möglichst frühzeitige Naht.

Zusammenfassung

1. Die Sehnennarbe kann im Sehnenscheidenbereich vom Epitenon der Sehnenstümpfe gebildet werden.
2. Voraussetzung ist eine möglichst kleine Lücke zwischen den Sehnenstümpfen.
3. Die Kessler-Naht zeigte im Vergleich zur Bunnell-Naht und zur Lengemann-Naht die kleinste Lücke.
4. Nach alleiniger Durchtrennung der tiefen Beugesehne konnten in 80% und nach Durchtrennung beider Beuger in 65% gute Ergebnisse, d.h. N-DHF $\leq$ 2,5 cm erreicht werden.

Summary

1. Tendon healing may originate from the vascularized epitenon of the tendon stumps.
2. This is dependent upon the gap between the tendon stumps being rather small.
3. In tendon sutures after Kessler the gap averaged only 2.5 mm, whereas the average after Bunnell suture was 6.7 mm and after Lengemann suture, 9.8 mm.
4. After isolated division of the deep flexor tendon (80% of cases) and division of both flexor tendons (65%), good results with a distance = 2.5 cm between the nail and the distal palmar crease could be obtained.

Literatur

1. KESSLER, I.: The "Grasping" Technique for Tendon Repair. Hand 5, 253-255 (1973)
2. KLEINERT, H.E., KUTZ, J.E., ATASOY, E., STORMO, A.: Primary Repair of Flexor Tendons. Orthop. Clin. North Am. 4, 865-876 (1973)
3. POTENZA, A.D.: Concepts of Tendon Healing and Repair. A.A.O.S. Symposium on Tendon Surgery in the Hand. S. 18-47. American Academy of Orthopaedic Surgeons. Saint Louis: Mosby 1975
4. VERDAN, C.E.: Half a Century of Flexor-Tendon Surgery, Current Status and Changing Philosophies. J. Bone Jt. Surg. 54-A, 472-491 (1972)

Dr. M. Greulich, Chirurgische Universitätsklinik Würzburg, Luitpoldkrankenhaus, D-8700 Würzburg

46. Eine neue Behandlungsmethode von Flußsäureverätzungen an den Extremitäten

R. Achinger, H. E. Köhnlein und K. Jacobitz

Abtlg. f. Hand-, Plastische und Wiederherstellungschirurgie, St. Antonius-Krankenhaus, Eschweiler;
Klinik f. Hand-, Plastische und Wiederherstellungschirurgie, Medizinische Hochschule Hannover und
Klinik f. Unfallchirurgie, Medizinische Hochschule Hannover

Die bei Ausbleiben einer geeigneten Therapie unablässige Progredienz der Flußsäureverätzungen, vor allem an den Händen, die häufig zu Verstümmelungen oder Amputationen derselben führen, gehört zu den schwierigsten Problemen der täglichen Unfallpraxis. Es besteht ein direkter Zusammenhang zwischen dem Ausmaß der Zerstörung einerseits und der Konzentration der applizierten Gesamtmenge der Flußsäure, ihrer Kontaktdauer mit der Haut, dem therapiefreien Intervall und schließlich der Dicke der Hornhautschicht oder der Haut selbst. Daher gehört zu den gesicherten Regeln die sofortige Entfernung des HF-Depots von der Haut durch Spülung mit Wasser. Weiter wird als Erstmaßnahme am Unfallort der Versuch der Präcipitation mit Magnesiumoxyd, -sulfat oder Ätzkalk, mit Eisenchlorid und mit quarternären Ammoniumbasen vorgeschlagen, um die Ausbildung der typischen grau-weißlichen Kolliquationsnekrosen zu verhindern. Nach Auftreten von Hautnekrosen versagt die lokale Weiterbehandlung in der Regel, so daß die Mehrzahl der Autoren heute die frühzeitige chirurgische Intervention mit Excision der befallenen Hautareale und nachfolgender plastischer Deckung empfehlen. Versuche, das Fluoridion während der Penetration in die Haut und das Subcutangewebe durch lokale Infiltration von Calciumgluconat zu binden, auch verbunden mit Hyaluronidase und Steroiden, waren nicht nur wenig erfolgreich, sondern wir konnten nachweisen, daß solche subcutanen Infiltrationen auch ohne Vorangehen einer HF-Verätzung zu ausgedehnten Nekrosen bis zur Gangrän führen.

WARBURG ([4]) konnte zeigen, daß die korrosive Natur der HF-Verätzung auf einer toxischen Hemmwirkung des Fluoridions auf den Energiestoffwechsel der Zelle beruht, die unterhalb der toxischen Schwellenkonzentration von etwa 1 mmol pro Liter reversibel ist.

CARNEY ([1]) wies nach, daß die Fluoridkonzentration durch Titration mit Calciumgluconat unter die toxische Schwelle gesenkt werden kann, wobei das Calciumgluconat selbst die Lebensfähigkeit der Zellen in vitro nicht einschränkt. KLAUDER ([2]) schließlich behandelte erfolgreich mit mehrmaliger intravenöser Calciuminjektion bei gleichzeitiger oraler Gabe und lokaler Applikation, doch erwies sich die bei dieser Methode erforderliche Calciumdosis als bedenklich. Der in der Diagnostik der Erkrankungen der Nebenschilddrüse bekannte Kyletest verwendet eine intravenöse Infusion von 15 mg/kg Körpergewicht Calcium über 4 Std. Das entspricht bei einem Körpergewicht von 70 kg (z.B.) 1050 mg Calcium, entsprechend 6 Ampullen Calciumgluconat à 10 ml 20%ig.

Nun liegt der Gedanke nahe, durch Perfusion von Calciumgluconat in eine, den verätzten Bezirk versorgende Arterie, eine um ein Vielfaches höhere lokale Konzentration im Defektbereich zu erreichen. Nach Ausschluß toxischer Wirkungen von intraarteriell perfundiertem Calciumgluconat im Tierversuch, arbeiteten wir für die Behandlung von Flußsäureverätzungen an der Hand folgendes Therapieschema aus.

1. Die Behandlung sollte so frühzeitig wie möglich einsetzen.
2. Vor Beginn der Perfusion ist in Plexusanästhesie ein Arteriogramm anzufertigen und, je nach Lage der Defekte, der Perfusionsweg über die Arteria radialis, ulnaris oder aber brachialis festzulegen.
3. Die Perfusion erfolgt über die Unterarmarterien, möglichst defektnah, mit 10 ml Calciumgluconat 20% oder bei Verätzungen, die den Versorgungsbereich beider Arterien betreffen, über die Arteria brachialis mit 20 ml Calciumgluconat 20% jeweils über 4 Std.
4. Die Perfusion wird im Abstand von 12 Std solange wiederholt, bis Schmerzfreiheit eingetreten und ein vollständiger Rückgang der entzündlichen Begleitsymptomatik und eine scharfrandige Demarkierung der Nekrosen erkennbar ist.
5. Während der gesamten Verweildauer des Arterienkatheters wird eine Heparinisierung mit 200 E Liquemin/kg Körpergewicht durchgeführt.
6. Bis zum definitiven Abschluß der Perfusion wird durch Auflegen von calciumgluconatgetränkten Kompressen auf die verätzten Areale ein Calciumionenmilieu erhalten. Demarkierte Nekrosen werden abgetragen.

Das Anlegen des arteriellen Zuganges ist durch percutane Punktion durchaus möglich; da jedoch nach unserer Auffassung Gefäßverletzungen, mit daraus resultierenden Hämatomen, sowie unkontrolliert entstehende Gewebstraumen Risikofaktoren darstellen, ziehen wir die Freilegung des Gefäßes über einen kleinen Hautschnitt und das Einlegen eines Katheters unter Sicht vor. Die Nekrosenabtragung sollte erst nach der ersten Perfusion erfolgen, da wir unter der Calciumperfusion regelmäßig eine Erholung von zunächst avital erscheinendem Gewebe beobachten konnten. Verbleibende Restdefekte werden der plastischen Deckung zugeführt oder der Epithelisation überlassen. Die Serumcalciumspiegel übersteigen auch bei Perfusion von 20 ml 20% Ca-Gluconat die oberen Normwerte nur geringfügig.

Subjektiv geben die Verletzten bei Perfusionsbeginn ein sofortiges Nachlassen oder völliges Verschwinden der Verletzungsschmerzen sowie gelegentlich ein Wärmegefühl in der perfundierten Extremität an.

Abschließend sollen der Verlauf sowie die unter der dargestellten Therapie erzielten Ergebnisse an typischen Fällen demonstriert werden.

Es wurden bisher 11 Patienten auf die beschriebene Weise behandelt. In allen Fällen führte die Therapie ohne größere Gewebsverluste oder Funktionsausfälle zur Heilung.

Zusammenfassung

Es wird eine neue Methode beschrieben, die die bei Ausbleiben einer geeigneten Therapie unablässige Progredienz der Flußsäureverätzungen beeinflußt. Die Behandlung besteht in wiederholten Perfusionen von Calcium-Gluconat in eine den Defektbereich versorgende Arterie. Es wurden bisher 11 Patienten auf die beschriebene Weise behandelt. Die Therapie führte in allen Fällen ohne größere Gewebsverluste oder Funktionsausfälle zur Heilung.

Summary

A new method to arrest the unremitting progression of hydrofluoric acid burns, which occurs in the absence of appropriate therapy, is described. The treatment consists of repeated perfusions of calcium gluconate into one of the arteries supplying the affected areas. To date 11 patients have been treated in the described manner, and the therapy brought about recovery in all cases, with little loss of tissue or function.

Literatur

1. CARNEY, S.A.: Rationale of the Treatment of Hydrofluoric Acid Burns. Brit. J. Ind. Med. 31, 317-321 (1974)
2. KLAUDER, J.V., SHELANSKI, L.: Industrial Uses of Compounds of Fluorine and Oxalic Acid. Arch. Ind. Health 12, 412-419 (1955)
3. KÖHNLEIN, H.E., MERKLE, P.: Hydrogen Fluoride Burns: Experiments and Treatment. Surg. Forum 24, 50 (1973)
4. WARBURG, O., CHRISTIAN, W.: Isolierung und Kristallisation des Gärungsferments Enolase. Biochem. Z. 310, 384-421 (1941)

Dr. med. R. Achinger, Abteilung für Hand-, Plastische und Wiederherstellungschirurgie, St. Antonius-Hospital, D-5180 Eschweiler

F. Prä- und postoperative Therapie

47. Die postoperative Insulinsekretionsstörung: Untersuchung zum veränderten Sekretionsmodus

E. Kraas, R. Bittner, H. Gögler und H. G. Beger

Aus der Chirurgischen Klinik und Poliklinik im Klinikum Charlottenburg der Freien Universität Berlin (Direktor: Prof. Dr. E.S. Bücherl)

Die postoperative, katabole Stoffwechsellage ist durch eine Hyperglykämie und verminderte Insulinsekretion gekennzeichnet. Während Ausmaß und Dauer dieser Störung bekannt sind, liegen bisher keine gesicherten Ergebnisse über den Mechanismus der Insulin-Sekretionsstörung vor. Durch eine Versuchsanordnung, bei der Insulin- und Glucosemessungen aus dem peripher-venösen Blut und der Pfortader möglich waren, sollte die Zwei-Phasen-Theorie GROTZKYs überprüft werden, nach der in der Phase 1 aus einem Pool präformiertes Insulin (2 % des Gesamtinsulins), in der Phase 2 jedoch neu synthetisiertes Insulin (98 % des Gesamtinsulins) sezerniert werden.

Patientengut und Methodik

Bei 26 Patienten 11 ♀, 15 ♂) wurden postoperativ nach abdominellen Eingriffen insgesamt 31 mal ein Glucose-Infusions-Test (nach IKKOS und LUFT, 1957) durchgeführt. Alle Patienten waren lebergesund und ohne Diabetes-Anamnese. Vor, während und nach dem Test wurden Insulin und Glucose im peripher-venösen und im Pfortaderblut (1) bestimmt.

Als Maß für die Insulinsekretion diente das "60 Minuten Flächenintegral". Dieser Wert ergibt sich aus dem Flächeninhalt zwischen Insulin-Konzentrationskurve im Pfortaderblut und Zeitachse, wobei die Nüchternsekretion subtrahiert wird (WELLBORN et al., 1966). Zur Differenzierung der Insulinsekretion in Phase 1 und Phase 2 wurde für die Phase 1 das Flächenintegral 0 - 6. Minute und für die Phase 2 das Flächenintegral 6. - 60. Minute gebildet (Abb. 1). Um den Ausgangswert von Insulinkonzentrationsmessungen im peripher-venösen Blut zu beurteilen, wurden die Flächenintegrale auch für das Cubitalvenenblut berechnet.

Aus dem gleichzeitig mit dem Insulin gemessenen Glucosekonzentrationsabfall zwischen den 60. und 120. Minuten nach Glucoseinfusionsbeginn wurde der Glucoseassimilationskoeffizient (KG) bestimmt.

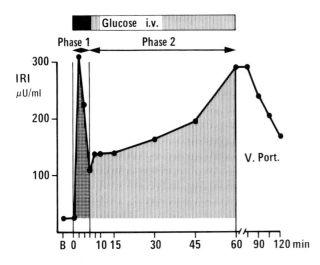

Abb. 1. *Schematische Darstellung zur Berechnung der Insulinsekretion aus dem Flächenintegral zwischen Insulinkonzentrationskurve in der Pfortader und der um den Nüchternwert korrigierten Zeitachse von der 0.-60. Minute. 0.-6. Minute: Insulinsekretion während Phase 1. 6.-60. Minute: Insulinsekretion während Phase 2*

Ergebnisse

Bei Patienten war im Meßzeitraum 2. - 6. Tag post operationem die Insulinsekretion während der Phase 1 um 25%, während der Phase 2 um 41% im Vergleich zur Kontrollgruppe (10. - 21. Tag post operationem) vermindert. Der Unterschied von 41% während der Phase 2 war signifikant (2 p < 0,004) (siehe Tabelle 1).

Tabelle 1. Postoperative Insulinsekretion (Flächenintegral Vena portae bzw. Vena cubitalis) bei Patienten, die in verschiedenem zeitlichen Abstand zur Operation gemessen wurden.

	postoperativ		
	2. - 6. Tag n = 8	7. - 9. Tag n = 9	10. - 21. Tag n = 14
V. Portae (Δ IRI, µU/ml) Phase 1	803± 235	652± 171[a]	1066± 452[a]
Phase 2	4995±2133[b]	6945±2519	8530±2631[b]
V. Cubitalis (Δ IRI, µU/ml) Phase 1	219± 161	130± 111[a]	270± 117[a]
Phase 2	1740±1400	1547±1352	2099± 928

[a] 2p < 0,004; [b] 2p < 0,04

Signifikanzberechnung 2.-6. Tag p.o. gegen 7.-9. Tag p.o. und 10.-21. Tag p.o.; Signifikanzberechnung 7.-9. Tag p.o. gegen 2.-6. Tag p.o. und 10.-21. Tag p.o.; jeweils für V. Port. und V. Cub.

Patienten zeigten im Meßzeitraum 7. - 9. Tag ein unterschiedliches Sekretionsverhalten: während der Phase 1 war die Sekretion um 39%, während der Phase 2 nur noch um 19% vermindert. Der Sekretionsunterschied von 39% während der Phase 1 war im Vergleich zum Kontrollkollektiv auch hier signifikant (2p < 0,04).

Ein unterschiedliches Sekretionsverhalten während der Phase 1 war auch aus der Flächenberechnung der Cubitalvene zu ersehen. Hier bestand zwischen Patientengruppe II und III ein signifikanter (2p < 0,04) Unterschied von 52%. Sekretionsunterschiede während der Phase 2 der Insulinsekretion kamen jedoch im Cubitalvenenblut nicht zum Ausdruck.

Mit größerem zeitlichen Abstand zur Operation nahm der errechnete Glucoseassimilationskoeffizient zu: KG-Wert (2. - 6. Tag) = 0,98 $\pm$ 0,27, KG-Wert (7. - 9. Tag) = 1,14 $\pm$ 0,39, KG-Wert (10. - 21. Tag) = 1,31 $\pm$ 0,41. Zwischen Patienten, die im Zeitraum 2. - 6. Tag und Patienten, die im Zeitraum 10. - 21. Tag gemessen wurden, war der Glucoseassimilationskoeffizient signifikant (2p < 0,05) verschieden.

Schlußfolgerungen

Die postoperativ verminderte Insulinsekretion betrifft ausschließlich die Phase 2 (partielle Neu-Synthese von Insulin). Die Phase 1 (Depotausschüttung von präformiertem Insulin) ist dagegen unverändert, zum Teil sogar erhöht. In der Literatur liegen jedoch über Phase 2 der Insulinsekretion (98% des Gesamtinsulins) für die postoperative Phase keine vergleichbaren Messungen vor. Die vorliegenden Ergebnisse der Pfortaderblutmessungen gestatten die Aussage, daß die Ansprechbarkeit und die Sekretionsleistung der ß-Zelle bis zum 9. postoperativen Tag herabgesetzt ist. Dagegen lassen sich aus den Insulinkonzentrationsmessungen im Cubitalvenenblut für die Phase 2 keine Sekretionsunterschiede feststellen. D.h.: Klinische Zustände, die mit einer veränderten Insulinsekretion einhergehen, wie bei Patienten in der postoperativen Phase, können durch Insulinkonzentrationsmessungen im periphervenösen Blut nur unzureichend erfaßt werden.

Zusammenfassung

1. Die Insulinsekretion ist in Abhängigkeit vom Operationstrauma bis zum 10. postoperativen Tag vermindert.
2. Die postoperativ verminderte Insulinsekretion betrifft ausschließlich die Phase 2 (Neu-Synthese von Insulin). Die Phase 1 (Depot-Ausschüttung von präformiertem Insulin) ist unverändert, zum Teil auch erhöht.
3. Bis zum 10. postoperativen Tag ist die Glucoseverwertung ausgedrückt im Glucoseassimilationswert KG pathologisch verändert.

Summary

1. Depending on the operative trauma, insulin secretion is decreased until the 10th day after abdominal surgery.

2. The decreased insulin release is caused by a diminished discharge from the pancreatic ß cell during the second phase of insulin secretion (partially newly synthesized insulin). Insulin release during the early phase of insulin secretion (prestored insulin) is unchanged or even accelerated.
3. The glucose tolerance level is pathologically diminished until the 10th postoperative day.

Literatur

1. EISELE, R., BEGER, H.G., KINTZONIDIS, D., NASSERI, M., BÜCHERL, E.S.: Die langfristige Katheterisierung des Pfortadergefäßsystems nach abdominellen Operationen beim Menschen. Z. ges. exp. Med. 149, 356 (1969)
2. GIDDINGS, A.E.B., ROWLANDS, B.J., MANGHALL, D., CLARK, R.G.: Plasma insulin and surgery. II. Later changes and the effect of intravenous carbohydrates. Ann. Surg. 186, 681 (1977)
3. GRODSKY, G.M., CURRY, D.L., BENNETT, L.L., RODRIGO, J.J.: Further studies on the dynamic aspects of insulin release in vitro with evidence for a two-compartment storage system. Acta diabet. lat. 6 (Suppl. 1), 554 (1969)
4. HIEBERT, J.M., McCORMICK, J.M., EGDAHL, R.H.: Direct measurement of insulin secretory rate: Studies in shocked primates and postoperative patients. Ann. Surg. 176, 296 (1972)
5. WRIGHT, P.D., HENDERSON, K., JOHNSTON, I.D.A.: Glucose utilization and insulin secretion during surgery in man. Brit. J. Surg. 61, 5 (1974)

Dr. E. Kraas, Chirurgische Klinik im Klinikum Charlottenburg der Freien Universität Berlin, Spandauer Damm 130, D-1000 Berlin 19

48. Untersuchungen zur organbezogenen Utilisation postoperativ zugeführter Aminosäuren

D. Löhlein[1], F. Donay[2] und R. Zick[3]

[1] Klinik für Abdominal- und Transplantationschirurgie der Medizinischen Hochschule Hannover (Leiter: Prof. Dr. R. Pichlmayr)
[2] Arbeitsgruppe Klin. Diätetik, Department Innere Medizin der Medizinischen Hochschule Hannover (Leiter: Prof. Dr. H. Canzler)
[3] Arbeitsgruppe Diabetologie, Department Innere Medizin der Medizinischen Hochschule Hannover (Leiter: Prof. Dr. H.-J. Mitzkat)

Einleitung

Grundlage für eine, auch relativ kurzfristige, postoperative Aminosäurensubstitution ist die Erkenntnis, daß der postoperative Proteinkatabolismus nicht nur das reichlich vorhandene Muskeleiweiß betrifft, sondern auch zu Verlusten von Enzym- und Funktionsproteinen der Leber, der Magen-Darmmucosa, der Niere und des reticulo-histiocytären Systems führt (4). Durch eine möglichst frühzeitige und adäquate Aminosäurenzufuhr soll angestrebt werden, diese Verluste zu verhindern bzw. so gut wie möglich zu kompensieren. Dies setzt allerdings voraus, daß die zugeführten Aminosäuren auch tatsächlich anabol verwertet werden und daß ihre Metabolisierung in den erwähnten Organen erfolgt. Da die Bestimmung der täglichen Stickstoffbilanzen nur globale Hinweise über den Proteinstatus ergibt, sind zur Prüfung dieser Frage weitergehende Untersuchungen notwendig.

In einer klinischen Studie untersuchten wir deshalb zusätzlich das Verhalten der verzweigtkettigen Aminosäuren im Serum, deren Utilisation vorwiegend im Muskelstoffwechsel erfolgt, wobei die Einschleusung in die Muskelzelle insulinabhängig ist (2, 5). Fernerhin wurden die beiden kurzlebigen Transportproteine Präalbumin und Retinolbindendes Protein (Halbwertzeit ca. 2 Tage) bestimmt, deren Synthese ausschließlich in der Leber stattfindet (3).

Patienten und Methodik

Untersucht wurden 40 stoffwechselgesunde Patienten nach mittelschweren abdominalchirurgischen Eingriffen, die bis zum 4. postoperativen Tag 3 verschiedene Infusionsregime erhielten:

Gruppe I (Kontrolle): 10 Patienten erhielten 2500 - 3000 ml einer Vollelektrolytlösung mit Vitaminen.

Gruppe II: 15 Patienten erhielten bei entsprechender Flüssigkeitszufuhr 5 g Kohlenhydrate/kg KG und Elektrolyte zugeführt.
Gruppe III: 15 Patienten wurden 2500 - 3000 ml einer Mischlösung infundiert, die 1 g Aminosäuren und 5 g Kohlenhydrate/kg KG und Elektrolyte enthielt.

Präoperativ, am 1.-4. und 7. postoperativen Tag wurden folgende Parameter bestimmt: Aminosäuren, Präalbumin, Retinolbindendes Protein, Insulin und Betahydroxy Buttersäure im Serum; sowie C-Peptid und Gesamtstickstoff im 24-h-Urin.

Ergebnisse

1. Valin, Isoleucin und Leucin (Abb. 1). Die verzweigtkettigen Aminosäuren zeigten untereinander ein korrespondierendes Verhal-

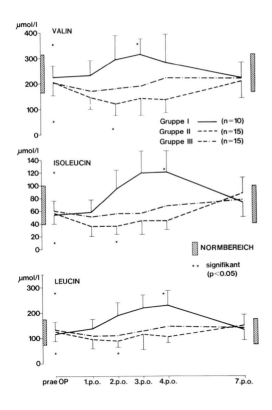

Abb. 1. Verhalten der verzweigtkettigen Aminosäuren im Serum bei Patienten nach mittelschweren abdominellen Eingriffen mit unterschiedlichen Infusionsregimen (Gruppen s. Text)

ten, so daß der Verlauf bei den verschiedenen Patientengruppen am Beispiel des Isoleucin dargestellt werden kann:

In der Kontrollgruppe (I) kam es zu einem signifikanten Anstieg bis zum 4. p.o. Tag, die Werte am 3. p.o. Tag (119,3 $\pm$ 35) und am 4. p.o. Tag (120,9 $\pm$ 34) lagen deutlich über dem Normbereich (40 - 99 µmol/l). Gruppe II zeigte bereits am 1. und 2. postoperativen Tag (36,8 $\pm$ 15 bzw. 35,6 $\pm$ 12) einen signifikanten Abfall unter die Normgrenze. Die Werte blieben bis zum 4. p.o. Tag erniedrigt. In Gruppe III blieben die Werte über den ganzen Beobachtungszeitraum im Normbereich.

2. Präalbumin und Retinolbindendes Protein (Abb. 2). Präalbumin zeigte in allen 3 Patientengruppen ein nahezu identisches Verhalten. Bis zum 3. p.o. Tag kam es zu einem signifikanten Abfall der

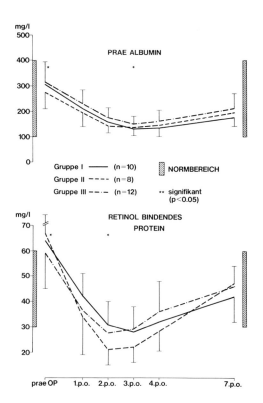

Abb. 2. Serumspiegel von Präalbumin und Retinolbindendem Protein bei Patienten nach mittelschweren abdominellen Eingriffen und unterschiedlichen Infusionsregimen (Gruppen s. Text)

Serumspiegel, die Werte (Gr. I = 131,7 ± 23,8; Gr. II = 132,5 ± 23,9 u. Gr. III = 150,1 ± 25,1) lagen im unteren Normbereich (100 - 400 mg/l). Ein ähnliches Verhalten zeigte das Retinolbindende Protein. Ohne Unterschied in den Patientengruppen lagen am 3. p.o. Tag sogar alle Werte (Gr. I 28,6 ± 6,6; Gr. II 22,8 ± 5,7 u. Gr. III 29,0 ± 9,0) unter dem Normalbereich (30 - 60 mg/l).

3. Kumulatives Stickstoffverhalten (Tabelle 1). Gegenüber der Kontrollgruppe (I) kam es in Gruppe II zu einer Verbesserung der N-Bilanz um 9,1 g im Beobachtungszeitraum, dies entsprach einer N-Retention von 24,3 %. In Gruppe III betrug die Verbesserung der N-Bilanz 31,6 g entsprechend einer N-Retention von 88,3%.

4. Insulin, C-Peptid und Betahydroxy-Buttersäure (Tabelle 2). Gegenüber der Kontrollgruppe (I) zeigte sich bei Kohlenhydratzufuhr von 5 g/kg KG (Gruppe II und III) ein Anstieg der Nüchterninsulinwerte auf das Doppelte des Ausgangswertes, korrespondierend

Tabelle 1. Kumulatives N-Verhalten

Gruppe	N-Ausfuhr (g/4 Tage)	N-Zufuhr (g/4 Tage)	N-Bilanz (g/4 Tage)	N-Verbesserung (g) (gegenüber Gr. I)	N-Retentionsrate (%) (gegenüber Gr. I)
I	- 46,6	- -	- 46,6	- -	- -
II	- 37,5	- -	- 37,5	9,1	24,3
III	- 50,8	35,8	- 10,5	31,6	88,3

Tabelle 2. Verhalten von Insulin, C-Peptid und ß-OH-Butyrat in Abhängigkeit von der postoperativen Kohlenhydrat-Zufuhr

PARAMETER	KOHLENHYDRAT-ZUFUHR/kg KG	prae OP	1. p.o.	2. p.o.	3. p.o.	4. p.o.	7. p.o.
INSULIN (µE/ml)	- - -	20,9 ± 14,1	25,6 ± 18,7	16,5 ± 13,3	14,7 ± 12,9	18,2 ± 16,7	24,8 ± 17,3
	5 g	23,8 ± 25,0	58,8 ± 52,4	53,8 ± 38,0	45,0 ± 23,5	54,4 ± 27,6	20,3 ± 10,6
C-Peptid i.µ. (µmol/24h)	- - -		23,7 ± 22,3	34,0 ± 27,4	19,2 ± 9,9	10,0 ± 8,5	
	5 g		20,9 ± 5,2	96,2 ± 22,8	92,5 ± 24,8	81,2 ± 37,8	
ß-OH-Butyrat (mg/100 ml)	- - -	1,16 ± 0,48	4,45 ± 1,94	8,06 ± 5,44	9,98 ± 4,14	13,44 ± 3,94	0,92 ± 0,51
	2 g	0,56 ± 0,61	0,73 ± 0,41	0,73 ± 0,60	0,46 ± 0,43	0,46 ± 0,51	0,41 ± 0,35

Hervorgehobene Werte: p < 0,05 (Student-t-Test).

erhöhte sich bei diesen Patienten die 24-h-C-Peptidausscheidung im Urin um das Dreifache. Vom 1. - 4. p.o. Tag trat in Gruppe I ein signifikanter Anstieg der Betahydroxy-Butyratwerte im Serum auf, der bereits durch Zufuhr von 2 g Kohlenhydrate/kg KG (Alternativkollektiv) nicht mehr nachzuweisen war.

Diskussion

Betrachtet man zunächst die N-Bilanz, so zeigt sich, daß bereits die alleinige Kohlenhydratzufuhr zu einer 24,3%igen Reduktion der N-Ausscheidung im Urin führt, was dem bekannten stickstoffsparenden Effekt einer postoperativen Kohlenhydratzufuhr entspricht. Durch die zusätzliche Aminosäurenzufuhr kommt es zu einer weiteren erheblichen Verbesserung der Stickstoffbilanz, wobei die Gesamtretention des zugeführten Stickstoffes 88,3 % erreicht. Subtrahiert man davon den Effekt der Kohlenhydratzufuhr, so verbleibt für die Verwertung der zugeführten Aminosäuren ein Prozentsatz von 64 %, was exakt auch den Erfahrungen anderer Untersucher entspricht (1).

Durch eine postoperative Kohlenhydratzufuhr kommt es zu einer 3-fach gesteigerten Insulinproduktion, gleichzeitig sinken, als Zeichen eines vermehrten Muskelkatabolismus die erhöhten verzweigtkettigen Aminosäuren signifikant unter den Normbereich ab. Dies zeigt, daß offensichtlich die gesteigerte Insulinausscheidung gegenüber den postoperativ vorhandenen antiinsulinären Mechanismen überwiegt und zu einem vermehrten Recycling der freiwerdenden Aminosäuren in den Muskelstoffwechsel führt. Durch die zusätzliche Aminosäurenzufuhr wird eine Normalisierung der Aminosäurenspiegel im Serum erreicht, was bei gleicher metabolischer Situation - erhöhte Insulinausschüttung und gehemmte Lipolyse - darauf schließen läßt, daß ein Großteil der zugeführten Aminosäuren im peripheren Stoffwechsel metabolisiert wird. Wie das unbeeinflußte Verhalten der beiden kurzlebigen Plasmaproteine zeigt, kommt es offensichtlich nicht zu einer gesteigerten Syntheserate in der Leber, da trotz Aminosäurenzufuhr ein defizitärer Zustand eintritt. Somit lassen unsere Untersuchungen vermuten, daß unter den gegebenen Bedingungen die postoperative Aminosäurenutilisation überwiegend dem peripheren Gewebe zugute kommt, während die Synthese von Plasmaproteinen in der Leber unbeeinflußt bleibt.

Zusammenfassung

Bereits die alleinige postoperative Zufuhr von Kohlenhydraten führte zu einer signifikanten Verbesserung (24 %) der kumulativen Stickstoffbilanz, da es offensichtlich durch eine erheblich gesteigerte Insulinproduktion zu einem vermehrten Einschleusen der im Katabolismus freigesetzten Aminosäuren in den Muskelstoffwechsel kommt. Bei zusätzlicher Gabe von Aminosäuren normalisierten sich die verminderten verzweigtkettigen Aminosäuren im Serum, während der signifikante Abfall kurzlebiger Plasmaproteine unbeeinflußt blieb.

Es wird daher vermutet, daß die zur Verfügung stehenden Aminosäuren (64% der Zufuhrrate) überwiegend in peripheren Geweben anabol verwertet werden und weniger der Synthese von Plasmaproteinen in der Leber dienen.

Summary

The exclusive postoperative supply of carbohydrates resulted in a significant improvement (24%) of cumulative nitrogen balance, because increased insulin production apparently caused augmented recycling of amino acids liberated during catabolism. Through addition of amino acids the decreased branched chain amino acids returned to normal levels, whereas the significant fall in plasma proteins with short half-life remained inchanged. Therefore it is assumed that the available amino acids (64% of supply) have predominantly anabolic functions in peripheral tissues and fewer are used to synthesize plasma proteins in the liver.

Literatur

1. DÖLP, R., AHNEFELD, F.W., KNOCHE, E., TRAUB, E.: Möglichkeiten und Grenzen der peripher-venösen parenteralen Ernährung. Infusionstherapie 5, 61-64 (1978)
2. FELIG, Ph.: Amino Acid Metabolism in Man. Ann. Rev. Biochem. 44, 933-955 (1975)
3. GOFFERJE, H., MAINTZ, E.: Das Verhalten von Praealbumin, Retinol-bindendem Protein, Transferrin und Haptoglobin in der postoperativen und posttraumatischen Phase. Infusionstherapie 5, 268-272 (1978)
4. SCHULTIS, K., BEISBARTH, H.: Pathobiochemie des Postaggressionsstoffwechsels. In: Ahnefeld, Burri, Dick und Halmagyi (Hrsg.): Infusionstherapie II - Parenterale Ernährung. Heidelberg - Berlin - New York: Springer 1975
5. WEDGE, J.H., DE CAMPOS, R., KERR, A., SMITH, R., FARRELL, ROSE, ILIC, VERA, WILLIAMSON, D.H.: Branched-chain amino acids, nitrogen excretion on injury in man. Clin. Science Mol. Med. 50, 393-399 (1976)

Dr. D. Löhlein, Klinik für Abdominal- und Transplantationschirurgie der Medizinischen Hochschule Hannover, Karl-Wiechert-Allee 9, D-3000 Hannover 61

49. Untersuchungen zur Beeinflußung der Wundheilung durch Mangel an essentiellen Fettsäuren

P. Merkle, H. Biggel und L. Claes

Abteilung für Allgemeine Chirurgie (Leiter: Prof. Dr. Ch. Herfarth) und Abteilung für Unfallchirurgie (Leiter: Prof. Dr. C. Burri) des Departments für Chirurgie der Universität Ulm

Nach langdauernder parenteraler Ernährung ohne Fettzufuhr entsteht ein Defizit an essentiellen Fettsäuren. Hieraus resultierende Symptome sind Haut- und hämatologische Veränderungen sowie ein Wachstumsrückstand bei Kindern (1); ferner sind Wundheilungsstörungen beobachtet worden (2). Die folgenden tierexperimentellen Versuche wurden unternommen, um unter standardisierten Bedingungen zu überprüfen, inwieweit die Wundheilung durch Mangel an essentiellen Fettsäuren beeinflußt wird.

Material und Methodik

Bei Fütterung einer fettfreien Diät (Altromin C 1006) konnte bei männlichen Wistarratten schon nach wenigen Wochen gaschromatographisch ein linearer Abfall des Linolsäurespiegels im Serum gemessen werden. Der Linolsäurespiegel blieb bei normal ernährten Kontrolltieren im gleichen Zeitraum unverändert. Bei fettfrei ernährten Versuchstieren sowie bei Kontrolltieren (n=10) wurde nach 4- und 7-wöchiger Verabreichung von Diät bzw. Normalkost die Reißfestigkeit standardisiert gesetzter Hautwunden sowie der Berstungsdruck der enterotomierten Colons ermittelt (jeweils am 5. und 10. postoperativen Tag). Ferner wurde zu den gleichen Zeitpunkten der Hydroxyprolingehalt im Wundbereich bestimmt.

Hierzu wurden die 300 - 320 g schweren Wistarratten in Pentobarbital-Narkose laparotomiert und das Colon unmittelbar oberhalb der peritonealen Umschlagfalte auf 1 cm Länge eröffnet und durch 4 Einzelknopfnähte (Mersilene 5/0) einreihig invertierend wieder verschlossen. Gleichzeitig wurde die Haut paravertebral auf 3 cm Länge inzidiert und danach mit Einzelknopfnähten (Prolene 3/0) vernäht.

Nach Tötung der Tiere am 5. bzw. 10. postoperativen Tag wurde das enterotomierte Colonsegment entnommen, einseitig verschlossen und über die verbliebene Öffnung mit Hilfe einer Infusionspumpe mit Luft gefüllt (5 ml Luft/min). Der Berstungsdruck, erkennbar an im Wasserbad aufsteigenden Luftblasen, wurde mittels Druckwandler gemessen und auf einem Schreiber registriert.

Die Reißfestigkeit der Haut wurde mittels einer Universal-Zugprüfmaschine (Fa. Zwick) unter konstanter Distraktionsgeschwindigkeit (1 cm/min) bestimmt. Zur Hydroxyprolinbestimmung wurde ein im Wundbereich liegendes Gewebstück entnommen, lyophilisiert und der Gehalt an Hydroxyprolin photometrisch ermittelt (3).

Ergebnisse

Bei den fettfrei ernährten Tieren war nach 4 und 7 Wochen am 5. postoperativen Tag der Berstungsdruck des Colons im Vergleich zu Kontrolltieren signifikant erniedrigt. Am 10. postoperativen Tag ergaben sich keine signifikanten Unterschiede; dies ist teilweise dadurch erklärt, daß das Colon zu diesem Zeitpunkt bei intraluminaler Druckerhöhung nicht mehr im Wundbereich, sondern im gesunden Anteil rupturiert. Die Reißfestigkeit der Hautwunden war bei den über 4 und 7 Wochen fettfrei ernährten Tieren am 5. bzw. 10. postoperativen Tag nach Wundsetzung signifikant verschlechtert (Tabelle 1). Zu den gemessenen Zeitpunkten war der Hydroxyprolingehalt im Wundbereich der Haut bzw. des Colons bei fettfrei ernährten Tieren im Vergleich zu den Kontrollgruppen signifikant erniedrigt (Tabelle 2).

Tabelle 1. Reißfestigkeit (g/cm) der Haut und Berstungsdruck (mm Hg) des Colons 4 bzw. 7 Wochen nach Verabreichung fettfreier Diät, verglichen mit Kontrolltieren

		Reißfestigkeit (g/cm)		Berstungsdruck (mm Hg)	
		Fett +	Fett ∅	Fett +	Fett ∅
4 Wochen	5 Tage postop.	38 ± 3	32 ± 6	144 ± 10	112 ± 25
	10 Tage postop.	302 ± 37	228 ± 56	142	137 (n.s.)
7 Wochen	5 Tage postop.	38 ± 5	30 ± 6	140 ± 19	114 ± 24
	10 Tage postop.	294 ± 31	191 ± 40	173	150 (n.s.)

Schlußfolgerungen

Bei fettfreier Ernährung zeigten Wistarratten schon nach wenigen Wochen einen Mangel an essentiellen Fettsäuren. Hieraus resultieren Wundheilungsstörungen im Bereich des Colons bzw. der Haut. Sonstige Ursachen wie Eiweißmangel bzw. fehlende Gewichtszunahme waren nicht zu beobachten. Der signifikant erniedrigte Gehalt an Hydroxyprolin im Wundbereich spricht für eine Störung im Kollagenstoffwechsel als ein ursächlicher Faktor der verschlechterten Wundheilung. Auch beim Menschen ist im Rahmen langfristiger parenteraler Ernährung ohne Fettzufuhr ein Mangel an essentiellen Fettsäuren nachzuweisen. Es sollte prospektiv geklärt werden, ob hieraus eine gestörte Wundheilung resultiert, die durch parenterale Fettverabreichung günstig zu beeinflussen ist.

Tabelle 2. Hydroxyprolingehalt (µg/mg Gewebe) im Wundbereich von Haut und Colon 4 bzw. 7 Wochen nach Verabreichung fettfreier Diät, verglichen mit Kontrolltieren

		Hp Haut		Hp Colon	
		Fett +	Fett ∅	Fett +	Fett ∅
4 Wochen	5 Tage postop.	76 ± 14	65 ± 8	13 ± 2	10 ± 3
4 Wochen	10 Tage postop.	80 ± 14	65 ± 13	17 ± 3	15 ± 2
7 Wochen	5 Tage postop.	73 ± 8	60 ± 9	12 ± 2	9 ± 1
7 Wochen	10 Tage postop.	76 ± 15	67 ± 10	17 ± 2	12 ± 2

Zusammenfassung

Bei Wistarratten entsteht nach Verabreichung fettfreier Diät ein Mangel an essentiellen Fettsäuren. Dies führt zu Wundheilungsstörungen im Bereich des Colons und der Haut, wobei der herabgesetzte Hydroxyprolingehalt im Wundbereich für eine Störung im Kollagenstoffwechsel spricht. Diese Tatsache hat im Hinblick auf langdauernde parenterale Ernährung erhebliche klinische Bedeutung.

Summary

A fat-free diet produces a deficiency of essential fatty acids in Wistar rats. This is associated with disturbances of wound healing in the colon and skin due to an impaired collagen metabolism, since hydroxyproline content in the wound area is decreased. The results are of clinical significance with regard to total parenteral nutrition in surgical patients.

Literatur

1. CALDWELL, M.D., JONSSON, H.T., OTHERSON, H.B.: Essential fatty acid deficiency in an infant receiving prolonged parenteral alimentation. J. Pediat. 81, 894 (1972)
2. HULSEY, T.K., BURNHAM, S.J., NEBLETT, W.W., O'NEILL, J.A., MENG, H.C.: Delayed burn wound healing in essential fatty acid deficiency. Surg. Forum 28, 31 (1977)
3. STEGEMANN, H., STALDER, K.H.: Determination of hydroxyproline. Clin. Chim. Acta 18, 267 (1967)

Dr. P. Merkle, Abteilung für Allgemeine Chirurgie des Departments für Chirurgie der Universität Ulm, Steinhövelstraße 9, D-7900 Ulm

50. Zur Prophylaxe und Therapie gastroduodenaler Stressblutungen bei Intensivpatienten mit dem Histamin-H2-Receptoren-Antagonisten Cimetidin

V. Zumtobel, R. K. Teichmann und D. Inthorn

Chirurgische Universitätsklinik München, Klinikum Großhadern

Einleitung

Moderne intensiv-medizinische Behandlungsmöglichkeiten erlauben immer mehr Patienten, länger anhaltende, schwere Stressphasen ihres Krankheitsverlaufes zu überstehen. Daher ist die gastroduodenale Blutung aus stressbedingten akuten Schleimhautläsionen zu einer typischen Komplikation der Intensivstationen geworden. Da die Behandlung solcher Blutungen mit Operationen oder Lasercoagulation bestenfalls die augenblicklichen Blutungsquellen beseitigt, andererseits aber den Gesamtstress für den Kranken noch vergrößert, können ihre Ergebnisse nur sehr unbefriedigend sein.

Methodik

In einer prospektiven kontrollierten Studie wurde bei besonders blutungsgefährdeten nüchternen Intensivpatienten die prophylaktische Wirkung des H2-Receptoren-Antagonisten Cimetidin gegenüber Blutungen aus endoskopisch gesicherten gastroduodenalen Stressläsionen geprüft. Um ein möglichst einheitliches und vergleichbares Krankengut zu erhalten, wurden lediglich Patienten mit mehrfacher Organinsuffizienz beobachtet. In der Mehrzahl handelte es sich um die Kombination von cardiopulmonaler, bzw. pulmonaler und renaler Insuffizienz nach chirurgischen Eingriffen oder Traumen, wobei meist noch zusätzlich eine protrahierte Magen-Darmatonie bestand. In einem kleineren Teil lag auch ein gemeinsames Leber- und Nierenversagen vor.

Die Behandlung mit Cimetidin (8 x 200 mg/24 h i.v.) begann mit der Aufnahme des Patienten auf die Intensivstation und endete mit der Wiederaufnahme der vollständigen enteralen Ernährung. Der kürzeste Behandlungszeitraum betrug 5 Tage. In den letzten Monaten vor Freigabe des Cimetidin wurden entsprechende Kranke als Vergleichsgruppe mit hohen Dosen Antacida (2 l Gelusil Lac/24 h per Sonde) behandelt.

Ergebnisse

In der angegebenen Dosierung ließ sich mit Cimetidin die bei Intensivpatienten oft gesteigerte Säureproduktion weitgehend reduzieren. Dabei schien die Injektion von jeweils 200 mg Cimetidin in dreistündigen Abständen deutlich wirkungsvoller zu sein als die initiale Bolus- und weitere Perfusorapplikation der gleichen Tagesdosis (Abb. 1). Bezüglich ihrer Blutungsneigung unterschie-

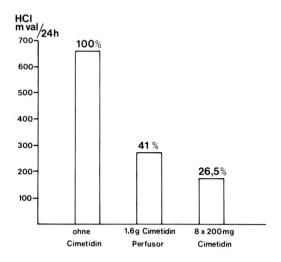

Abb. 1. HCl-Reduktion unter Cimetidin. Typisches Beispiel eines Intensivpatienten bei Sepsis mit mehr als 25% Restsäure

den sich die einzelnen Gruppen nicht voneinander. Von Bedeutung war jedoch, ob die Organinsuffizienzen Begleiterscheinungen einer Sepsis mit entsprechenden klinischen und Gerinnungsparametern darstellten.

Von 24 Patienten mit mehrfacher Organinsuffizienz ohne Sepsis kam es unter Antacida 3 mal(12,5%) zu Blutungen. Von 122 mit 8 x 200 mg Cimetidin Behandelten bluteten dagegen nur 2 (1,6%). Deutlich höher war die Blutungsneigung bei mehrfacher Organinsuffizienz infolge Sepsis. Hier traten bei 14 Patienten der Antacidagruppe 6 mal (42,7%) Blutungen auf, während die Cimetidingruppe mit 44 Kranken 6 Blutungen (13,6%) aufwies (Tabelle 1). Faßt man alle

Tabelle 1. Gastroduodenale Stressblutungen bei Intensivpatienten mit mehrfacher Organinsuffizienz unter Antacida- (2 l/24 h per Sonde) und Cimetidinprophylaxe (8 x 200 mg/24 h i.v.)

Diagnose	n	Prophylaxe	Blutung n	%
Mehrfache	24	Antacida	3	12,5
Organinsuffizienz	122	Cimetidin	2	1,6
Mehrfache Organ-	14	Antacida	6	42,7
insuffizienz bei Sepsis	44	Cimetidin	6	13,6

Patienten mit mehrfacher Organinsuffizienz zusammen, so zeigt die Antacidagruppe eine Blutungsrate von 23,7 und die Cimetidingruppe von 4,8%. Bei einer niedrigeren Dosierung von 4 x 200 mg lag die Blutungsrate mit 5 von 7 Patienten deutlich höher als in der Antacidagruppe und bei einer Dosierung von 6 x 200 mg mit 2 von 10 Patienten etwa in der Höhe der Antacidagruppe.

Nebenwirkungen geringeren Ausmaßes blieben bei den immer schwerkranken Patienten in der Regel unbemerkt. Unter 166 bisher durchgeführten Behandlungen bei diesem Krankengut beobachteten wir eine gesicherte und reproduzierbare allergisch toxische Agranulocytose (0,6%) mit typischen Promyelocyten und Myelocyten im Differentialblutbild und Sternalpunktat sowie Thrombocytenabfall. Bei 2 weiteren Kranken (1,2%) entwickelte sich eine Leuco- und Thrombocytopenie, deren Zusammenhang mit der Cimetidintherapie möglich, aber infolge gleichzeitiger Verabreichung weiterer Medikamente nicht gesichert ist.

Therapeutisch konnte von 8 Patienten mit bereits vor Behandlungsbeginn eingetretener massiver Blutung (Hb-Abfall mehr als 2 g%/ 24 h, bzw. Hb konstant mit mehr als 2 Blutkonserven/24 h) mit Cimetidin in keinem Fall eine Blutstillung erreicht werden. In dieser Gruppe ließ sich jedoch unter Fortführung der Cimetidintherapie 3 mal durch Lasercoagulation, 4 mal durch Ulcusumstechung mit oder ohne Vagotomie und 1 mal durch eine subtotale Magenresektion die Blutung stillen und dabei 6 mal die sonst übliche Recidivblutung vermeiden. Zwei derart Operierte erlitten 24 bzw. 48 Std postoperativ eine Recidivblutung, welche dann jedoch durch die Kombination von Cimetidin mit Sekretin bzw. Pirenzipin konservativ beherrscht werden konnte.

Diskussion

Eine wirksame Säurereduktion mit Cimetidin (1, 3) in höherer Dosierung läßt sich auch bei besonders blutungsgefährdeten Intensivpatienten mit mehrfachen Organinsuffizienzen erreichen. Der damit verbundene prophylaktische Effekt gegenüber Stressblutungen ist weitreichend, aber besonders bei Patienten mit Sepsis keineswegs vollständig. Für eine erfolgreiche Therapie (4) bereits bestehender massiver Blutungen reichte Cimetidin in der verwendeten Dosierung nicht aus, sondern mußte in jedem Falle mit einer mechanischen Form der Blutstillung - Operation oder Lasercoagulation - kombiniert werden. Möglicherweise lassen sich prophylaktische und therapeutische Wirkung durch eine höhere Dosierung oder gleichzeitige Gabe des langsamer anflutenden und anders angreifenden Pirezipins noch steigern. In jedem Falle muß man bei hochdosierter Behandlung von Intensivpatienten sorgfältig beginnende Anzeichen einer Funktionseinschränkung des Knochenmarks (2) beachten.

Zusammenfassung

Mit dem Histamin H2-Receptoren-Antagonisten Cimetidin ließ sich in einer Dosierung von 8 x 200 mg täglich bei Intensivpatienten mit mehrfacher Organinsuffizienz ein weitgehender Schutz vor intestinalen Stressblutungen erzielen. War die mehrfache Organinsuffizienz mit einer Sepsis kombiniert, so traten jedoch noch

in 14% Stressblutungen auf. Bei geringerer Dosierung entsprach
die Blutungsrate etwa der Größenordnung wie bei Antacidaprophy-
laxe mit 12,5 bzw. 42,7%. Ein therapeutischer Effekt des Cimeti-
dins bei Blutungen mit bereits vorhandenem Hb-Abfall konnte nicht
nachgewiesen werden.

Summary

In our intensive care unit we were able to prevent almost all
bleedings from stress ulcerations in patients with insufficiency
of various organs by administering the H_2-receptor blocker, cimetidine, in doses of 200 mg eight times per day. However, stress
ulcer bleedings occurred in 14% of those patients also suffering
from a sepsis. At lower doses of cimetidine, the rate of bleeding
was comparable to that encountered in patients treated with
antacids, i.e. 12.5% patients with multiple organ insufficiency
and 42.7% with sepsis. Cimetidine did not show any therapeutic
effect in case of bleeding which led to a significant fall in
hemoglobin concentration.

Literatur

1. EDEN, K., KERN, F. jr.: Current status of cimetidine in upper gastro-intestinal bleeding. Gastroenterology 74, 466 (1978)
2. JOHNSON, N. McJ., BLACK, A.E., HUGHES, A.S.B., CLARKE, S.W.: Leucopenia with cimetidine. Lancet 1958 II, 1226
3. MALAGELADA, J.R., CORTOT, A.: H_2-receptor antagonists in perspective. Mayo Clin. Proc. 53, 184 (1978)
4. MÜHE, E., GROITL, J., SCHEELE, J., GENTSCH, H.-H., HAGER, Th., TONAK, J.: Klinische Erfahrungen in der Behandlung von massiven Streß-Blutungen mit Cimetidin. Klinikarzt 7, 300 (1978)

PD Dr. med. V. Zumtobel, Chirurgische Universitätsklinik München,
Klinikum Großhadern, Marchioninistraße 15, D-8000 München 70

51. Wirkungsweise und Verträglichkeit einer wöchentlichen Einzeldosis von 1 mg L-Thyroxin zur Kropfrezidivprophylaxe

H. D. Röher, P. Goretzki und G. Horeyseck

Aus der Chirurgischen Klinik des Ev. Krankenhauses Bethesda zu Duisburg (Chefarzt: Prof. Dr. H.D. Röher)

Einleitung

Eine generelle, lebenslang durchgeführte Rezidivprophylaxe nach Resektion einer blanden Struma durch Verordnung von 75 - 150 µg L-Thyroxin täglich vermag mit großer Verläßlichkeit eine erneute Kropfbildung zu verhüten. Ziel der individuell, in engen Grenzen variablen Thyroxinverordnung ist es nicht, eine voll suppressive Wirkung zu erzielen, sondern vielmehr die evtl. nicht voll ausreichende endogene Hormonproduktion durch die exogene Zufuhr auszugleichen. Dadurch soll der Serum-TSH-Spiegel konstant in subnormalen Bereichen gehalten werden. - Der dauerhafte Erfolg einer solchen Rezidivprophylaxe ist abhängig von der Kooperationsbereitschaft und -fähigkeit des Patienten, die durch gründliche Aufklärung des lebenslang fortbestehenden Risikos zu wecken ist.- Fraglos stellt die tägliche Tabletteneinnahme für den Patienten eine Belastung dar und verleitet von vornherein zur Irregularität. - Die vorliegende Studie untersucht, inwieweit eine <u>einmal wöchentlich</u> verabfolgte hohe L-Thyroxin-Dosis von 1 mg dem therapeutischen Ziel Rechnung zu tragen vermag und die Verträglichkeit der einer täglichen, niedrig dosierten Thyroxineinnahme vergleichbar ist.

Untersuchung

<u>Krankengut</u>: Insgesamt untersucht und längerfristig verfolgt wurden 92 Patienten, von denen sich 61 wegen einer euthyreoten "blanden" Struma einer typischen beiderseitigen Resektion unterzogen hatten. Diese wurden 2 Gruppen von je 30 bzw. 31 Patienten ohne Selektion nach dem Prinzip der Zufälligkeit zugeordnet. Gruppe 1 (n=30) erhielt wöchentlich einmal 1 mg L-Thyroxin; Gruppe 2 (n=31) erhielt in herkömmlicher Form täglich 0,1 mg L-Thyroxin. - In einer Gruppe 3 (n=31) wurden Patienten nach begrenzten operativen Eingriffen mit entweder nur einseitiger Lappenteilresektion oder selektiver Knotenextirpation zusammengefaßt. Dieses Kollektiv diente wegen angenommener geringer oder fehlender Rezidivrisiken, also ohne obligates Erfordernis einer Prophylaxe, als Kontrollgruppe.

<u>Untersuchungsgang</u>: Die Bestimmung laborchemischer Parameter umfaßte: iT_3 und iT_4 sowie TSH vor und nach TRH-Belastung mit 200

mg. Die gemessenen Serumhormonkonzentrationen zu den Zeitpunkten 1 und 5 Wochen postoperativ dienten als Ausgangswert (Abb. 1: A, B). Die Therapiephase erstreckte sich von der 5. bis 17. Woche

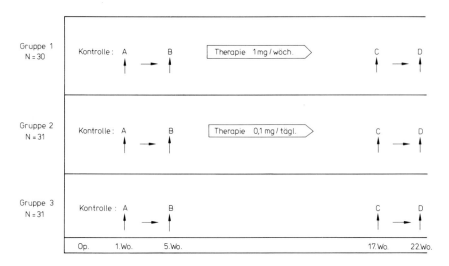

Abb. 1. Untersuchungsablauf (N = 92 Pat.). Kontrollwerte: 1. Basis TSH; 2. Stimulation TSH nach 200 mg TRH; 3. iT_3; 4. iT_4

postoperativ (C). Bis zur abschließenden Kontrolluntersuchung schloß sich eine therapiefreie Zeit (Auslaßversuch) bis zur 22. postoperativen Woche an (D). - Bei Patienten der Gruppe 3 ohne Therapie wurden zeitgleich die identischen Laborbestimmungen durchgeführt. Selbstverständlich wurde zu jedem Untersuchungszeitpunkt der individuelle klinische Befund registriert.

Ergebnisse

In den Gruppen 1 und 2 war gleichermaßen vom Zeitpunkt A zu B (Tabelle 1) ein deutlicher Anstieg sowohl des bTSH wie auch des sTSH zu verzeichnen. Die peripheren Hormonkonzentrationen (iT_3 und iT_4) verblieben im mittleren Normbereich. Nach 12-wöchiger Therapiedauer lag wiederum für beide Gruppen gleichmäßig das basale TSH im unteren meßbaren Bereich, und es war nur ein minimaler Anstieg nach TRH-Stimulation zu verzeichnen. Somit konnte unabhängig von der Therapieart bzw. der verabreichten Thyroxindosis die TSH-Sekretion zuverlässig im unteren Normbereich gehalten werden. Gleichzeitig verblieben weiterhin die peripheren Hormonwerte, vor allem das biologisch wirksame T_3, ohne Ausnahme im Normbereich. Besonders betont werden muß das völlige Ausbleiben unerwünschter hyperthyreoter Begleitreaktionen zu jedem Zeitpunkt bei den Patienten unter einmal wöchentlich verabfolgter hoher 1 mg-Dosis.

Nach einer mittleren Unterbrechung der Therapie von 5 Wochen war einheitlich erneut ein deutlicher Anstieg der TSH-Sekretion (ba-

Tabelle 1

		bTSH $\bar{x} \pm$ SEM	sTSH uU/ml	iT$_3$ ng/ml	iT$_4$ µg/ml
Gruppe I n=30 Pat.	A)	3,08±0,87	11,85±2,18	1,09±0,06	6,86±0,45
	B)	5,24±0,98	22,05±5,57	1,53±0,05	6,84±0,54
	C)	0,78±0,19	3,30±0,94	1,53±0,08	9,34±0,42
	D)	2,99±0,49	20,25±2,27	1,41±0,06	6,96±0,37
Gruppe II n=31 Pat.	A)	2,97±0,99	10,03±1,96	1,55±0,13	8,08±0,57
	B)	6,42±1,65	24,34±2,50	1,60±0,07	7,27±0,38
	C)	4,24±1,93	13,28±3,17	1,55±0,13	9,69±0,62
	D)	2,25±0,84	21,26±3,82	1,56±0,12	8,14±0,68
Gruppe III n=31 Pat.	A)	1,48±0,26	5,88±0,80	1,26±0,07	7,79±0,51
	B)	3,12±0,52	17,95±1,87	1,61±0,07	7,15±0,34
	C)	4,13±0,96	18,16±2,34	1,43±0,07	8,04±0,41
	D)	4,8 ±1,37	18,56±2,10	1,58±0,08	7,82±0,45

sal und auch stimuliert) auf annähernd das gleiche Niveau wie zum Zeitpunkt B zu registrieren. Somit war bereits erneut ein erhöhter Stimulationseinfluß auf den nach Resektion verbliebenen Drüsenrest anzunehmen. Die peripheren Hormonkonzentrationen zeigten noch keine wesentliche Schwankung und verblieben zumindest im unteren Normbereich.

Patienten der Kontrollgruppe 3 ohne Thyroxinmedikation zeigten über die Dauer der Kontrollphase vorübergehend zwar ebenfalls leichte Anstiege der basalen und stimulierten TSH-Werte, erreichten aber niemals das obere Grenzniveau der Gruppen 1 und 2. Daraus darf mit Vorsicht und nach Einschränkung zumindest für die Dauer der Untersuchungsphase das Fehlen eines Hinweises für erhöhtes Rezidivrisiko angenommen werden (Tabelle 1).

Diskussion

In dem fraglos knapp bemessenen Gesamtuntersuchungszeitraum erweist sich die Rezidivprophylaxe durch Verordnung einer einmal wöchentlichen hohen Thyroxindosis (1 mg) zweifelsfrei als ebenso effektiv bezüglich der TSH-Suppression wie die herkömmliche tägliche Einnahme von im Mittel 0,1 mg L-Thyroxin. Gleichzeitig kommt es in der Gruppe 1 trotz der hohen Gesamtdosis nicht zu einer Hyperthyreosis factitia, in erster Linie an den im Normbereich verbleibenden iT$_3$-Werten ablesbar. Bezüglich der klinischen Nebenerscheinungen konnten ebenfalls keinerlei Unterschiedlichkeiten zwischen den Gruppen 1 und 2 wahrgenommen werden. Es bestand uneingeschränkt gute Verträglichkeit. - Entsprechende Erfahrungen haben bereits frühere Untersuchungen von RICCABONA (4) und WENZEL (3) erwiesen, die durch vergleichbare Messungen die gute Kompatibilität hoher Thyroxin-Einmalverordnungen nachweisen konnten. In mit unseren eigenen Studien vergleichbaren Untersuchungsserien haben BERNSTEIN (1) und SEKADDE (2) an allerdings wesentlich kleinerem Krankengut und über ebenfalls sehr knapp begrenzte Zeiträume mit dem Ziel einer vollen Thyroxin-Substitution wöchentliche Einmaldosierungen benutzt und bezüglich der TSH-Suppression und des peripheren Hormonmetabolismus gleichartige Resultate erzielt. - Als Konsequenz unserer derzeitig noch mit einschränkender Zurückhaltung beurteilbaren Resultate erscheint es gerechtfertigt, die wöchentliche Einmalgabe von 1 mg Thyroxin als eine vertretbare Alternative zur täglichen Schilddrüsenhormoneinnahme für die Rezidivprophylaxe anzusehen.

Zusammenfassung

Bei zwei zufällig ausgewählten Kollektiven nach beidseitiger Resektion einer blanden Struma werden Wirksamkeit und Nebenerscheinungen der herkömmlichen Rezidivprophylaxe mit täglicher Dosis von 0,1 mg L-Thyroxin und wöchentlicher Einmalgabe von 1 mg L-Thyroxin verglichen. Die intermittierend verabfolgte hohe Thyroxindosis erweist sich der herkömmlichen Verordnungsform als wirkungsäquivalent ohne negative Begleiteffekte.

Summary

After resection of euthyroid goiter, different doses of thyroxine administration for prophylaxis against recurrence were tested and compared. Group 1 (n=30) received 1 mg L-thyroxine weekly; group 2 (n=31), 0.1 mg L-thyroxine daily. The intermittent, high-dose thyroxine turned out to be equally effective as the conventional daily intake and showed no negative side effects.

Literatur

1. BERNSTEIN, R.S., ROBBINS, J.: Intermittent therapy with l-thyroxine. N. Engl. J. Med.,Dec. 1969, 1444-48
2. SEKADDE, C.B., SLAUNWHITE, W.R., ACETO, T., MURRAY, K.: Administration of thyroxine once a week. J.C.E. and Med. 39, 759-64 (1974)
3. WENZEL, K.W., MEINHOLD, H.: Evidence of lower toxicity during thyroxine suppression after a single 3 mg l-thyroxine dose: comparison to the classical l-tri-iodothyronine test for thyroid suppressibility. J.C.E. and Med. 38, 902-05 (1974)
4. ZECHMANN, W., RICCABONA, G., FIEL, H., OBENDORF, L.: Resorption and Pharmacokinetik großer Dosen von L-Thyroxin beim Menschen. Wien. Klin. Wschr. 87, 751-55 (1975)

Prof. Dr. H.D. Röher, Ev. Krankenhaus Bethesda, Chirurgische Abteilung, D-4100 Duisburg 1

52. Veränderungen des ionisierten Calciums und des Zitratspiegels beim Hund während maschineller Autotransfusion mit Heparin, ACD und CPD

P. Klaue[1], H. Maier[2], K. Feldmann[3] und B. Homann[4]

[1] Chirurgische Universitäts-Klinik und Poliklinik Würzburg (Direktor: Prof. Dr. med. E. Kern);
[2] Medizinische Universitäts-Klinik, Abtlg. Nephrologie, Würzburg (Leiter: Prof. Dr. med. A. Heidland);
[3] Physiologisch-Chemisches Institut der Universität Würzburg (Direktor: Prof. Dr. med. E. Helmreich);
[4] Institut für Anaesthesiologie der Universität Würzburg (Direktor: Prof. Dr. med. K.H. Weis)

Die rasche Citratzufuhr bei maschineller Autotransfusion (AT) führt zur Abnahme von Herzarbeit und -leistung um 40-70%, je nach verwendetem Stabilisator (1). Aus diesem Grunde wurden ionisiertes Calcium (Ca^{++}) und Citrat im Serum unter unterschiedlicher Anticoagulation während der AT untersucht.

Material und Methode

Bei 9 splenektomierten, narkotisierten, durchschnittlich 22 kg schweren Bastardhunden wurde eine experimentelle Blutung aus der rechten Nierenarterie mit dem Bentley-ATS 2000 reinfundiert. Die 10% des mit J^{131} bestimmten Gesamtvolumens betragende Blutmenge wurde innerhalb durchschnittlich 25 sec über 2 Katheter in der Vena cava superior und inferior zurückgepumpt. Die Anticoagulation erfolgte mit Heparin (300 IE/kg) und ACD bzw. CPD im Wechsel bei jedem Tier. Die Citratstabilisatoren wurden jeweils im Mischungsverhältnis 1:5 zugegeben. ACD enthielt nach der Formel B 13,2 g Natriumcitrat und 4,4 g Zitronensäure pro Liter, während CPD 26,3 g Natriumcitrat und 3,0 g Zitronensäure enthielt. Jeder Hund diente sich selbst als Kontrolle bezüglich der unterschiedlichen Auswirkung der verschiedenen Anticoagulantien. Bei keinem Tier wurden mehr als 10 Blutungen und Retransfusionen durchgeführt. Insgesamt waren es 25 mit ACD, 24 mit CPD und dazwischen insgesamt 40 mit Heparin. Mit einem Stathamelement wurde der Aortendruck (AOP) gemessen. Das Ca^{++} wurde mit der Calcium-selektiven Disk-Elektrode nach MAIER bestimmt (3). Das Gesamtcalcium wurde fotometrisch und das Citrat UV-spektrofotometrisch nach Dagley ermittelt. Die Blutentnahmen zur Bestimmung dieser Laborparameter erfolgten aus der Vena cava superior in folgenden Phasen: 1. Bei maximaler Abnahme des AOP unmittelbar nach der AT (S). 2. Bei Stabilität des AOP vor der ersten und vor der jeweiligen nächsten Blutung nach jeder einzelnen AT (ST). Die

Ausgangswerte vor der ersten Blutung bzw. die Werte in der stabilen Phase vor jeder weiteren Blutung und Retransfusion dienten als Bezugspunkt für die Berechnung der prozentualen Abweichungen in den S-Phasen. Die statistische Auswertung erfolgte im gepaarten Student t-Test mit einer 2 %igen Irrtumswahrscheinlichkeit.

Ergebnisse

1. AT mit Heparin: Ca^{++} sank im Mittel auf 92% in der Phase S. Gleichzeitig stieg das Citrat auf 120% und das Gesamt-Ca lag bei 102%. Die entsprechenden Werte in der ST-Phase betrugen: Ca^{++} 101%, Citrat 103%, Gesamt-Ca 101%.

2. AT mit ACD: In der Phase S sank das Ca^{++} auf 73%, während das Citrat auf 274% anstieg und das Gesamt-Ca bei 105% blieb. In der

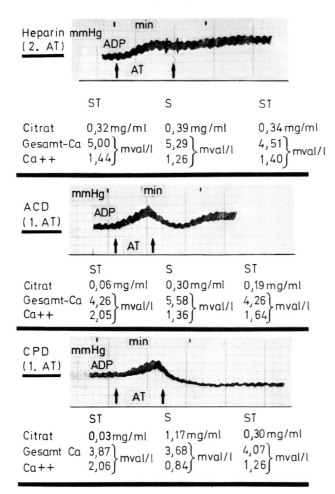

Abb. 1a. *Exemplarische Verlaufswerte von Ca^{++}, Citrat und Gesamt-Ca während maschineller Autotransfusion (AT) bei Anticoagulation mit Heparin, ACD und CPD entsprechend den Veränderungen des Aortendruckes (AOP)*

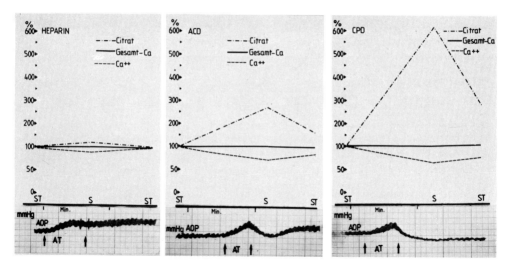

Abb. 1b. *Mittlere prozentuale Veränderungen von Ca^{++}, Citrat und Gesamt-Ca während maschineller Autotransfusion (AT) bei unterschiedlicher Anticoagulation*

ST-Phase lagen die Werte für Ca^{++} bei 87%, Citrat bei 165% und Gesamt-Ca bei 102%.

<u>3. AT mit CPD</u>: In der Phase S sank Ca^{++} auf 66%, Citrat stieg auf 621%, und das Gesamt-Ca blieb bei 100%. In der ST-Phase lag Ca^{++} bei 77%, Citrat bei 278% und Gesamt-Ca bei 101% (Abb. 1 a und b, Tabelle 1).

Die Veränderungen des ionisierten Calciums und des Citrats waren statistisch signifikant beim Vergleich sämtlicher Werte aus der S-Phase mit denen aus der ST-Phase sowie beim Vergleich aller 3 Anticoagulantien untereinander. Entsprechend dem höheren Citratgehalt von CPD war auch der Abfall des ionisierten Calciums und der Citratanstieg nach AT signifikant größer als nach AT mit ACD. Damit werden vergleichbare Untersuchungen nach rascher Infusion von Citratblut (<u>2</u>, <u>4</u>) und nach Hämodialyse (<u>4</u>) bestätigt.

Zusammenfassung

Im Tierversuch an Hunden wurden ionisiertes Calcium (Ca^{++}), Gesamtcalcium und Citrat im Serum während maschineller Autotransfusion (AT) bei Anticoagulation mit Heparin, ACD (Formel B) und CPD bestimmt. Die Blutentnahmen erfolgten während der stabilen Phase des kontinuierlich bestimmten Aortendruckes (AOP) vor der AT und im Augenblick des maximalen Abfalles des AOP unmittelbar danach. Während sich das Gesamtcalcium nur gering veränderte, fiel unter ACD das Ca^{++} im Mittel um 27%, unter CPD um 34% ab. Der Citratspiegel stieg um 174% unter ACD und um 521% unter CPD. Diese Veränderungen sowie die Unterschiede zwischen beiden Stabilisatoren waren signifikant. Entsprechend dem höheren Citratgehalt von CPD gegenüber ACD (Formel B) ist die früher festgestellte Verminderung von Herzarbeit und -leistung während AT um

Tabelle 1. Veränderungen des ionisierten Calciums, Gesamtcalciums und Citrats während aufeinanderfolgender maschineller Autotransfusionen mit unterschiedlicher Anticoagulation bei einem Versuchstier

AOP-Phase	Anticoag.	Ca++ mval/l	Diff.	Ges. Ca mval/l	Citrat mg/ml	Diff.
ST		2,1		4,85	0,04	
	CPD		-0,95			+0,62
S		1,15		5,00	0,66	
ST		1,44		5,00	0,32	
	Heparin		-0,18			+0,07
S		1,26		5,29	0,39	
ST		1,40		4,51	0,34	
	ACD		-0,35			+0,26
S		1,05		5,19	0,60	
ST		1,15		4,80	0,41	
	Heparin		-0,17			+0,07
S		0,98		5,10	0,48	
ST		1,04		5,10	0,40	
	CPD		-0,16			+0,89
S		0,88		5,10	1,29	
ST		0,74		5,60	0,62	
	Heparin		-0,04			+0,14
S		0,70		5,00	0,76	
ST		0,78		5,15	0,60	
	ACD		-0,04			+0,45
S		0,64		5,15	1,05	
ST		0,78		5,15	0,80	
	Heparin		+0,08			+0,03
S		0,86		5,49	0,77	
ST		0,93		5,00	0,72	
	CPD		-0,29			+0,58
S		0,64		5,00	1,30	
ST		0,63		5,10	0,95	

60-70% bei CPD bzw. um 40-50% bei ACD (<u>1</u>) im wesentlichen als Folge der Citratintoxikation anzusehen.

Summary

The control of ionized calcium (Ca^{++}), total calcium, and citrate levels in serum were determined in dogs during autotransfusion (AT) of blood stabilized with heparin, ACD (formula B) and CPD. Blood samples were taken according to the changes of aortic pressure (AOP), which was continuously monitored. Taking the values during the stable phase of AOP preceding the AT as baseline, Ca^{++} dropped by 27% with ACD and by 34% with CPD at the maximum decrease of AOP immediately after the AT. The corresponding increase of citrate was 174% with ACD and 521% with CPD, while total calcium remained stable. Thus cardiac depression after AT of citrated blood seems to be mainly caused by the drop of Ca^{++}, which is significantly more pronounced with CPD, corresponding to the higher content of citrate.

Literatur

1. HOMANN, B., KLAUE, P., TRENKEL, K., HOCKERTS, Th.: Der Einfluß von Citrat- oder Heparinanticoagulation bei der Autotransfusion auf die Herzarbeit des Hundes. Langenbecks Arch. Chir. Suppl. 1978, 149 (1978)
2. KILLEN, D.A., GROGAN, E.L., GOWER, R.E., COLLINS, H.A.: Response of canine plasma-ionized calcium and magnesium to the rapid infusion of acid-citrate-dextrose (ACD) solution. Surgery 70, 736 (1971)
3. MAIER, H., RÖCKEL, A., HEIDLAND, A., SCHNEIDER, D., STEFFEN, Ch., AZIZ, O., DENNHARDT, R., LINDT, H.-O., SCHINDLER, J.G.: Untersuchungen zur Leistungsfähigkeit calciumselektiver Disk-Elektroden mit elektrisch geladenen und neutralen Liganden bei anaeroben Serummessungen. Res. exp. Med. 172, 75 (1978)
4. OLINGER, G.N., HOTTENROTT, CH., MULDER, D., MALONEY, J.V., MILLER, J., PATTERSON, R.W., SULLIVAN, S.G., BUCKBERG, G.D.: Acute clinical hypocalcemic myocardial depression during rapid blood transfusion and postoperative hemodialysis. J. Thorac. Cardiovasc. Surg. 72, 503 (1976)

PD Dr. med. P. Klaue, Chirurgische Klinik und Poliklinik der Universität Würzburg, Josef-Schneider-Straße 2, D-8700 Würzburg

53. Enhancement of Local Immune Response in the Treatment of Experimental Peritonitis

T. Hau, L. D. Joyce, R. C. Lillehei und R. L. Simmons

University of Minnesota, Minneapolis, MN, USA

Phagocytic cells attracted into the peritoneal cavity by microbial contamination have been shown to be a major and probably the most important part of host defense against intraperitoneal (IP) infections. Interference with their function will result in delayed clearance of bacteria from the peritoneal cavity and thus in increased mortality (HAU, 1978). Conversely, IP infusion of activated macrophages and polymorphonuclear granulocytes (PMN) will protect against IP infections (GARDNER, 1977). The following experiments were undertaken to evaluate the prophylactic efficacy of the enhancement of the chemotactic and phagocytic properties of phagocytic cells in the peritoneal cavity. Thioglycollate will attract granulocytes and monocytes in the peritoneal cavity and formyl methionylphenylalanine (FMP) is a synthetic oligopeptide which acts as a chemoattractant for PMNs (SCHIFFMANN, 1975). Zymosan is a yeast (Saccharomyces cerevisiae) cell wall preparation and a potent activator of the reticuloendothelial system (ZWEIFACH, 1975).

Materials and Methods

Experiment 1: Twenty-four Sprague-Dawley rats were divided into two equal groups. In the first group the rats were anesthetized by ether anesthesia and the abdominal cavity was irrigated with 10 ml normal saline and the IP cell count was determined. The animals in the second group were injected IP with 10 ml of 3% thioglycollate. Twenty-four hours after injection the IP cell count was determined as described above. In the second part of this experiment 46 Sprague-Dawley rats were again divided into two equal groups. The first group was injected with 10 ml normal saline and the second group with 10 ml of 3% thioglycollate. Twenty-four hours after the pretreatment both groups were inoculated IP with $2 \cdot 10^5$ E. coli in a 4% Hgb solution. The mortality of both groups was determined 24 h after bacterial inoculation.

Experiment 2: Forty-five Sprague-Dawley rats were divided into nine equal groups and injected with 2 mg FMP IP and killed at varying intervals by ether anesthesia. The IP cell count was determined immediately after their death as described above. In the second part of this experiment 100 Sprague-Dawley rats were divided into two equal groups. The first group received an injection of 2 mg FMP IP, and the second group received the solvent of FMP (phosphate buffered saline) IP. Ninety minutes later both groups of rats were challenged with $2 \cdot 10^4$ E. coli in 10% Hgb solution or $2 \cdot 10^8$ E. coli in 2 ml normal saline, and the mortality in both groups was determined after 24 h.

Experiment 3: An initial 220 Sprague-Dawley rats were divided into four groups. The groups were injected with 0.5 ml normal saline and 1 mg/100 g BW zymosan IV or IP respectively each day for 3 days. Groups of animals were then killed 1, 2, or 3 days after treatment, and the weight of the spleen, liver, and lung in each group were determined. In 11 rats from each group the function of the RES after completion of the treatment was determined by the colloid clearance technique (DiLUZIO, 1964). A further 220 rats were injected with saline and zymosan in the described manner IP. IP white cell count was determined at various intervals during and after treatment. In the second part of this experiment 50 experimental rats were injected IP with 1 mg zymosan per 100 g body weight on days 1, 3, and 5. An equally large control group was injected with 1 ml saline on the same day. On the sixth day the rats were challenged with $2 \cdot 10^9$ E. coli in normal saline or $2 \cdot 10^6$ E. coli in 2 ml 4% Hgb solution.

Results

Experiment 1: The injection of 10 ml of 3% thioglycollate resulted in the rise of the IP leukocyte count from $1.3 \pm 0.18 \cdot 10^3$ in the control group to $8.49 \pm 4.19 \cdot 10^6$/ml. Rats pretreated with thioglycollate 24 h prior to inoculation showed significantly lower mortality than control rats (Table 1).

Table 1. Effect of pretreatment with thioglycollate on the mortality of rats after inoculation with escherichia coli

RAT GROUPS	N	SURVIVING	DEAD	MORTALITY	
Treated	24	17	7	29%	$p \leq 0.02$
Control	24	7	15	68%	

Experiment 2: Pretreatment with FMP resulted in an influx of PMNs into the peritoneal cavity raising the PMN count from virtually 0 to $1.9 \pm 0.53 \cdot 10^4$/ml by 90 min. Rats that were pretreated with FMP showed a significantly higher resistance to IP infections induced by an E. coli-Hgb mixture. The pretreatment, however, was not effective when large doses of E. coli without Hgb were used (Table 2).

Experiment 3: The IV injection of zymosan resulted in a significant increase in the weight of spleen, liver, and lung by the third day. The IP injection of zymosan as well as in injection of saline IV or IP did not alter the organ weights significantly. Similarly, no effect of IP zymosan on the colloid clearance could be observed (slope 0.1898). In contradistinction, IV injected

Table 2. Effect of pretreatment with formyl-methionylphenylalanine (FMP)[a] on the mortality of rats with peritonitis

INOCULUM		n	SURVIVING	DEAD	MORTALITY	
$2 \cdot 10^8$ E.coli in 2 ml NS	treated	40	14	26	65%	
	control	40	16	24	60%	$p > 0.05$
$2 \cdot 10^4$ E. coli in 2ml 10% HGB solution	treated	50	23	27	52%	
	control	50	13	37	72%	$p \leq 0.025$

[a] Dose = 2 mg of FMP given i.p. 90 minutes before inoculation. NS, Normal saline; HGB, hemoglobin.

zymosan resulted in an increased slope of lipid clearance (0.2645; $P \leq 0.0025$). However, 72 h after completion of the treatment with zymosan the total IP white cell count had risen from $1.3 \pm 0.18 \cdot 10^3$ to $1.2 \cdot 10^8$ cells compared to $0.5 \cdot 10^8$ cells in the control group ($P \leq 0.01$). The pretreatment of the animals with zymosan resulted in a significant decrease in mortality in the animals challenged with $2 \cdot 10^9$ E. coli without hemoglobin (Table 3).

Table 3. Effect of pretreatment with zymosan[a] on the mortality of peritonitis

INOCULUM		n	SURVIVING	DEAD	MORTALITY	
$2 \cdot 10^9$ E.coli in 2ml NS	treated	25	23	2	8%	
	control	25	9	16	64%	$p \leq 0.002$
$2 \cdot 10^6$ E.coli in 2ml 4% HGB solution	treated	25	11	14	56%	
	control	25	7	18	72%	$p > 0.05$

[a] 1 ml zymosan IP 2, 4, and 6 days before inoculation.

Summary

We conclude from these experiments that the host defense in peritoneal infections rests largely on the phagocytic cells attracted into the peritoneal cavity by the offending organism, and that an increase in the number of available phagocytes by pretreatment with chemotactic substances protects against lethal peritoneal infections. There seems to be a direct relationship between the number of available phagocytes in the peritoneal cavity at the time of inoculation and the reduction of mortality in experimental peritonitis (Fig. 1).

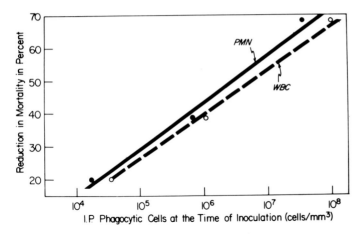

Fig. 1. Relationship between the number of IP phagocytes attracted by pretreatment with FMP, thioglycollate and zymosan on the reduction of mortality of peritonitis expressed as difference in mortality of treatment and control group in percent

Zusammenfassung

Phagocyten, die als Antwort auf die bakterielle Infektion in die Peritonealhöhle einströmen, stellen den wichtigsten Abwehrmechanismus des Organismus gegen intraperitoneale Infektionen dar. Die Vermehrung der Phagocyten durch Vorbehandlung mit chemotaktischen Substanzen vermindert die Letalität der experimentellen Peritonitis. Es besteht eine direkte Beziehung zwischen der Zahl der intraperitonealen Phagocyten und der Verminderung der Letalität (Fig. 1).

References

1. DiLUZIO, N.R., RIGGI, S.J.: The development of a lipid emulsion for the measurement of reticuloendothelial function. J. Reticuloendothel. Soc. 1, 136-49 (1964)
2. GARDNER, G., GROSFELD, J.L.: Increased survival in fecal peritonitis treated with donor peritoneal phagocytes. Surg. Forum 28, 51-53 (1977)
3. HAU, T., HOFFMAN, R., SIMMONS, R.L.: Mechanism of the adjuvant action of hemoglobin in experimental peritonitis: I. In vivo inhibition of peritoneal leukocytosis. Surgery 83, 223-229 (1978)
4. SCHIFFMANN, E., CORCORAN, B.A., WAHL, S.M.: N-formylmethionyl peptides as chemoattractants for leukocytes. Proc. Natl. Acad. Sci. USA 72, 1059-1062 (1975)
5. ZWEIFACH, B.W., BENACERRAF, B., THOMAS, L.: The relationship between the vascular manifestations of shock produced by endotoxin, trauma, and hemorrhage. II. The possible role of the reticuloendothelial system in resistance to each type of shock. J. Exp. Med. 106, 403 (1957)

T. Hau, M.D., Assistant Professor of Surgery, University of Illinois, 840 South Wood Street, Chicago, IL 60680, USA

54. Viscosimetrische Untersuchungen zur Wirksamkeit einer postoperativen Bronchialsekretolyse

Th. Heil, P. Mattes und S. Braun

Abteilung für Allgemeine Chirurgie (Leiter: Prof. Dr. Ch. Herfarth) der Universität Ulm

Abhusten und mucociliare Clearance sind die wichtigsten Mechanismen zur Freihaltung des Tracheobronchialsystems. Die mucociliare Clearance ist das Ergebnis des oralwärts gerichteten Sekrettransports durch das mehrreihige Flimmerepithel des Respirationstraktes und der rheologischen Eigenschaften des Tracheobronchialsekretes. Je geringer die Viscosität des Bronchialsekretes, desto schneller der Abtransport durch das Flimmerepithel ([1]).

Bronchosekretolytische Maßnahmen, die nach abdominalchirurgischen Operationen in der postoperativen Phase obligaterweise erfolgen, versuchen durch Verflüssigung des Bronchialsekretes die mucociliare Clearance zu verbessern und damit das Abhusten zu erleichtern.

Ziel der vorliegenden Untersuchungen war es, durch viscosimetrische Analysen des Bronchialsekretes, den Erfolg atemtherapeutischer Maßnahmen in der postoperativen Phase zu objektivieren.

Methode

In einer prospektiven Studie wurde der Einfluß von Bromhexin-HCl, Prostaglandin E_1 ([2], [3]) und physiologischer Kochsalzlösung auf die Viscosität des Bronchialsekretes untersucht. Sämtliche Substanzen wurden per inhalationem verabreicht. Bromhexin-HCl war in handelsüblicher Form verfügbar. Die Prostaglandin E_1-Lösung stellten wir selbst in einer Konzentration von $1,25 \cdot 10^{-8}$ g/ml her.
Die Patienten inhalierten 3 x täglich. Eine parenterale Bronchosekretolyse unterblieb.

Wir verglichen vom 1. bis 5. postoperativen Tag die minimale, maximale und mittlere Viscosität des Sputums unter Inhalationstherapie (Tag) und im behandlungsfreien Intervall (Nacht). Die viscosimetrische Analyse erfolgte mit einem Capillarviscosimeter, dessen Meßprinzip auf dem Hagen-Poiseuilleschen Gesetz beruht. Der intraluminäre Druck einer in einer Capillare bei konstanter Geschwindigkeit laminar strömenden Flüssigkeit wird als Maß für die Viscosität verwendet. Diese ist Ausdruck der "inneren" Reibung und stellt für viele Medien eine Stoffkonstante mit der

Dimension

$$\frac{0,1 \, N \cdot s}{m^2} = 1 \text{ Poise (P)}$$

dar (4).

Patientengut

55 Patienten, die sich abdominal-chirurgischen Operationen unterzogen hatten, wurden in die Studie aufgenommen und den einzelnen Untersuchungsgruppen wie folgt zugeordnet: Bromhexin-HCl (n=10), Prostaglandin E_1 (n=25), NaCl 0,9% (n=20).

Ergebnisse

Sowohl Prostaglandin E_1 als auch Bromhexin-HCl bewirkten eine signifikante Reduktion der Sekretviscosität des Tracheobronchialschleims. Die Wirkung trat nach Bromhexin-HCl am 3. und nach Prostaglandin E_1 am 5. Behandlungstag auf. Dieser Effekt ließ sich sowohl für die maximale, minimale als auch mittlere Viscosität nachweisen.

Wirksamkeitsunterschiede bestanden zwischen beiden Substanzen nicht, wie durch tägliche Viscositätsvergleiche belegbar war. Der niedrigeren Sputumviscosität ging ein Anstieg der abgehusteten Sekretmengen parallel. Das Signifikanzniveau dieser Zunahme lag allerdings beim Vergleich mit dem ersten Behandlungstag in allen Fällen über 10%. In der Kontrollgruppe, die mit physiologischer Kochsalzlösung inhalierte, waren die abgehusteten Sekretmengen in über der Hälfte der Fälle so minimal, daß das Material zu einer viscosimetrischen Analyse nicht ausreichte.

In den zur Auswertung gelangten Fällen war eine signifikante Viscositätserniedrigung im Verlauf der Behandlung nicht nachweisbar, vielmehr war ein Trend zur Viscositätszunahme erkennbar. Die Differenz zwischen maximaler und minimaler Viscosität nahm als Ausdruck einer zunehmenden Homogenisierung des Sputums vom 1. - 5. Behandlungstag ab (Tabelle 1).

Zusammenfassung

In einer während der unmittelbar postoperativen Phase durchgeführten viscosimetrischen Analyse des Bronchialsekretes konnte mit Bromhexin-HCl und Prostaglandin E_1 eine Reduktion der Viscosität und damit eine Verflüssigung des Bronchialsekretes nachgewiesen werden. Physiologische Kochsalzlösung zeigte diese Wirkung nicht.

Summary

During postoperative care we examined the effect of bromhexine HCl and prostaglandin E_1 on the viscosity of bronchial secretion.

Tabelle 1. Differenz der mittleren Viscosität am jeweiligen Behandlungstag zum Ausgangswert am 1. postoperativen Tag in cP. $\bar{x} \pm SD$, $p < 0,02$ für die unterstrichenen Zahlenwerte

	Behandlungstag			
	2	3	4	5
PROSTAGLANDIN E_1 (n = 25)	91 ± 262	50 ± 543	133 ± 363	<u>116 ± 239</u>
BROMHEXIN-HCl (n = 10)	106 ± 245	<u>171 ± 142</u>	<u>193 ± 184</u>	<u>192 ± 150</u>
NaCl 0,9% (n = 9)	—	4 ± 39	6 ± 27	-26 ± 103

Both drugs reduced the viscosity and produced a liquefaction of the secretion. In the control group, which was treated with 0.9% NaCl solution, no significant effect was seen.

Literatur

1. ADLER, K., DULFANO, M.J.: The Rheological Factor in Mucociliary Clearance. J. Lab. Clin. Med. 88, 22-28 (1976)
2. CURTIS, P.C., IRAVANI, J., NOACK, W., RENOVANZ, H.D.: Prostaglandin E_1 als Bronchosekretolyticum. Atemwegs- und Lungenerkrankungen 2, 32-36 (1976)
3. MATHE, A., HEDQUIST, P., STRANDBERG, K., LESLIE, C.A.: Aspects of Prostaglandin Function in the Lung. New Engl. J. Med. 296, 850-855 (1977)
4. WELLER, E., HEISSLER, K., RENOVANZ, H.D.: Physikalische Grundlagen und Entwicklung einer neuen Apparatur. Wien. Med. Wschr. Supplement Nr. 33

Dr. med. Th. Heil, Abteilung für Allgemeine Chirurgie der Universität Ulm, Steinhövelstraße 9, D-7900 Ulm

55. Zur Rolle des Histamins bei der akuten Pankreatitis

H. Schult, W. Lorenz, D. Maroske, E. Lange und L. Lüben

Abteilung für Experimentelle Chirurgie und Pathologische Biochemie und Chirurgische Klinik am Zentrum für Chirurgie der Universität Marburg

Für das Schockgeschehen bei der akuten Pankreatitis werden verschiedene vasoaktive Substanzen verantwortlich gemacht: Neben Kininen (1) wird auch dem Histamin eine pathogenetische Rolle zugeschrieben (2).

Bei akuten Pankreatitiden im Tierversuch wurde Histamin bisher nur indirekt an in-vitro-Modellen nachgewiesen (2). In dieser Arbeit wurde deshalb erstmals die Histaminfreisetzung im Blutplasma von Hunden gemessen, bei denen eine akute Pankreatitis nach PFEFFER et al. (3) induziert worden war.

Methodik

Wie schon in einer früheren Arbeit (4) beschrieben, wurden 2 mal 10 Bastardhunde (beiderlei Geschlechts, 20-35 kg) mit einer blinden Duodenalschlinge nach PFEFFER et al. (3) versehen. Nach dem Aufwachen aus der Narkose wurden die Tiere in Käfigen bis zum Eintritt des Todes innerhalb von 15 bis 53 Std beobachtet. Ihnen wurde ad libitum Leitungswasser gewährt, aber keine Nahrung gegeben.

Zur Hemmung des Histaminabbaues durch Diaminoxydase wurde 10 Hunden sofort nach Verschluß des Abdomens und 6 Std später 100 mg/kg Aminoguanidin i.v. in 5-10 ml physiologischer Kochsalzlösung appliziert, 10 Kontrolltiere erhielten das gleiche Volumen desselben Lösungsmittels. Die Behandlung mit Kochsalzlösung oder Aminoguanidin erfolgte randomisiert und wurde dem Operationsteam erst nach Ende des operativen Eingriffes bekanntgegeben (4).

Diagnose und Ausmaß der akuten Pankreatitis wurden makroskopisch und mikroskopisch von einem Pathologen bestimmt (4). Außerdem wurde die Überlebenszeit als Kriterium für die Schwere der Erkrankung berücksichtigt. Die Bestimmung des Plasmahistamins erfolgte nach LORENZ et al. (5), wobei Histamin als freie Base angegeben wurde. Die statistische Auswertung wurde nach dem Median-Perzentil-System vorgenommen, da die Plasmahistaminkonzentrationen beim Hund nicht normalverteilt sind (5).

Ergebnisse

Die Plasmahistaminspiegel (Tabelle 1) nach der Operation waren mit 0,3 ng/ml denen von LORENZ et al. (5) vergleichbar. Damit war eine zuverlässige Plasmagewinnung garantiert und eine korrekte Ausgangsbasis für weitere Bestimmungen im Verlauf der Erkrankung gegeben.

Bei den mit Kochsalz behandelten Tieren trat bis zu 12 Std nach Operationsende keine Erhöhung der Histaminspiegel auf, aber nach 18 Std stiegen die Werte um das 4-fache an. Histaminspiegel von mehr als 1 ng/ml, die als pathophysiologisch wirksam anzusehen sind (6), zeigten 4 Hunde nach 18 Std, vorher jedoch keiner. Ferner erscheint bemerkenswert, daß bei 2 Tieren mit einer sehr langen Überlebenszeit nur äußerst niedrige Histaminspiegel beobachtet wurden. Eines von ihnen (Nr. 4) wies eine geplatzte Duodenalschlinge auf.

Die mit Aminoguanidin behandelten Tiere zeigten die gleichen Histaminspiegel nach der Operation wie die mit NaCl behandelten Hunde (Tabelle 1). Damit war eine Ausgangssituation gegeben, die der bei den NaCl-behandelten Tieren entsprach. Bereits 1 Std nach Aminoguanidininjektion zeigten sich bei ihnen aber signifikant erhöhte Werte. Dieser Unterschied war nach 6 Std nicht mehr nachweisbar, was wahrscheinlich auf eine weitgehende Elimination des Aminoguanidins zurückzuführen ist. Die nach 6 Std erfolgte Zweitinjektion von Aminoguanidin führte nach 12 Std wieder zu dem signifikanten Unterschied zwischen aminoguanidin- und kochsalzbehandelten Hunden. Nach 18 Std bestand er aber nicht mehr, wahrscheinlich aus dem oben erwähnten Grund. Als eine Besonderheit fand sich innerhalb des 12-Stunden-Wertes der höchste Histaminspiegel der ganzen Versuchsserie (8,8 ng/ml). Insgesamt wiesen, bei Berücksichtigung der höchsten Werte überhaupt, 9 von 10 aminoguanidinbehandelten Tieren Werte von über 1 ng/ml auf, was im χ^2-Test mit Yates-Korrektur eine Signifikanz von $p < 0,05$ ergab.

Diskussion

Bei Vorliegen einer akuten Pankreatitis des Hundes wurden nach 18 Std im Mittel erhöhte Plasmahistaminspiegel gefunden. Dies kann zur Symptomatik des pankreogenen Schocks beitragen, weil Histaminkonzentrationen von mehr als 1 ng/ml bereits kreislaufwirksam sind und Streßulcera erzeugen können (6). Inwieweit sie die Wirkung anderer Vasotransmitter bei der akuten Pankreatitis verursachen, ist bisher nicht bekannt.

Zusammenfassung

Erhöhte Histaminspiegel von pathophysiologischer Bedeutung konnten im Plasma von Hunden nachgewiesen werden, die an akuter Pankreatitis nach Pfeffer litten. Dieses Ergebnis wurde auch bei Hunden erhalten, die zusätzlich zur duodenalen Blindschlinge mit Aminoguanidin, einem sehr wirksamen Diaminoxydaseblocker, behandelt wurden. Dabei wiesen 9 von 10 Hunden erhöhte Histaminkonzentrationen auf, was sich signifikant von der ersten Gruppe unterschied.

Tabelle 1. Plasmahistaminspiegel und Überlebenszeiten von Hunden mit experimenteller Pankreatitis nach PFEFFER et al. (3). - = nicht bestimmt; * 10 min präfinal. E = Fluchtklausel, da die ausgeschaltete Duodenalschlinge geplatzt war

Hund Nr.	Plasmahistaminspiegel (ng/ml)								Überlebenszeit (Std)
	Op-Beginn	Op-Ende	Stunden nach Op-Ende						
			1	3	6	12	18	24	
Physiologische NaCl-Lösung									
1	0.2	0.15	0.1	0.15	0.45	0.55	2.15	-	19.5
2	0.4	0.6	0.4	0.2	0.3	0.5	2.3*	-	16.5
3	0.6	0.2	0.2	0.1	0.1	0	1.0	-	19.5
4 E	0	0	0	0	0.1	0	0.1	-	43
5	0.7	0.3	0.7	0.1	0.4	0.4	1.7	-	20.75
6	0.35	0.3	-	0.6	0.3	-	0.2	0.3	24.75
7	0.4	0.3	0.15	0.45	0.55	0.25	0.5	-	19
8	0	0.1	0.1	0.2	0.1	0.1	0.8	-	17.5
9	0.8	0.1	0.3	0.2	0.4	0	0	0.1	38.25
10	0.1	0.3	0.2	0	0	0.3	-	-	18.75
Median	0.38	0.25	0.15	0.18	0.3	0.25	1.0	0.2	19.5
(Bereich)	(0-0.8)	(0-0.6)	(0-0.7)	(0-0.6)	(0-0.55)	(0-0.55)	(0-2.3)	(0.1-0.3)	(16.5-43)
Aminoguanidin (2 x 100 mg/kg i.v.)									
1	0.6	0.55	0.9	0.75	0.75	0.5	1.0	-	19
2 E	1.1	1.0	0.8	1.1	0.9	1.2	0.5	0.5	53
3	1.4	0	0.4	0.7	0.2	1.0	-	-	16.5
4	0.55	0.5	0.8	0.75	0.75	1.45	2.0	-	22
5	0.25	0.5	0.9	0.8	0.7	8.8	4.5	-	18.5
6	0.15	0.2	0.5	0.45	0.4	0.2	-	-	14.5
7	1.05	-	1.55	1.15	0.6	1.0	1.0	-	19
8	0	0	0.3	0.2	0.25	0.9	0.95	1.3	24.5
9	0.5	1.05	1.1	1.0	0.8	2.4	2.85	-	20.75
10	0.25	0.1	0.3	0.25	0.2	0.1	0.6	2.0	25.25
Median	0.53	0.35	0.85	0.75	0.65	1.0	1.0	1.3	19.9
(Bereich)	(0-1.4)	(0-1.05)	(0.3-1.55)	(0.2-1.15)	(0.2-0.9)	(0.1-8.8)	(0.5-4.5)	(0.5-2.0)	(14.5-53)
Mann-Whitney	-	n.s.	$p < 0.002$	$p < 0.002$	n.s.	$p < 0.05$	n.s.	-	-

Summary

Elevated histamine concentrations of pathophysiological significance could be determined in plasma of dogs suffering from acute pancreatitis according to Pfeffer. This result was also obtained in dogs treated with aminoguanidine, a very effective diamine oxidase blocker, in addition to the duodenal blind loop preparation. Elevated histamine concentrations were found in nine out of ten dogs.

Literatur

1. THAL, A.P., KOBOLD, E.E., HOLLENBERG, M.J.: Amer. J. Surg. 105, 708 (1963)
2. AMUNDSEN, E., OFSTAD, E., HAGEN, P.-O.: Scand. J. Gastroent. 3, 659 (1968)
3. PFEFFER, R.B., STASIOR, O., HINTON, J.W.: Surg. Forum 8, 248 (1957)
4. LANGE, E., SCHULT, H., LORENZ, W., REIMANN, H.-J., MAROSKE, D., NEUHAUS, H., SCHWARZ, B., KRESSE, U.: Agents Actions 8, 376 (1978)
5. LORENZ, W., THERMANN, M., MESSMER, K., SCHMAL, A., DORMANN, P., KUSCHE, J., BARTH, H., TAUBER, R., HUTZEL, M., MANN, G., UHLIG, R.: Agents Actions 4, 336 (1974)
6. LORENZ, W., SEIDEL, W., DOENICKE, A., TAUBER, R., REIMANN, H.-J., UHLIG, R., MANN, G., DORMANN, P., SCHMAL, A., HÄFNER, G., HAMELMANN, H.: Klin. Wschr. 52, 419 (1974a)

Dr. H. Schult, Abteilung für Experimentelle Chirurgie und Pathologische Biochemie der Chirurgischen Universitätsklinik, Robert-Koch-Straße 8, D-3550 Marburg (Lahn)

56. Histamingehalt und Histaminstoffwechsel der menschlichen Leber bei Erkrankungen der Gallenwege

H. Barth, W. Priesack, M. Crombach, B. Kapp, H. Hamelmann und W. Lorenz

Abteilung für Experimentelle Chirurgie und Pathologische Biochemie und Chirurgische Klinik am Zentrum für Chirurgie der Universität Marburg

Bei intraabdominellen Operationen wurde durch Histaminbestimmung im Mesenterialvenenplasma gezeigt, daß während dieser Operationen erhebliche Mengen Histamin aus dem Splanchnicusgebiet freigesetzt werden (LORENZ et al., unveröffentlicht). So wurde bei Laparotomie wegen Cholecystektomie ein Histaminspiegel von 2,00 ng/ml und wegen eines Ileus ein solcher von 0,95 ng/ml bestimmt. Erstaunlicherweise wurde in beiden Fällen systematisch normale Histaminspiegel von 0,35 bzw. 0,30 ng/ml Plasma gemessen. Allerdings konnten in Einzelfällen sowohl während wie nach Operationen auch peripher erhöhte Plasmahistaminwerte beobachtet werden.

Daß durch eine einzige Leberpassage große Mengen von Histamin eliminiert werden können, wurde erstmals am Hund gezeigt (1). Da auch beim Menschen 68% des einströmenden Histamins eliminiert werden können und bei cirrhotischer Schädigung diese Eliminierung auf 41% reduziert ist (5), sollte die Fähigkeit dieses Organs zur Speicherung und Metabolisierung dieses Chemotransmitters näher untersucht werden. Dazu wurde der Histamingehalt und die Aktivität des dieses Histamin abbauenden Enzyms Histaminmethyltransferase (HMT; EC 2.1.1.8) in diesem Gewebe bei Operationen wegen Erkrankungen der Gallenwege und bei einem Vergleichskollektiv untersucht.

Methodik

In einer prospektiven, kontrollierten und randomisierten Studie wurden von allen zwischen dem 6.7.1977 und 31.8.1977 an der Chirurgischen Universitätsklinik Marburg zur Operation kommenden Patienten 2 Stichproben (n jeweils 12) gezogen (Testgruppe: elektive Cholecystektomie; Vergleichsgruppe: Carcinom(verdacht) der Oberbauchorgane ohne Metastasierung in die Leber). Dabei wurden aus dem im laufenden Operationsprogramm durchgeführten Operationen diejenigen Patienten der Test- bzw. Vergleichsgruppe zugeteilt, die gemäß Fortgang im Randomschema gefordert waren. Andere Patienten blieben trotz eventuell möglicher Zugehörigkeit zur Test- bzw. Vergleichsgruppe unberücksichtigt. Insgesamt mußten zur Randomisierung der 24 Patienten 53 geeignete Operationen abgewartet werden.

Die Entnahme einer ca. 1 g schweren Lebergewebsprobe erfolgte am Ende der Operation am linken caudalen Leberrand.

Die HMT-Aktivität wurde nach BARTH et al. (2) durch Messung eines der Reaktionsprodukte, nämlich des N^τ-^{14}C-Methylhistamins, bestimmt, das durch ^{14}C-Methylgruppenübertragung von S-Adenosyl-L-[^{14}C-methyl]-methionin (SAM) auf Histamin entstanden war. Die Histaminkonzentration wurde mittels einer fluorometrischen Methode (3) gemessen. Beide Methoden wurden qualitätskontrolliert durchgeführt.

An weiteren biochemischen Untersuchungen wurden Leukocytenzahl, Gesamtbilirubingehalt, alk. Phosphatase, GOT, GPT, LDH sowie Amylase im Serum und Urin vom Routinelabor der Chirurgischen Universitätsklinik bestimmt.

Die Diagnosen wurden gemeinsam von theoretischen und klinischen Chirurgen ermittelt.

Ergebnisse

Die aufgrund der klinischen, Röntgen- und Laborbefunde unter Einbeziehung der Leber- und Gallenhistologie endgültig festgelegten Diagnosen sind in Tabelle 1 und 2 aufgeführt.

Tabelle 1. Histamingehalt und HMT-Aktivität in der Leber von Patienten mit Oberbauchtumoren. Diagnosen: 1 = Magencarcinom; 2 = Coloncarcinom; 3 = Coecumcarcinom; 4 = Pankreascarcinom; 5 = Hämangiom des linken oberen Nierenpols. ^{a} nicht genügend Gewebe zur Histaminbestimmung vorhanden

| Patient | | Diag. | Histamin | HMT-Akt. |
Nr.	Name		[µg/g]	$\left[\dfrac{pmol}{min \times mg\ P.}\right]$
58	M.M.$_1$	1	1,23	404
67	V.M.	1	3,31	439
71	S.G.	1	2,55	587
87	S.J.	1	1,33	625
89	M.R.	1	0,66	517
95	B.M.	1	1,02	211
61	G.T.	2	0,65	238
85	D.E.	2	3,39	610
106	M.M.$_2$	2	2,25	180
86	D.J.	3	$-^a$	461
53	K.E.	4	1,51	344
72	L.F.	5	$-^a$	339
$\tilde{x}$		−	1,42	421,5
1.−3. Quartil		−	1,02−2,55	238 − 587
Spannweite		−	2,74	445

Tabelle 2. Histamingehalt und HMT-Aktivität in der Leber von Patienten mit Erkrankungen der Gallenwege. Diagnosen: 6 = Cholecystolithiasis; 7 = Verschlußikterus bei Cholecystocholedocholithiasis; 8 = akute Cholecystitis bei Cholelithiasis. [a] nicht genügend Gewebe zur Histaminbestimmung vorhanden; [b] die weiteren laborchemischen Befunde (s. Methoden) waren typisch für die angegebenen Diagnosen

Patient		Diag.	Histamin	HMT-Akt.	Bilirubin[b]
Nr.	Name		$[\mu g/g]$	$\left[\dfrac{pmol}{min \times mg\,P.}\right]$	[mg/100 ml]
55	B.S.	6	2,83	137	0,8
56	P.E.	6	6,36	249	0,7
59	M.S.	6	-[a]	351	0,5
64	U.G.	6	2,75	657	0,4
66	S.V.	6	2,03	162	0,4
73	F.K.	6	1,49	331	1,5
76	N.G.	6	3,36	370	0,8
77	P.F.	6	4,55	436	0,6
94	B.A.	6	-[a]	347	0,9
60	H.E.	7	1,97	430	10,7
92	B.H.	7	10,31	205	5,2
99	T.M.	8	3,75	590	0,8
$\tilde{x}$		-	3,09	349	-
1.-3. Quartil		-	2,03-4,55	205 - 436	-
Spannweite		-	8,82	520	-

Der mediane Histamingehalt betrug bei der gewählten Vergleichsgruppe 1,42 (1,02 - 2,55) µg/g Gewebe (s. Tabelle 1), während er bei der Testgruppe um 120% auf 3,09 (2,03 - 4,55) µg/g Gewebe (s. Tabelle 2) signifikant (p < 0,02, Mann-Whitney-Test) erhöht war. In beiden Stichproben waren die Histaminwerte nicht normal verteilt.

Bei den Patienten mit Erkrankungen der Gallenwege konnte keine Korrelation zwischen Histamingehalt der Leber und Gesamtbilirubingehalt des Serums gefunden werden. Der absolut höchste Histaminwert (10,31 µg/g; Tabelle 2) wurde allerdings bei einem Patienten mit Verschlußikterus gemessen.

Zum erstenmal wurde die HMT-Aktivität in frisch reseziertem menschlichen Lebergewebe bestimmt. Bei den 12 Patienten des Vergleichskollektives (Tabelle 1) betrug sie 421,5 (238 - 587) pmol/(min x mg Protein). Damit weist die Leber von allen bisher untersuchten menschlichen Geweben die höchste spezifische Aktivität auf.

Im Gegensatz zur Erhöhung der Histaminkonzentration bei Patienten mit Erkrankungen der Gallenwege war die HMT-Aktivität in dieser Gruppe mit 349 (205 - 436) pmol/(min x mg Protein) gegenüber der der Vergleichsgruppe um 17% - allerdings nicht signifikant (Mann-Whitney-Test) - erniedrigt (s. Tabelle 2).

Unabhängig von der Grunderkrankung wurden sowohl in der Test- wie in der Vergleichsgruppe die niedrigsten HMT-Aktivitätswerte bei Patienten mit histologisch festgestellter Leberzellverfettung (Patient Nr. 56 und 66), Cholestase (Patient Nr. 55 und 92), reaktiver Hepatitis (Patient Nr. 61 und 95) oder einer Pericholangitis (Patient Nr. 106) gefunden. Der höchste der 7 in diese Gruppe fallenden Werte betrug 249 pmol/(min x mg Protein) und lag 82 Aktivitätseinheiten unter dem nächsthöheren Wert (331 pmol/(min x mg Protein); Tabelle 2).

In der Testgruppe konnte zwischen der HMT-Aktivität des Lebergewebes und dem Gesamtbilirubingehalt des Serums (Tabelle 2) keine Korrelation gefunden werden.

Ebenso bestand weder in der Vergleichs- noch in der Testgruppe eine Korrelation zwischen Histamingehalt und HMT-Aktivität, was darauf hinweist, daß die HMT nicht in Mastzellen lokalisiert ist.

Diskussion

Aufgrund der erhaltenen Ergebnisse scheint es unwahrscheinlich, daß die erhöhte Leberhistaminkonzentration bei Patienten mit Erkrankungen der Gallenwege auf eine verminderte Abbaurate der Leber zurückzuführen ist, da dieses Organ äußerst große Mengen exogen zugeführten Histamins metabolisieren kann. Vielmehr kommen als Ursachen für diese erhöhten Histaminkonzentrationen eine Vermehrung der Mastzellzahl oder eine erhöhte Aufnahmerate aus dem Plasma in Betracht, zumal LORENZ et al. (unveröffentlicht) während Cholecystektomie einen stark erhöhten Histamingehalt im Mesenterialvenenplasma fanden und die Entnahme der Lebergewebsproben am Ende der jeweiligen Operation erfolgte. Eine ähnliche Zunahme der Histaminkonzentration in der Leber wurde bisher nur bei Lebertransplantationen beim Schwein beobachtet (4).

Die in der menschlichen Leber vorkommende hohe Aktivität der HMT erklärt, warum trotz der sowohl bei verschiedenen pathophysiologischen Zuständen als auch während Operationen erkannten hohen Histaminkonzentrationen in der V. portae systemisch normale Plasmahistaminkonzentrationen gefunden wurden (LORENZ et al., unveröffentlicht).

Zusammenfassung

In einem Vergleichskollektiv (n=12) betrug der Histamingehalt der Leber 1,42 µg/g Gewebe, die Aktivität des dieses Histamin abbauenden Enzymes HMT 421,5 pmol/(min x mg Protein). Bei Patienten mit Erkrankungen der Gallenwege (n=12) war der Histamingehalt signifikant auf 3,09 µg/g Gewebe erhöht, die HMT-Aktivität aber leicht erniedrigt (349 pmol/(min x mg Protein)). Die niedrigsten HMT-Aktivitätswerte wurden in der Leber von Patienten gefunden, bei denen histologisch eine Leberzellschädigung festgestellt wurde.

Summary

In a control group (n = 12) the histamine content of the liver was 1.42 µg/g tissue and the activity of the histamine-degradating enzyme, HMT, 421.5 pmol/(min·mg protein). In patients with affections of the biliary tract (n = 12) the histamine content was significantly raised to 3.09 µg/g tissue and the HMT activity slightly diminished [349 pmol/(min·mg protein)]. The lowest values of HMT activity were found in the livers of those patients with histologically proven damage of liver cells.

Literatur

1. ANREP, G.V., BARSOUM, G.S., TALAAT, M.: J. Physiol. 120, 419-426 und 427-430 (1953)
2. BARTH, H., LORENZ, W., NIEMEYER, I.: Hoppe-Seyler's Z. Physiol. Chem. 354, 1021-1026 (1973)
3. LORENZ, W., BARTH, H., WERLE, E.: Naunyn-Schmiedeberg's Arch. Pharmacol. 267, 421-432 (1970)
4. LORENZ, W., BOECKL, O., STRUCK, E., HELL, E., ZIMMERMANN, G., REIMANN, H.-J., TAUBER, R., SCHEFFER, B.: Agents Actions 3, 2-11 (1973)
5. STOPIK, D., BEGER, H.-G., HAMPEL, K.E.: Klin. Wschr. 56, 241-246 (1978)

Dr. H. Barth, Abteilung für Experimentelle Chirurgie und Pathologische Biochemie der Chirurgischen Universitätsklinik Marburg, Robert-Koch-Straße 8, D-3550 Marburg (Lahn)

57. Reaktion der Leberzelle auf chirurgische Intervention beim Verschlußikterus. Elektronenoptisch-morphometrische Untersuchungen an der Rattenleber

E. Bertram, U. Riede und L. Breymeier

Abteilung für Allgemeine Chirurgie (Direktor: Prof. Dr. M. Schwaiger) und Pathologisches Institut (Direktor: Prof. Dr. W. Sandritter) der Universität Freiburg i.B.

Hintergrund

Trotz der Erfolge der Endoskopie und medikamentöser Verfahren zur Auflösung von Gallensteinen ist die Behandlung des Verschlußikterus eine Domäne der Chirurgie geblieben. Elektronenoptische Studien über Veränderungen der Leberzelle nach Wiederherstellung des freien Galleabflusses zur Behandlung eines experimentellen Verschlußikterus fehlen bisher. Da einer Zelle nur wenige Reaktionsweisen auf unterschiedliche Schädigungen zur Verfügung stehen, können am Modell des Verschlußikterus möglicherweise grundsätzliche Reaktionen der Leberzelle untersucht werden.

Problemstellung

Ziel der vorliegenden Untersuchungen ist es,
1. die ultrastrukturellen Veränderungen der Leberzelle nach Operation eines Verschlußikterus im Tierexperiment quantitativ zu erfassen,
2. sie zu den biochemischen Funktionsparametern in Beziehung zu setzen und dadurch
3. möglicherweise grundsätzliche Regenerationsmuster der Leberzelle aufzudecken.

Material und Methode

Da bisherige Untersuchungen im anlaufenden Verschlußikterus die laparotomie- und narkosebedingten Leberzellveränderungen nicht separat erfaßten, ergab sich die Verwendung von 125 adulten männlichen Wistarratten mit einem durchschnittlichen Körpergewicht von 250 Gramm in folgenden Gruppen:
1. (n = 30): Tiere mit operativ gesetzter Cholostase von 7 Tagen Dauer durch Ligatur und Durchtrennung des Ductus choledochus, zu gleichen Teilen getötet am 1., 3. und 7. Tag.
2. (n = 45): Tiere mit 7-tägiger Cholostase und anschließender Freigabe des Galleabflusses über eine Biliocutanfistel, getötet zu gleichen Teilen am 1., 3. und 7. Tag.

3. (n = 30): Scheinoperierte Tiere, getötet am 1., 3. und 7. Tag.
4. (n = 10): nur Äthernarkose, getötet nach 24 Std.
5. (n = 10): unbehandelte Kontrollen.

Zur Ausschaltung der Tagesrhythmik wurden alle Tiere zwischen 9 und 10 Uhr getötet. Serumproben zur Analyse und Lebergewebe zur Paraffinschnitthistologie und elektronenmikroskopischen Aufarbeitung wurden unmittelbar nach der Dekapitation entnommen. Es wurden folgende Werte bestimmt: Gesamteiweiß, GPT, AP, yGT, GLDH und Gesamtbilirubin.

Zur morphometrischen Analyse nach dem Verfahren von WEIBEL (4) stand ein Computerprogramm zur Verfügung. Gemessen wurden dabei Anzahl, Volumen und z.T. Oberfläche folgender Kompartimente: Gesamtzelle, Kern, Nucleolus, Cytoplasma, Mitochondrien, Peroxysomen, rauhes und glattes endoplasmatisches Reticulum. Durch Kombination ließen sich so über 50 Sekundärparameter zur Beschreibung der Ultrastruktur quantitativ erfassen.

Ergebnisse

1. Äthernarkose und Laparotomie als solche haben insgesamt keinen wesentlichen Effekt auf Labordaten oder Ultrastruktur der Leberzelle.
2. a) Am 7. Tag nach Operation des Verschlußikterus sind die Laborparameter durchwegs noch pathologisch.
   b) Lichtmikroskopisch finden sich noch erhebliche Umbauvorgänge mit Gallengangsproliferaten, in Abräumung begriffenen Nekrosen und Parenchymzell-Mitosen.
   c) Die Hepatocyten entsprechen in der Ultrastruktur weitgehend denen der Kontrolltiere.
3. Die Leberzelle nimmt im Verschlußikterus an Größe ab; dieser Rückgang besteht 7 Tage nach Operation fort.
4. Die Kern/Plasma-Relation verschiebt sich im Verschlußikterus zugunsten der Kerne; diese Veränderung normalisiert sich nach der Operation.
5. Das Nucleolus-Einzelvolumen, im Verschluß um 80% gesteigert, normalisiert sich 7 Tage postoperativ.
6. a) Die Mitochondrien, deren Volumenanteil bereits in der Cholostase zugenommen hatte, werden nach Operation zunächst noch größer und weniger, bevor mit dem 7. Tage Normalisierung eintritt.
   b) Eine gleichzeitige Zunahme der Cristae-Oberfläche besteht noch am 7. Tage fort.
7. Die während der Cholostase an Größe zu-, an Zahl abnehmenden Peroxysomen zeigen ab dem 3. postoperativen Tag Normalbefunde.
8. Das unter Cholostasebedingungen abnehmende rauhe endoplasmatische Reticulum zeigt postoperativ Normalisierungstentenz, ohne am 7. Tag die Ausgangswerte zu erreichen.
9. Das "hypoaktiv-hyperplastische" glatte endoplasmatische Reticulum beim Verschlußikterus normalisiert sich bis zum 3. postoperativen Tage, um danach erneut an Volumen zuzunehmen.

Diskussion

Insgesamt harmoniert nach chirurgischer Intervention beim Verschlußikterus das histologische Bild besser mit den im Serum gemessenen "Funktionsparametern" der Leber als die Ultrastruktur der Hepatocyten. Dabei spricht die günstige Kern-Plasma-Relation mit vergrößertem Nucleolus-Einzelvolumen für eine Phase hoher Syntheseaktivität des Kerns während der Cholostase und den ersten beiden Tagen nach Freigabe des Galleflusses.

Die nach Choledochusligatur festgestellte, nach der Freigabe noch deutlichere Volumenzunahme der Mitochondrien bei abnehmender Zahl kann entweder durch eine allgemeine Schädigung erklärt werden, bei der ein Teil der Mitochondrien zugrunde geht, während andere anschwellen, oder durch Mitochrondrienverschmelzungen. Die Veränderungen an den Mitochondrien sind gut vergleichbar mit Reaktionen, die unter anderen Versuchsbedingungen, z.B. partiellem Hunger, Folsäuregabe oder Orotsäurediät, beschrieben wurden. Möglicherweise kann hier von einer unspezifischen Standardreaktion des Chodrioms gesprochen werden.

Der Rückgang der Peroxysomen während der Cholostase harmoniert mit dem Verlust an rauhem endoplasmatischem Reticulum, aus dessen Membranen sie entstehen. Dies läßt auf eine erlahmende Proteinsynthese schließen, die erst etwa am dritten Tage nach Beseitigung des Verschlusses wieder in Gang kommt.

Hinsichtlich des glatten endoplasmatischen Reticulums, während der Cholostase hypoaktiv und hyperplastisch, darf eine Normalisierung bis zum dritten Tag nach chirurgischer Intervention angenommen werden, der eine echte Hyperplasie zur Biotransformation der während des Gallestops angestauten Substrate folgt.

Schlußfolgerung

Die quantitative Erfassung der Reaktion der Leberzelle in ultrastruktureller Dimension legt die Annahme grundsätzlicher Reaktionsmuster zumindest einiger Kompartimente bzw. Organellen (z.B. der Mitochondrien) nahe. Der bisherige Kenntnisstand läßt aber eine weitergehende Zuordnung von ultrastrukturellen und funktionellen Veränderungen noch nicht zu.

Zusammenfassung

An Wistar-Ratten wird 7 Tage nach Choledochusligatur der Galleabfluß über eine Biliocutanfistel freigegeben. Durch Computereinsatz können etwa 60 Parameter zur Beschreibung der Ultrastruktur der Hepatocyten herangezogen werden. Die meisten Zellkompartimente zeigen 7 Tage nach Intervention wieder Normalbefunde. Die ultrastrukturellen Veränderungen lassen sich nicht voll mit den lichtmikroskopischen und biochemischen Ergebnissen in Einklang bringen.

Summary

In Wistar rats, bile was drained by biliocutaneous fistulas 7 days after ligation of the common bile duct. Morphometric analysis using a computer program registered about 60 parameters of a hepatocyte. Most cell organelles are again normal 7 days after intervention. The ultrastructural changes are not fully compatible with histologic and biochemical findings.

Literatur

1. RIEDE, U.N., ROHR, H.P.: Das Reaktionsmuster der Leberperoxysomen im Verlaufe einer Zellschädigung. Beitr. Path. 151, 111 (1974)
2. ROESSNER, A., UCHIDA, Y., van HUSEN, N., GERLACH, U.: Vergleichende feinstrukturell-morphometrische und biochemische Befunde an der Rattenleber nach Gallengangsligatur. Res. exp. Med. 169, 9 (1976)
3. ROHR, H.P., RIEDE, U.N.: Experimental metabolic disorders and the subcellular reaction pattern. (Morphometric analysis of hepatocyte mitochondria). Pathology 58, 1 (1973)
4. WEIBEL, E.R.: Stereological principles for morphometry in electron microscopic cytology. Int. Rev. Cytol. 26, 235 (1969)

Dr. E. Bertram, Chirurgische Universitätsklinik, Hugstetterstr. 55, D-7800 Freiburg i.B.

58. Aus welchem Material sollen Gallenwegs-T-Drains bestehen?

K. Urfer* und F. Largiadèr

Chirurgische Klinik A, Universitätsspital Zürich

Wegen ihrer guten Gewebsverträglichkeit (1) wurden in den letzten Jahren vermehrt T-Drains aus Silikonkautschuk (Silastic) anstatt aus Naturgummi zur Gallengangdrainage verwendet (2). Dabei beobachtete man jedoch ein gehäuftes Auftreten von galligen Peritonitiden (2). In Hundeversuchen konnte sechs Wochen bis achtzehn Monate (2) nach Implantation von Silikonkautschuk-T-Drains praktisch noch keine Bildung eines fibrösen Kanals als Umgebungsreaktion auf das Drain beobachtet werden. Bei Rhesusaffen wurde hingegen nach 17 Wochen immer eine Abkapselung gesehen (4). Die vorliegende Arbeit hat zum Ziel abzuklären, ob sich die Vorteile von Naturgummi und Silikonkautschuk kombinieren, respektive die jeweiligen Nachteile durch geeignete Kombination verschiedener Materialien eliminieren lassen.

Material und Methoden

Es wurden T-Drains[1] aus folgenden Materialien miteinander verglichen:

1. Naturgummi mit Silikonzusatz (Silikolatex)
2. Silikonkautschuk (Silastic, Silkomed)
3. Naturgummi mit Silikonzusatz und zusätzlicher Oberflächensilikonisierung der kurzen Schenkel
4. Silikonkautschuk mit PVC-Überzug des langen Schenkels.

Sechzehn Bastardhunde beiderlei Geschlechts von 15-23,7 kg Körpergewicht wurden in Penthotal-Lachgas-Narkose wie folgt operiert:

Obere mediane Laparotomie; duodenumnahe Ligatur des D. choledochus; Einführen der je ungefähr 12 mm langen kurzen Schenkel eines T-Drains mit 4, respektive 4,5 mm Außendurchmesser in eine apikale Cholecystektomie; Abdichtung mit doppelter Tabaksbeutelnaht; Ableiten des ungefähr 30 cm langen abführenden Schenkels über einen Witzelkanal ins proximale Jejunum (bei Verweildauer von 1-4 Wochen direkt; bei dreimonatigem Intervall über eine 30 cm lange, isoperistaltische Y-Roux-Schlinge).

---

* Vortragender.
[1] Zur Verfügung gestellt von Firma W. Rüsch, Kernen i.R. (Rommelshausen).

An den ersten drei postoperativen Tagen wurde je 1 g Chloramphenicol intramusculär verabreicht. Zum Erkennen einer allfälligen Verlegung der Drainage wurde wöchentlich das Gesamtbilirubin bestimmt.

Nach 1, 2, 4 oder 12 Wochen wurden die Tiere getötet, der Situs photographiert und Kanalbildung, Inkrustation und Materialbeschaffenheit makroskopisch beurteilt.

Resultate

Eine totale intravitale Verlegung der Gallendrainage wurde in keinem Fall beobachtet.
Die Autopsiebefunde bezüglich Abkapselung, Inkrustation und Materialbeschaffenheit sind in Tabelle 1 zusammengestellt.

Abkapselung: Bei den Drains aus Naturgummi mit Silikonzusatz konnte die beste Abkapselungstendenz beobachtet werden. Allerdings gab es noch Lücken verschiedener Größe in der Abkapselung (Tabelle 1, Abb. 1). Alle vier Hunde, die T-Drains aus Silikon-

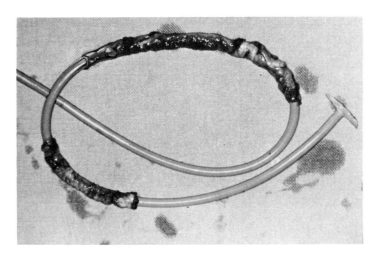

Abb. 1

kautschuk erhalten hatten, zeigten kaum eine Umgebungsreaktion auf das Fremdmaterial. Diese Befunde entsprechen genau denjenigen einer früheren Untersuchung (2). Bei allen vier Hunden mit T-Drains aus Naturgummi mit Silikonzusatz und zusätzlicher Oberflächensilikonisierung der kurzen Schenkel fanden wir nur eine sehr geringe Tendenz zur Kanalbildung. Dies betraf erstaunlicherweise auch die nicht zusätzlich oberflächensilikonisierten langen T-Drain-Schenkel.

Bei der Kombination von Silikonkautschuk mit PVC-Überzug des langen Schenkels betrifft die schlechte Abkapselung sowohl den freien Silikonkautschukanteil als auch den mit PVC überzogenen.

Tabelle 1. Resultateübersicht

Verweildauer in Wochen	Naturgummi mit Silikonzusatz		Silikonkautschuk (Silastic)		Naturgummi mit Silikonzusatz und Oberflächensilikonisierung der kurzen Schenkel		Silikonkautschuk (Silastic) mit PVC-Überzug des langen Schenkels	
	Gewebereaktion	Drainzustand	Gewebereaktion	Drainzustand	Gewebereaktion	Drainzustand	Gewebereaktion	Drainzustand
1	345 fast vollständiger Kanal	praktisch unverändert	370 kaum Reaktion	praktisch unverändert	381 Kanal nur im Netzbereich	praktisch unverändert	364 massige Adhäsionen bei PVC u. Silikonk.	Silikonk. praktisch unverändert, PVC etwas versteift
2	394 vollständiger Kanal	praktisch unverändert	399 kaum Reaktion	praktisch unverändert	348 Kanal nur im Netzbereich (=ca. 50%)	praktisch unverändert	393 Kanal nur im Silikonk. Netzbereich (=ca.50%) bei Silikon u. PVC etwa gleich	Silikonk. praktisch unverändert, PVC steif und trüb
4	346 guter Kanal auf 1/2 der Länge (Abb. 1)	praktisch unverändert	391 kaum Reaktion	praktisch unverändert	371 nur geringe Kanalbildung	praktisch unverändert	369 nur geringe Kanalbildung bei Silikon u. PVC etwa gleich	Silikonk. praktisch unverändert, PVC steif und trüb
12	441 guter Kanal auf 1/3 der Länge	praktisch unverändert	465 kaum Reaktion	praktisch unverändert	423 nur geringe Kanalbildung	praktisch unverändert	438 guter Kanal um Silikon, kaum Kanal um PVC (!)	Silikonk. praktisch unverändert, PVC steif und trüb

Inkrustation: Bei keinem der verwendeten T-Drains kam es bei der ein- bis zwölfwöchigen Exposition zu einer funktionell ins Gewicht fallenden Inkrustation. Insbesondere waren die in der Gallenblase allseitig umflossenen kurzen T-Drainschenkel in keinem Fall verkrustet.

Materialbeschaffenheit: Die Drains aus Naturgummi mit Silikonzusatz mit und ohne zusätzliche Oberflächensilikonisierung der kurzen Schenkel sowie die Drains aus Silikonkautschuk waren allesamt farblich und elastizitätsmäßig nach einer bis zwölf Wochen kaum verändert. Die PVC-Überzüge zeigten im Gegensatz dazu Steifwerden und Trübung.

Diskussion

Reiner Silikonkautschuk eignet sich dank seiner guten Gewebsverträglichkeit zwar gut für Gallenwegsprothesen und langfristige Drainagen (1, 6); für kurzfristige T-Drainagen ist er wegen fehlender Kanalbildung jedoch ungeeignet (2, 6).

Die beiden neuen Versuchsmodelle - Naturgummi mit Silikonzusatz und zusätzlicher Oberflächensilikonisierung der kurzen Schenkel, respektive Silikonkautschuk mit PVC-Überzug des langen Schenkels - bringen eher Nach- als Vorteile. Beim ersteren verhielt sich auch der lange Schenkel allzu gewebefreundlich. Bei der zweiten Modifikation führte der PVC-Überzug des langen Schenkels nicht zu einer besseren Abkapselung. Das Wegdiffundieren von Weichmachern des PVC führte daneben erst noch zu einem höchst unerwünschten Verlust an Geschmeidigkeit. Diese Beobachtung steht in Einklang mit den Aussagen von WINSTON et al. (5).

Auf Grund der vorliegenden Studie und auch von früheren Resultaten unserer Arbeitsgruppe (2, 6) kommen wir zum Schluß, daß die herkömmlichen T-Drains aus Naturgummi mit Silikonzusatz den anderen geprüften Modellen in der Anwendung zur kurz- und mittelfristigen Gallenwegsdrainage überlegen sind.

Zusammenfassung

T-Drains aus Naturgummi mit Silikonzusatz, Silikonkautschuk, Naturgummi mit Silikonzusatz und zusätzlicher Oberflächensilikonisierung der kurzen Schenkel sowie Silikonkautschuk mit PVC-Überzug des langen Schenkels wurden im Hundeversuch nach 1, 2, 4 und 12 Wochen auf Abkapselung, Inkrustation und Materialbeschaffenheit überprüft. Naturgummi mit Silikonzusatz erwies sich dabei als gut geeignetes Material, während Silikonkautschuk die bekannten Vor- und Nachteile seiner sehr guten Gewebsverträglichkeit bestätigte. Die beiden neuen kombinierten Versuchsmodelle erwiesen sich als kaum geeignet.

Summary

T-drainage tubings consisting of siliconized latex, silicone rubber, siliconized latex with additional silicone treatment of the surface of the short legs, or silicone rubber with PVC covering of the long branch were tested in experiments with dogs. Fibrous encapsulation, incrustation, and behaviour of the material were checked after 1, 2, 4, and 12 weeks. Siliconized latex proved to be the most suitable material.

Literatur

1. SANISLOW, C.A. jun., ZIDEMA, G.D.: The use of silicone T-tubes in reconstructive biliary surgery in dogs. J. Surg. Res. 3, 497-502 (1963)
2. BAUMGARTNER, D., BUCHMANN, P., LINDER, E., LARGIADÈR, F.: Silikonkautschuk - ein ungeeignetes und gefährliches Material für T-Drains. Helv. Chir. Acta 43, 739-744 (1976)
3. KOLFF, J., HOELTGE, G., HERMANN, R.E.: Silastic T tube splints for biliary repair. Amer. J. Surg. 129, 263-240 (1975)
4. NUNDY, S., BELL, G.D., COWLEY, D.J., MELROSE, D.G.: Are silicone rubber T-tubes better than latex rubber tubes in the common bile duct? A Rhesus monkey model. Brit. J. Surg. 61, 206-208 (1974)
5. WINSTONE, N.E., GOLDBY, M.G.S., LAWSON, L.J., WINDSOR, C.W.O.: Biliary peritonitis: A hazard of polyvinyl T-tubes. Lancet 1965/I, 843-844
6. SPIELER, U., BAUMGARTNER, D., LARGIADÈR, F.: Vor- und Nachteile der T-Drains aus Silikonkautschuk in der Gallenwegsdrainage. Schweiz. Rundschau Med. (PRAXIS) Nr. 7, 206-208 (1977)

Prof. Dr. F. Largiadèr, Chirurgische Klinik A, Universitätsspital, CH-8091 Zürich

59. Tierexperimentelle Untersuchungen zur Hämodynamik der prähepatisch bedingten portalen Hypertension vor und nach verschiedenen portosystemischen Anastomosen

M. Bolkenius, A. Bullinger, R. Daum, U. Mittmann und U. Schank

Aus der Abteilung für Experimentelle Chirurgie (Komm. Leiter: Prof. Dr. U. Mittmann) und der
Kinderchirurgischen Abteilung (Direktor: Prof. Dr. R. Daum) des Chirurgischen Zentrums der Universität Heidelberg

Therapieziel bei portaler Hypertension im Kindesalter ist neben der Druckentlastung von Ösophagusvaricen die Optimierung der Leberperfusion und die Druckentlastung der Milz (Hypersplenismus), ohne den Gesamtkreislauf wesentlich zu beeinträchtigen. Im Kindesalter wird in ca. 2/3 aller Fälle der Pfortaderhochdruck durch ein prähepatisches Strömungshindernis verursacht (3). Bei dieser Form der portalen Hypertension gewährleisten portohepatische Überbrückungsanastomosen eine portal-venöse Restdurchblutung der Leber. Ihr wird ein wesentlicher protektiver Effekt auf das primär ungeschädigte Leberparenchym zugeschrieben (1, 4).

Im akuten Tierversuch wurde am Modell des prähepatisch bedingten Pfortaderhochdruckes die Wirksamkeit des mesenterico-cavalen, des splenorenalen und splenocavalen Shunts auf die Drucksenkung im Portalsystem, die Leberperfusion und die systemische Zirkulation gemessen.

Material und Methode

In einer ersten Versuchsgruppe (I) wurden an 24 Bastard-Hunden (29 ± 5,7 kg) die hämodynamischen Kontrollwerte ermittelt. Gleichzeitig wurde überprüft, ob der arterielle Intestinalzustrom aus Tr. coeliacus, A. mes. sup. und A. mes. inf. vollständig durch die Leber (V. portae/A. hepatica) abfließt oder ob das splanchnische Blut unter normalen oder erhöhten Druckbedingungen über porto-systemische Kurzschlüsse abgeleitet wird.

In einer weiteren Versuchsgruppe (II) wurde analog zu den klinischen portohepatischen Überbrückungsanastomosen bzw. zu einer rekanalisierten Pfortaderthrombose die V. portae um 60%, 70% und 80% ihres Durchmessers eingeengt. Neben der dabei resultierenden Druckerhöhung sollte eine portalvenöse Leberrestdurchblutung erhalten bleiben.

In der III. Versuchsgruppe wurde der Einfluß der 3 Shuntformen bei je 8 Tieren auf die o.a. hämodynamischen Kriterien geprüft.

Zur Standardisierung der Anastomosenweiten wurden Silikonschläuche interponiert.

In Gruppe II und III wurden die arteriellen und venösen Flußgrössen elektromagnetisch (Statham), das Herzzeitvolumen (Thermodilution) und die Druckgradienten in Aorta und Portalsystem 3, 5 und 10 min nach Portalveneneinengung simultan gemessen. Zwischen den einzelnen Drosselstufen wurde vor erneuter Portalveneneinengung die Normalisierung der hämodynamischen Parameter auf die Kontrollwerte der Versuchsgruppe I abgewartet.

Ergebnisse

I. Die Differenz zwischen arteriellem Summenfluß (Tr. coeliacus: 14,46 $\pm$ 4,24 ml/min·kg; A. mes. sup.: 12,09 $\pm$ 3,33 ml/min·kg; A. mes. inf.: 0,74 $\pm$ 0,41 ml/min·kg) und Gesamtleberperfusion (V. portae 22,44 $\pm$ 7,29 ml/min·kg; A. hepatica: 5,61 $\pm$ 2,22 ml/min·kg) betrug im Mittel nur 0,7 ml/min·kg und liegt innerhalb der meßtechnischen Fehlerbreite. Das bedeutet, daß unter Ruhebedingungen keine portosystemischen Kurzschlüsse vorliegen.

Durch Gefäßkorrosionspräparate (Technovit) konnte an 8 Hunden nachgewiesen werden, daß auch unter erhöhtem Druck kein Kontrastmittel aus dem retrograd gefüllten Pfortadersystem in die V. cava übertrat.

II. Unter kurzfristiger Einengung der V. portae um 60% ihres Durchmessers stieg der Druck sig. im Mittel auf 24 $\pm$ 6,0 mm Hg um 172% des Ausgangswertes (AGW). Bei 70 %iger Einengung erhöhte sich der Druck auf 42 $\pm$ 11,0 mm Hg (297% des AGW) und bei 80% Einengung auf 47 $\pm$ 5,0 mm Hg (333% des AGW).

In gleicher Reihenfolge der Drosselstufen fielen das Herzzeitvolumen und der mittlere Aortendruck bis auf die Hälfte ihres Ausgangswertes ab. Die Lebergesamtdurchblutung, die sich in der Kontrollgruppe im Mittel zu 79% aus dem Portalfluß und zu 21% aus dem Einstrom der A. hepatica addierte, wurde von 28 $\pm$ 8,6 ml/kg·min bis auf 9 $\pm$ 4,2 ml/kg·min reduziert. Dabei änderte sich das Verhältnis des Portalflusses zu arteriellem Leberfluß auf 66% zu 34%.

Die Flußraten der zuführenden Arterien sanken auf 30% ihres Ausgangswertes bei 80%iger Einengung der V. portae.

III. Nach Eröffnen des mesenterico-cavalen Shunts (MCA) blieb der Druck im Portalsystem unter den einzelnen Drosselstufen im Normbereich. Der portale Hochdruck konnte unter den einzelnen Drosselstufen durch den splenorenalen Shunt (SRA) nur um 50% reduziert werden.

Bei eröffnetem splenocavalem Shunt (SCA) stieg der Druck im mesenterico-portalen Venenbett wie in Versuchsgruppe II mit entsprechendem Abfall der Flußraten der A. mes. sup. und A. mes. inf. Eine Flußsteigerung des Tr. coeliacus um 30% des AGW bewies indirekt die völlige Dekompressionswirkung des SCA auf das venöse Abflußgebiet der Cardia, des Magens und der Milz. Der bleibende

Hochdruck im mesenterico-portalen Venenbett bedingt beim SCA die sig. höhere portalvenöse Restdurchblutung der Leber.

Die Pfortaderrestdurchblutung betrug bei 80%iger Pfortaderstenose beim MCA 12,9% des Pfortaderflusses der Kontrollgruppe, beim SRA 12,8 %, beim SCA dagegen 26,3%. Die Lebergesamtdurchblutung fiel beim SCA nur auf 45% des Ausgangswertes, während sie beim MCA auf 35,5% und beim SRA auf 26,8% absank.

Die Shuntflußgröße des SCA lag mit 25% des splanchnischen Stromvolumens sig. niedriger als bei den beiden anderen Anastomosen (MCA bis 95%, SRA bis 50%).

Zusammenfassung

An 24 Bastard-Hunden (29 $\pm$ 5,7 kg) wurde die Hämodynamik der akuten prähepatischen portalen Hypertension vor und nach Operation eines mesenterico-cavalen, splenorenalen und splenocavalen Shunts gemessen. Vorteile der spleno-cavalen Anastomose gegenüber den beiden anderen Shuntformen sind bei völliger Druckentlastung des venösen Einzugsgebietes von Cardia, Magen und Milz eine signifikant bessere Leberperfusion sowie eine geringere Belastung des systemischen Kreislaufs (2) aufgrund einer kleineren Shuntflußgröße.

Summary

In 24 dogs (29 $\pm$ 5,7 kg) general and intestinal hemodynamics were measured during acute prehepatic portal hypertension before and after mesentericocaval, splenorenal, and splenocaval (SCA) shunt. From the hemodynamic point of view the SCA is superior because of its complete venous decompression of the region of the spleen and cardia and a greater blood flow to the liver. Furthermore shunt flow, and consequently volume load imposed on the general circulation, is significantly smaller in SCA.

Literatur

1. HEIKKINEN, E.S., SULAMAA, M.: The treatment and prognosis of portal hypertension in children. A follow-up study of 65 surgical patients. Z. Kinderchir. 11, 436 (1972)
2. LIEHR, H., GRÜN, M., THIEL, H., ROST, R.: Hämodilution und Hyperzirkulation als Kompensationsmechanismus reduzierter portaler Leberdurchblutung bei portaler Hypertension. Z. Gastroenter. 11, 391 (1973)
3. MYERS, N.A., ROBINSON, M.J.: Extrahepatic portal hypertension in children. J. Ped. Surg. 8, 467 (1973)
4. STARZL, T.E., WATANABE, K., PORTER, K.A., PUTMANN, C.W.: Effects of insulin, glucagon and insulin/glucagon-infusions on liver morphology and cell division after complete portocaval shunts in dogs. Lancet 1976 I, 821

PD Dr. M. Bolkenius, Abteilung für Experimentelle Chirurgie der Chirurgischen Universitätsklinik Heidelberg, Im Neuenheimer Feld 347, D-6900 Heidelberg

60. Die Funktion des Rest-Pankreas nach partieller Duodeno-Pankreatektomie

K. D. Rumpf, J. Antonschmidt, C. Dartan, R. Zick und H. Canzler

Klinik für Abdominal- und Transplantationschirurgie der Medizinischen Hochschule Hannover

Über die Spätergebnisse nach partieller Duodeno-Pankreatektomie liegen nur wenige Erfahrungsberichte vor. Das mag daran liegen, daß der resezierte Pankreaspatient nach dem Eingriff gewöhnlich durch die Gastroenterologie weiterbetreut wird, besonders dann, wenn der Eingriff zu Stoffwechselproblemen geführt hat. Von hier werden auch gelegentlich kritische Stimmen laut, die - motiviert durch einzelne Problemfälle - den Wert der Operation anzuzweifeln und uns, als Anhänger eines resezierenden Vorgehens, zur selbstkritischen Besinnung anregen sollten.

Wir sind dem nachgegangen und haben alle noch lebenden und erreichbaren Pankreaskopf-Resezierten unserer Klinik stationär nachuntersucht. Voraussetzung war, daß der Eingriff mindestens 12 Monate zurücklag. So sollte ein objektives Bild entstehen über die endo- und exokrine Funktion des belassenen Pankreasrestes, sowie über den allgemeinen Gesundheitszustand der Patienten.

Patientengut und Methodik

Das eigene Krankenhaus umfaßte am 31.12.1978 106 Whipplesche Operationen. Sie gliedern sich auf in 52 Carcinome und 54 Pankreatitiden. Von 48 erreichbaren noch lebenden Patienten wurden 38 zur Nachuntersuchung stationär aufgenommen, darunter 5 mit malignen Grunderkrankungen, deren Progredienz zunächst ausgeschlossen werden konnte. An allgemeinen Parametern wurde zunächst erfragt: die Arbeitsfähigkeit, das subjektive Wohlbefinden (VISIC-Schema), das Körpergewicht (QUETELET-Index) und der Alkoholkonsum. Zur Frage der exokrinen Funktionsleistung des Restpankreas konnten die folgenden Tests durchgeführt werden: Stuhlgewicht, Stuhlfettausscheidung, Fettverwertung, Fettsäuren-Verwertung, Chymotrypsingehalt im Stuhl und PABA-Test. Über die Glucosestoffwechsellage gaben Auskunft: Blutzucker-Tagesprofil, i.v.-Glucosebelastung und C-Peptid-Kinetik.

Ergebnisse

37 von 38 Patienten gaben an, vor der Pankreaskopfresektion einen Gewichtsverlust erlitten zu haben (Abb. 1). Bis zur Nachuntersuchung hatte sich diese Tendenz bei 2/3 von ihnen umgekehrt.

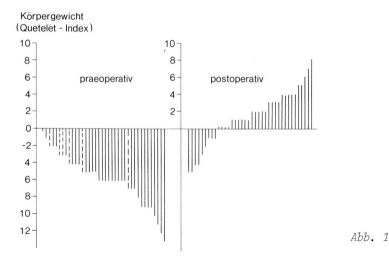

Abb. 1

Eine spezifischere Aussagemöglichkeit über eine pankreasbedingte Fettverdauungsstörung bot die Erstellung einer Fettverwertungsbilanz und bei weiterer chromatografischer Auftrennung, die Fettsäureverwertung (Abb. 2). Es zeigte sich, daß die Fettresorptionsverluste der Patienten mit ausgeprägter Maldigestion besonders LCT-Fette, Dien LCT-Fette und Monoen LCT-Fette betrafen. MCT-Fette hingegen konnten auch bei Patienten mit einer massiven Steatorrhoe nur in Spuren im Stuhl nachgewiesen werden.

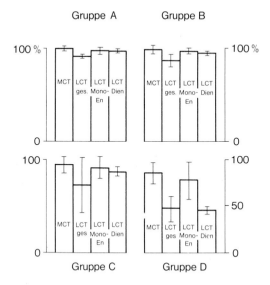

Abb. 2

Eine weitere Verdauungsleistung des Pankreas betrifft die Proteinspaltung im oberen Intestinaltrakt durch das pankreasspezifische Chymotrypsin. Wir bestimmten seinen Gehalt im 3-Tages-Stuhl (Abb. 3). Dabei fanden wir, daß der Chymotrypsingehalt im Stuhl

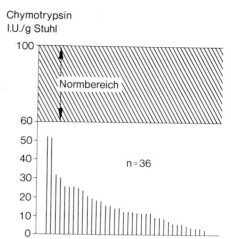

Abb. 3

bei allen pankreaskopf-resezierten Patienten unterhalb der Grenzwerte lag. Das läßt darauf schließen, daß es sich bei dieser Nachweismethode um einen sehr empfindlichen Test für die Erkennung einer eingeschränkten exokrinen Pankreasfunktionsleistung handelt.

Mit einer partiellen Duodeno-Pankreatektomie wird auch die Menge des Langerhansschen Inselapparates deutlich reduziert. Wir sind deshalb in entsprechenden Stoffwechseluntersuchungen der Frage nachgegangen, ob die Belassung von distalen Pankreasanteilen, wie beabsichtigt, die Patienten vor der Manifestierung eines Diabetes bewahrt. Als Maß für die körpereigene Glucosetoleranz zeigte der Glucoseassimilations-Koeffizient K, daß nur 4 Patienten (=14%) mit einem K-Wert von über 1,2 eine sicher normale Glucosekinetik aufwiesen (Abb. 4). 21 (=75%) sind als subklinisch diabetisch einzustufen, wenn man die Grenzfälle dazu rechnet, sogar 80%.

Diskussion

Die durchgeführten Stuhlanalysen zeigten, daß bei 4/5 aller pankreaskopfresezierten Patienten eine exokrine Pankreasinsuffizienz bestand. Ein Malassimilationssyndrom konnte in den meisten Fällen durch konsequente medikamentöse Fermentsubstitution verhindert werden. Das Körpergewicht hatte sich demzufolge in 2/3 der Fälle nach dem Eingriff wieder positiv entwickelt. Bei etwa 1/4 aller Patienten (23,6%) traten jedoch therapieresistente Verdauungsstörungen auf. Wir konnten nachweisen, daß in diesen Fällen diätetische Maßnahmen wie die Substitution von MCT-Fetten sinnvoll wären.

Als wenig aussagekräftig haben sich für das vorliegende Krankengut der hochempfindliche Chymotrypsin-Test und der PABA-Test erwiesen.

Zur endokrinen Restfunktion nach Pankreaskopfresektion hat der i.v.-GTT gezeigt, daß zwar 4/5 aller Patienten durch den Eingriff

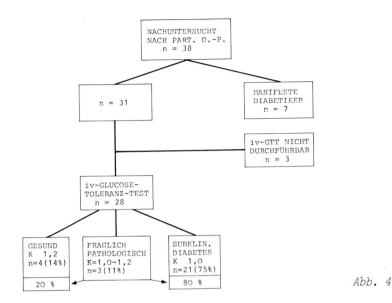

Abb. 4

in eine subklinisch diabetische Stoffwechsellage gebracht worden waren, manifeste Diabetesformen zusätzlich jedoch nicht aufgetreten waren.

Zusammenfassung

In einer stationären Nachuntersuchungsserie wurde untersucht, wie sich die Belassung eines Pankreasrestes nach Whipplescher Operation funktionell auswirkt und inwieweit der Gesundheitszustand der Patienten auf Dauer durch den Eingriff beeinträchtigt worden ist.

Neben der Erstellung allgemeiner Parameter wie Erfragung der Arbeitsfähigkeit, der Schmerzanamnese und des Körpergewichts wurden der Grad der pankreatogenen Malassimilation durch folgende Untersuchungen analysiert: Stuhlgewicht, Stuhlfettgehalt, Fettverwertung, Fettsäureverwertung, Chymotrypsin im Stuhl und PABA-Test. Dabei fand sich, daß bei 80% der Operierten eine exokrine Pankreasinsuffizienz bestand, die jedoch medikamentös, ggf. unter Einhaltung einer MCT-Fett-Diät, gut zu beherrschen war.

Die i.v.-Glucosebelastung zeigte, daß bei 4/5 der Patienten eine nichttherapiebedürftige subklinisch diabetische Stoffwechsellage vorlag. Die Pankreaskopfresektion hatte jedoch nicht zur weiteren Diabetesmanifestierung geführt.

Summary

After Whipple operations, follow-up examinations were conducted under hospital conditions in order to investigate the function of the remainder of the pancreas and the extent to which general health was adversely affected. General parameters such as vocational rehabilitation, history of pain, and weight were analyzed, as well as chemistry related to the severity of pancreatic malassimilation, e.g., stool weight, stool fat contents, fat utilization, chymotrypsin in stool, and PABA test. An exocrine pancreatic insufficiency was found in 80% of patients, but this was easily manageable using medications, sometimes in combination with a MCT fat diet. Subclinical diabetes mellitus was shown in 80% of patients using glucose tolerance tests. However, clinical manifestations of diabetes did not occur.

Literatur

1. HOLLENDER, L.F., MARRIE, A., ALEXIOU, D.: Die chirurgische Behandlung der chronischen Pankreatitis. In: Die gastroenterologische Reihe, Bd. 7 (Hrg.: Pichlmayr/Schmidt) 97-106 (1978)
2. HOTZ, J., GOEBELL, H.: Diagnostik der Pankreasinsuffizienz. Klinikarzt 4, 11, 443-450 (1975)
3. MIELKE, F., BEGER, H.G., SCHIEROP, Th.: Digestive und inkretorische Funktionen nach partieller Duodeno-Pankreatektomie. Dtsch. Med. Wschr. 100, 171-176 (1975)
4. RUMPF, K.D., PICHLMAYR, R.: Die exokrine Pankreasinsuffizienz nach Pankreatitisoperation. Med. Klin. 72, 560-563 (1977)
5. ZIMMERMANN, G., FRITZSCHE, H., KROISS, A. et al.: Blutzucker- und Seruminsulinspiegel nach sog. 95 %iger Pankreatektomie wegen chronisch rezidivierender Pankreatitis. Kongreßbericht Österr. Ges. f. Chirurgie 14. Tagung 1-7 (1973)

PD Dr. K.D. Rumpf, Klinik für Abdominal- und Transplantationschirurgie der Medizinischen Hochschule Hannover, Karl-Wiechert-Allee 9, D-3000 Hannover 61

61. Die Bedeutung des Komplementsystems bei der akuten Pankreatitis der Ratte

J. Horn, B. Heymer, N. Merkle, R. Burk und Ch. Herfarth

Abteilung für Allgemeine Chirurgie des Departments für Chirurgie (Leiter: Prof. Dr. Ch. Herfarth); Abteilung für Pathologie (Leiter: Prof. Dr. O. Haferkamp) der Universität Ulm

Zielsetzung

Tierexperimentell konnte gezeigt werden, daß Immunmechanismen auslösender Faktor für die Entstehung einer akuten Pankreatitis sein können [4]. Für den Menschen wird Entsprechendes diskutiert [3]. Immunreaktionen - antikörperabhängige oder -unabhängige - gehen mit einer Aktivierung des Komplementsystems einher. Eine der wesentlichen Funktionen des aktivierten Komplements besteht in der Lyse von Acinuszellen. Letzteres aber kann - durch Freisetzung der enzymatischen Aktivität - den Beginn der entzündlichen Destruktionskette bedeuten.

Über die Rolle des Komplementsystems bei der akuten Pankreatitis ist viel diskutiert worden. Im folgenden sollen zwei Fragen tierexperimentell an Ratten untersucht werden:

1. In welcher Weise ändert sich der Komplementspiegel bei nichtimmunologisch induzierter Pankreatitis?
2. Inwieweit ist es möglich, eine akute Pankreatitis bei dekomplementierten Ratten zu induzieren?

Methodik

Die Untersuchungen erfolgten an 200 g schweren SPF-Wistarratten. Zwei Versuchsmodelle zur Erzeugung einer akuten Pankreatitis wurden gewählt: Die distale Choledochusligatur und das Pfeffersche Modell in der Modifikation von NEVALAINEN [2]. In einer ersten Versuchsserie wurden je 36 Tiere nach der angegebenen Methode in Äthernarkose operiert und je 6 von ihnen nach 2, 4, 8, 12, 24, 48 Std getötet. In einer zweiten Serie wurden je 20 Tiere in angegebener Weise operiert - die Hälfte jeder Gruppe wurde durch wiederholte intraperitoneale Applikation von Kobravenom-Faktor dekomplementiert. Nach 48 Std postoperativ wurden die Tiere getötet. Das Pankreas wurde histologisch untersucht, die Serumamylase gemessen sowie die Höhe des Komplementspiegels nach der Methode von KABATH und MAYER bestimmt [1].

Ergebnisse

1. Serie: In beiden Gruppen fanden sich in zunehmendem Maße Veränderungen im Sinne einer akuten hämorrhagischen Pankreatitis mit stärkerer Ausprägung bei den nach Pfeffer operierten Tieren. In dieser Gruppe war die Komplementdepression größer (ca. 60%) als in der Gruppe mit distaler Choledochusligatur (ca. 50%). Die höchsten Amylasewerte wurden 4 bis 8 Std postoperativ gemessen.

2. Serie: Bei den dekomplementierten Tieren fanden sich 48 Std postoperativ geringere histologische Veränderungen als bei den unvorbehandelten Tieren. Die Serumamylasewerte zeigten kein einheitliches Verhalten.

Diskussion

Die Versuchsergebnisse der ersten Serie zeigen, daß auch bei nicht-immunologisch induzierter Pankreatitis ein Komplementverbrauch nachgewiesen werden kann; dieser korreliert zu der Schwere des Entzündungsprozesses.

Den Einfluß der Dekomplementierung auf die Entwicklung des Entzündungsprozesses im Bereich des Pankreas zeigen die Ergebnisse der zweiten Versuchsserie. Die entzündlichen Veränderungen sind in den dekomplementierten Gruppen deutlich geringer. Dennoch sind auch bei den dekomplementierten Tieren disseminierte Acinuszellnekrosen nachweisbar. Aus diesem Umstand kann gefolgert werden, daß auch ohne Anwesenheit des Komplements Acinuszellen zerstört werden können, es scheint das destruktive Potential bei Fehlen des Komplements lediglich vermindert zu sein. Es kann daraus gefolgert werden, daß das Komplement für die akute Pankreatitis weniger initiale Bedeutung hat, als daß es an der Progredienz und der Intensität des entzündlichen Geschehens wesentlich Anteil hat.

Zusammenfassung

An Ratten wurde die Bedeutung des Komplementsystems bei nicht-immunologisch induzierter akuter Pankreatitis untersucht. Zwei experimentelle Modelle zur Erzeugung einer akuten Pankreatitis wurden gewählt: Distale Choledochusligatur sowie das Pfeffersche Modell in der Modifikation von NEVALAINEN (2). Es zeigte sich, daß bei der Anwendung beider Modelle eine Komplementdepression korrelierend zum Ausmaß der histologischen Veränderungen festzustellen ist. Bei durch Kobravenom-Faktor dekomplementierten Tieren war ebenfalls eine akute Pankreatitis auszulösen, jedoch von deutlich geringerer Intensität.

Summary

The influence of complement system in acute pancreatitis in the rat was examined. Two different experimental procedures were used to induce pancreatitis: distal choledochal ligature and the Pfeffer model as modified by NEVALAINEN. In both procedures an acute pancreatitis developed and complement depression was noted. These results showed that consumption of complement will occur even in pancreatitis induced by other than immunologic models. In a second series the same experimental procedures were used in rats that had been decomplemented by application of cobra venom factor. It was possible to produce an acute pancreatitis of moderate severity.

Literatur

1. KABATH, H., MEYER, M.: Experimental immunochemistry. P. 130, Springfield 1961
2. NEVALAINEN, T.J., SEPPÄ, A.: Acute pancreatitis caused by closed duodenal loop in the rat. Scand. J. Gastroent. $\underline{10}$, 521 (1975)
3. SEELIG, H.P.: The serum complement system - a mediator of acute pancreatitis. Virch. Arch. A. Path. Anat. and Hist. $\underline{365}$, 193 (1975)
4. THAL, A.: Studies on pancreatitis. II. Acute pancreatic necrosis produced experimentally by the arthus sensitization reaction. Surgery $\underline{37}$, 911 (1955)

Dr. J. Horn, Abteilung für Allgemeine Chirurgie des Departments für Chirurgie, Universität Ulm, Steinhövelstraße 9, D-7900 Ulm/Donau

62. Kryochirurgie in der Behandlung des Echinococcus alveolaris. Tierexperimentelle Untersuchungen

P. Mattes, F. Kramer und R. Disko

Abteilung für Allgemeine Chirurgie des Departments für Chirurgie der Universität Ulm (Leiter: Prof. Dr. Ch. Herfarth); Institut für Mikrobiologie und Hygiene der Technischen Universität München

Zielsetzung

Die Leberresektion ist die einzig kurative Therapie beim Echinococcus alveolaris. Bei 60 - 70% ist jedoch wegen Befall der Leberpforte eine Radikaloperation nicht mehr möglich. Ziel der Untersuchungen war, zu prüfen
1. inwieweit der Echinococcus alveolaris durch kryochirurgische Maßnahmen devitalisiert werden kann,
2. welche Reaktionen im Bereich vitaler Strukturen der Leberpforte - V. porta, A. hepatica und Ductus hepaticus - nach Kryochirurgie auftreten.

Methodik

1. Untersuchungen an der Maus

Der Echinococcus alveolaris wurde von einem Patienten gewonnen und auf Mäusen durch vegetative Vermehrung subcutan gehalten. Die Übertragung von Maus zu Maus erfolgte unter sterilen Bedingungen durch in Kochsalz suspendiertes Finnengewebe. Insgesamt 100 Tiere wurden mit Echinococcus alveolaris infiziert und nach Ausbildung subcutaner Echinococcus-Tumoren in 6 Gruppen randomisiert. Gruppe 1 (n=20): Kryochirurgie mit -190°C, Gruppe 2 (n=20): Kryochirurgie mit -150°C, Gruppe 3 (n=20): Kryochirurgie mit -100°C, Gruppe 4 (n=20): Kontrollgruppe, keine Kryochirurgie, Gruppe 5 (n=10): Kryochirurgie mit -150°C und 3monatige Beobachtung, Gruppe 6 (n=10): Kontrollgruppe, keine Kryochirurgie und 3monatige Beobachtung.

Die Tiere in Gruppe 1, 2 und 3 wurden getötet, die Echinococcus-Tumoren entnommen und das Gewebe 5 min kryochirurgisch behandelt. Danach wurde das Finnengewebe subcutan auf Mäuse übertragen. In der Kontrollgruppe erfolgte die Übertragung ohne Kryochirurgie. Die Beobachtungszeit der Tiere, die mit Finnengewebe aus Gruppe 1, 2, 3 und 4 infiziert wurden, lag bei 3 Monaten. In Gruppe 5 und 6 wurden die Echinococcus-Tumoren subcutan freigelegt und in Gruppe 5 eine kryochirurgische Behandlung in situ durchgeführt. Beide Gruppen wurden postoperativ über 3 Monate beobachtet.

2. Untersuchungen am Hund

Bei insgesamt 6 Hunden wurde die Leberpforte 5 min bei -150°C kryochirurgisch behandelt. Hierbei entstand ein Gefrierkegel von 1,5 bis 2 cm Durchmesser, der Vena portae, A. hepatica und Ductus hepaticus erfaßte. Postoperativ erfolgte alle 2 Tage eine Untersuchung der Serumtransaminasen, des Bilirubins und der alkalischen Phosphatase. Nach 10 Tagen wurden die Tiere getötet, die Leberpforte entnommen und makroskopisch und histologisch beurteilt.

Ergebnisse

1. Tiere, die mit kryochirurgisch behandeltem Finnengewebe aus Gruppe 1, 2 und 3 infiziert wurden, entwickelten während der 3-monatigen Beobachtungszeit keine Echinococcus-Tumoren.

2. Echinococcusgewebe aus der unbehandelten Kontrollgruppe 4 führte nach Übertragung in 100% zur Ausbildung subcutaner Echinococcus-Tumoren.

3. Die in situ kryochirurgisch behandelten Echinococcus-Tumoren in Gruppe 5 zeigten innerhalb von 3 Monaten eine komplette Rückbildung, während in der Kontrollgruppe 6 eine Größenzunahme der Echinococcus-Tumoren zu beobachten war.

4. Alle 6 Hunde überlebten den kryochirurgischen Eingriff im Bereich der Leberpforte. Bei 2 Hunden kam es vorübergehend zu einem geringen Anstieg der Serumtransaminasen; Bilirubin und alkalische Phosphatase lagen bei allen Hunden im Normbereich. Die makroskopische Beurteilung der Vena portae, A. hepatica und des Ductus hepaticus ergab keine pathologischen Veränderungen, insbesondere lag keine Stenosierung, Wandnekrose oder Thrombosierung der Vena portae vor. Histologisch fanden sich Leberzellnekrosen mit beginnender Fibrosierung. An Ductus hepaticus, Vena portae und A. hepatica waren keine pathologischen Veränderungen sichtbar.

Schlußfolgerung

Die Versuche zeigen,
1. daß durch Kryochirurgie im Bereich von -100°C bis -190°C der Echinococcus alveolaris devitalisiert werden kann.
2. daß innerhalb von 3 Monaten nach Kryochirurgie eine komplette Rückbildung der Echinococcustumoren stattfindet.
3. daß kryochirurgische Maßnahmen im Bereich der Leberpforte zu keiner Nekrose oder Stenosierung der A. hepatica, Vena portae und des Ductus hepaticus führen.

Hiermit ergibt sich eine klinische Anwendung der Kryochirurgie bei nicht mehr resezierbarem Echinococcus alveolaris der Leberpforte.

Zusammenfassung

An insgesamt 100 Mäusen wurde untersucht, ob durch kryochirurgische Maßnahmen der Echinococcus alveolaris devitalisiert werden kann. In einer zweiten Versuchsanordnung wurde der Einfluß der Kryochirurgie auf die Leberpforte (A. hepatica, Vena portae und Ductus hepaticus) überprüft. Die Versuche zeigten, daß durch Kryochirurgie in einem Bereich von -100°C bis -190°C der Echinococcus alveolaris devitalisiert werden kann. Eine Schädigung von A. hepatica, Vena portae und Ductus hepaticus tritt nach kryochirurgischen Maßnahmen nicht ein. Hieraus ergibt sich eine klinische Anwendbarkeit der Kryochirurgie bei inoperablem Echinococcusbefall der Leberpforte.

Summary

The influence of cryosurgery on echinococcus alveolaris is studied in 100 mice. In a second series cryosurgical effects on structures of the hepatic portal (hepatic artery, portal vein, hepatic duct) were examined. The experiments showed that echinococcus alveolaris can be devitalized by cryosurgical measures at temperatures between -100°C and -190°C. No damage of the hepatic artery, portal vein, and hepatic duct occurred. Clinical application of cryosurgery for the treatment of inoperable echinococcus alveolaris of the hepatic portal appears to be justified.

PD Dr. med. P. Mattes, Abteilung für Allgemeine Chirurgie des Departments für Chirurgie der Universität Ulm, Steinhövelstraße 9, D-7900 Ulm/Donau

H. Transplantation

63. Hypotherme Lagerung unter aeroben Bedingungen – Einfluß unterschiedlicher Freispüllösungen auf die Funktionserhaltung der Niere

J.H. Fischer, M. Miyata, W. Isselhard und H.R. Casser

Institut für Experimentelle Medizin der Universität zu Köln
(Direktor: Prof. Dr. W. Isselhard)

Die neu entwickelte Methode der retrograden Sauerstoff-Persufflation (retrograde oxygen persufflation = ROP) ermöglicht bessere und schnellere Funktionswiederaufnahme der transplantierten Niere nach hypothermer Lagerung insbesondere bei Organen, die in normothermer Ischämie vorgeschädigt wurden. Bisher wurde für dieses Verfahren lediglich das Perfusat nach Collins (C2) benutzt (4).

Die hier vorgestellten Untersuchungen wurden unter Verwendung der Lösungen SACKS II, "KMgS" nach LAMBOTTE, hochosmolarer Citratlösung nach ROSS und hochosmolarer Ringer-Glucose-Mannit Lösung durchgeführt. Diese Lösungen wurden aus den folgenden Gründen gewählt:

1. die SACKS II Lösung (7) soll - nach Angabe mehrerer Autoren - in der ischämischen hypothermen Lagerung der Lösung nach COLLINS leicht überlegen sein,

2. die Lösung von LAMBOTTE (5) - die eigentlich für die Leberkonservierung entwickelt wurde - stellt eine Mischung von Substanzen dar, die von verschiedenen Autoren für Lösungen zur hypothermen Nierenkonservierung empfohlen wurden. So enthält sie große Saccharosemengen entsprechend der Konservierungslösung von DOWNES (3), viel Sulfat wie die von CURTIS (2) empfohlene Lösung, viel Magnesium und auch Glucose wie die Lösungen von COLLINS (1).

3. Für die Lösung nach ROSS (6) wurde bereits mehrfach von verschiedenen Autoren eine bessere Erhaltung verschiedener Funktionsparameter unter hypothermer ischämischer Lagerung im Tierversuch beschrieben, wobei zum Vergleich meist Lösungen nach COLLINS und SACKS herangezogen wurden.

4. Die Ringer-Lösung soll als Lösung "extracellulärer" Ionenverteilung den übrigen Lösungen, die alle eine "intracelluläre" Ionenverteilung aufweisen, gegenübergestellt werden.

Methodik

17 Bastardhunde mit einem Körpergewicht von 20 bis 25 kg wurden linksseitig nephrektomiert, die Nieren für 30 min normotherm ischämisch im Abdomen gelagert (Temperatur 32-33°C), dann mit der

jeweiligen Lösung (4°C) unter einem Druck von 100 mbar über 5 min freigespült und abgekühlt und in der Freispüllösung über 24 Std gelagert. Während dieser Zeit wurde ihnen gasförmiger Sauerstoff über die Nierenvene unter einem Druck von 70-80 mbar zugeführt, der das Organ über eröffnete Kapselvenen verließ (4). Nach 24-stündiger Konservierung wurde die Niere an a. carotis communis und v. jugularis externa des jeweiligen Spendertieres end-zu-end durch Gefäßnaht transplantiert. Die Nierenfunktion wurde über die folgenden 3 Std mittels Inulin- und PAH-Clearance im Vergleich zur im Tier verbliebenen normalen kontralateralen Niere bestimmt. Hierzu wurde durch intravenöse Dauerinfusion von Inulin und PAH ein konstanter Spiegel von 15-20 mg/100 ml Inulin und 1-2 mg/100 ml PAH im Plasma aufrecht erhalten, der in 20-minütigen Intervallen kontrolliert wurde. Vom Ende der 1. bis 3. Stunde nach Transplantation wurde in sechs 20-minütigen Intervallen die Inulin- und PAH-Ausscheidung im Harn gemessen und die Clearance bestimmt. Während der Transplantation wurde Regitin intraarteriell verabreicht und die Diurese während der gesamten Funktionsüberprüfung durch Mannitinfusion i.v. stimuliert. Die Zusammensetzung der Freispüllösungen ist in Tabelle 1 wiedergegeben.

Tabelle 1. Zusammensetzung der Freispüllösungen entsprechend den Angaben von COLLINS (1), SACKS (7), LAMBOTTE (5) und ROSS (6) sowie einer Ringerlösung mit Glucose- und Mannitzusatz

	COLLINS C2	SACKS II	LAMBOTTE KMgS	ROSS Citrat	RINGER +G +M
mmol/l					
Na^+	10	14	–	80	147
K^+	115	126	95	80	4
Ca^{++}	–	–	–	–	2
Mg^{++}	30	8	80	35	–
Cl^-	15	16	–	–	155
HCO_3^-	10	20	15	–	–
SO_4^{--}	30	–	120	35	–
PO_4^-, PO_4^{--}	57,5	77,5	–	–	–
Citrat	–	–	–	55	–
g/l					
Glucose	25	–	–	–	6
Mannit	–	37,5	–	34	18
Saccharose	–	–	34	–	–
mosmol/l	320	430	405	400	400

Histologische Untersuchungen wurden an Gewebeproben durchgeführt, die 24 Std nach der Transplantation den Nieren entnommen wurden.

Ergebnisse und Diskussion

Abb. 1 zeigt die Sofortfunktion der nach Konservierung autotransplantierten Niere. Die Ergebnisse zeigen, daß mit der COLLINS C2 Lösung eine deutlich bessere Sofortfunktion erzielt werden konnte, als mit den übrigen Freispüllösungen bei sonst identischem Vorgehen.

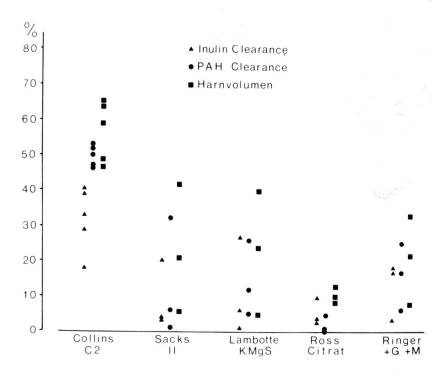

Abb. 1. *Inulin- und PAH-Clearance sowie Harnvolumen 1-3 Std nach Retransplantation von 24 Std mit retrograder Sauerstoffpersufflation (ROP) konservierten Hundenieren, die in 30-minütiger normothermer Ischämie vorgeschädigt waren. Angaben als Prozentsatz der simultan bestimmten Funktion der normalen kontralateralen Niere*

Nach Untersuchungen zahlreicher Autoren mit COLLINS-, SACKS- oder ROSS-Lösungen ist eine Sofortfunktion einer hypotherm ischämisch für 24 Std gelagerten Niere, die vor der Konservierung einer 30-minütigen normothermen Ischämie ausgesetzt war, nur in wenigen Fällen zu erreichen. Die ROP-Konservierung mit COLLINS C2 Lösung ermöglicht demgegenüber eine sichere gute Sofortfunktion (vgl. auch (4)). Die mit den übrigen Freispüllösungen erzielte Sofortfunktion nach ROP-Konservierung muß dagegen als unsicher und in vielen Fällen als nicht ausreichend bezeichnet werden. Die histologischen Untersuchungen, welche nach einer Manifestationszeit von 24 Std durchgeführt wurden, zeigten bei diesen Nieren eine in der COLLINS-Gruppe nicht gefundene Verlegung zahlreicher Tubuli durch eosinophiles hyalines Material, wie es von verschiedenen Untersuchern als typisches Zeichen ischämischer Nierenschädigung beschrieben wurde. Dies erklärt auch den weitgehend identischen Ausfall von glomerulärer Filtration und Tubulusfunktion (Inulin- und PAH-Clearance). Eine stärkere glomeruläre oder vasculäre Schädigung ließ sich lichtmikroskopisch nicht erkennen.

Die mit ROP und COLLINS-Lösung konservierten Nieren zeigten nur gelegentlich geringfügige Mengen hyalinen Materials im Tubuluslumen, welche jedoch wegen ihrer Behinderung des freien Abflusses die stärkere Abnahme der glomerulären Filtration (Inulinclearance) erklären könnten. Darüber hinaus fanden sich gelegentlich Nekrosen einzelner Nephrone - wohl als Folge eines Gefäßverschlusses in der initialen Ischämiephase oder einer fehlenden Reperfusion nach Transplantation infolge vasculärer Reaktionen. Für die ROP-Konservierung ist somit nach den vorliegenden Ergebnissen nur die COLLINS-Lösung C2 zu empfehlen, da nur sie eine sichere, gute und gegenüber der hypothermen ischämischen Lagerung signifikant bessere Sofortfunktion (4) gewährleistet.

Zusammenfassung

Hundenieren (n=17) wurden nach 30-minütiger normothermer Ischämie mit Konservierungslösungen nach COLLINS (Lösung C2), SACKS (Lösung II), LAMBOTTE (KMgS), ROSS (hypertone Citratlösung) oder Ringerlösung mit Glucose und Mannitzusatz freigespült. Über 24 Std wurden die Nieren nach dem Verfahren der retrograden Sauerstoffpersufflation (ROP) hypotherm konserviert und ihre Sofortfunktion mittels Inulin- und PAH-Clearance nach Autotransplantation in Relation zur Normalfunktion ermittelt. Die mit der COLLINS-Lösung gefundenen guten, der ischämisch hypothermen Lagerung deutlich überlegenen, Ergebnisse konnten mit den anderen Freispüllösungen nicht erzielt werden, wenn auch in den meisten Fällen eine Sofortfunktion gefunden wurde. Für die ROP-Konservierung ist somit nach den bisherigen Untersuchungen nur die Lösung C2 nach COLLINS zu empfehlen.

Summary

Canine kidneys (n=17) were flushed with COLLINS (C2), SACKS II, LAMBOTTE (KMgS), ROSS (hypertonic citrate), or RINGER glucose-mannitol solution following a 30-min period of normothermic ischemia. After 24 h hypothermic preservation with retrograde oxygen persufflation (ROP) and autotransplantation, the immediate functional recovery was determined using inulin and PAH clearance methods and compared with the normal contralateral kidney. While a good functional recovery was found in the COLLINS group, significantly exceeding results from hypothermic ischemic storage preservation, in experiments using other flush solutions ROP preservation resulted in only a small immediate function. Thus the experiments indicate that COLLINS solution C2 is the optimal fluh solution for ROP preservation.

Literatur

1. COLLINS, G.M., BRAVO-SHUGERMAN, M., TERASAKI, P.J.: Kidney preservation for transplantation. Lancet 1969, 1219-22
2. CURTIS, J.J., JOHNSON, K., RICHIE, R.E.: Renal autograft survival after perfusion and hypothermic storage in a hyperosmolar high potassium-containing solution. The Amer. Surgeon 745-752 (1975)
3. DOWNES, G., HOFFMAN, R., HUANG, J., BELZER, F.O.: Mechanism of action of washout solutions for kidney preservation. Transplantation 16, 46-53 (1973)

4. FISCHER, J.H., CZERNIAK, A., HAUER, U., ISSELHARD, W.: A new simple method for optimal storage of ischemically damaged kidneys. Transplantation 25, 43-49 (1978)
5. LAMBOTTE, L., WOJCIK, S.: Measurement of cellular edema in anoxia and its prevention by hyperosmolar solutions. Surgery 83, 94-103 (1978)
6. ROSS, H., MARSHALL, V.C., ESCOTT, M.L.: 72 hr canine kidney preservation without continuous perfusion. Transplantation 21, 498-501 (1976)
7. SACKS, S.A., PETRITSCH, P.H., KAUFMAN, J.J.: Canine kidney preservation using a new perfusate. Lancet 1973 I, 1024-1028

Priv.-Doz. Dr. J.H. Fischer, Institut für Experimentelle Medizin der Universität zu Köln, Robert-Koch-Straße 10, D-5000 Köln 41

64. Einfluß der hochdosierten Prednisolonverabreichung auf das interstitielle Transplantatödem nach allogener Ratten-Nierentransplantation

E. Wagner, J. Schweitzer und K.-H. Gertz

Klinik für Abdominal- und Transplantationschirurgie (Leiter: Prof. Dr. R. Pichlmayr) und Institut für Allgemeine Physiologie der Medizinischen Hochschule Hannover

Einleitung

Aus den Ergebnissen unterschiedlicher klinischer Anwendungsformen der Glucocorticoide nach Nierentransplantation wie intraarterieller oder intravenöser "Bolus"- und hochdosierter oraler Verabreichung mit Variation von Zeitpunkt, Dauer und Applikationsintervall, kann nicht geschlossen werden, zu welchem Zeitpunkt und über welchen Zeitraum eine hochdosierte Glucocorticoidmedikation wirksam und erforderlich ist. Eine Bewertung des Indikationsbereiches ist jedoch Voraussetzung für die Verminderung der hochdosierten Glucocorticoidverabreichung und damit der Morbidität und Letalität nach Nierentransplantation. Diese Problemstellung veranlaßte uns zu einer tierexperimentellen Untersuchung der Glucocorticoidwirkung auf den subcapsulären hydrostatischen Druck allogener Nierentransplantate zum Zeitpunkt der akuten Abstoßungsreaktion.

Material und Methoden

Als Versuchstiere wurden männliche, homocygote, H1-inkompatible Ratten der Stämme Lewis und DA verwendet. Über die Technik und Ergebnisse der Rattennierentransplantation in dieser Versuchsanordnung wurde berichtet (2). Zur Messung des subcapsulären hydrostatischen Druckes wurde eine Modifikation der von WUNDERLICH (1) angegebenen Anordnung (Abb. 1), bestehend aus einem PVC-Katheter ($\emptyset$ 0,5 - 0,75 µ), einem Druckaufnehmer (Statham P23 Db) und einem Registrierelement verwendet. Dazu wurden die Nieren aus dem umgebenden Binde- und Fettgewebe befreit und in einer geeigneten Glasschale auf gleichem Niveau gehalten und befeuchtet. Als hydrostatischer Nullpunkt wurde die Mittelebene der Nierenlängsachse definiert. Zur Vorbereitung des Meßvorganges wurde nach Mikroincision der Nierenkapsel ein Katheter eingeführt, mittels Gewebekleber abgedichtet und 25 µl Patentblau-Lösung injiziert. Der subcapsuläre hydrostatische Druck (SHD) einer Niere bzw. eines Transplantates wurde als der Endwert der Registrierkurve nach initialem Anstieg, bedingt durch die sub-

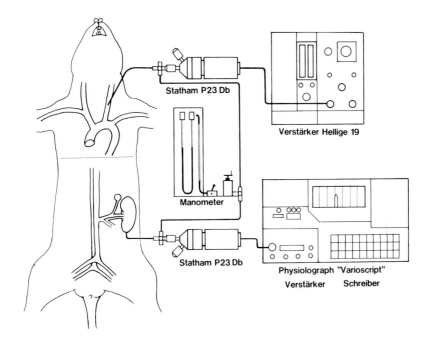

Abb. 1. Halbschematische Darstellung der Versuchsanordnung zur Messung des subcapsulären Druckes

capsuläre Injektion, und asymptomatischer Angleichung des Druckniveaus an die Abszisse definiert. Die Untersuchung der Glucocorticoidwirkung auf den SHD allogener Nierentransplantate erfolgte am 5. postoperativen Tag. Dazu wurden Versuchsgruppen von 5-7 Tieren gebildet, denen jeweils einmalig 300 mg/kg Prednisolon vom Tag der Transplantation bis zum 4. postoperativen Tag verabreicht wurde. Eine Kontrollgruppe von 7 Transplantatempfängern blieb unbehandelt.

Ergebnisse

Subcapsuläre hydrostatische Drucke von Rattennieren. Der mittlere SHD von Nieren unbehandelter Ratten beträgt, wie Tabelle 1 zeigt, 2,38 cm H_2O. Nach Verabreichung von 300 mg/kg Prednisolon war keine unmittelbare Änderung der Druckverhältnisse festzustellen. Demgegenüber bewirkte die Abklemmung der Nierenvene eine Drucksteigerung auf das 20-fache des Ausgangswertes im subcapsulären Raum. Eine Erhöhung des Druckes im Bereich der proximalen Harnwege bis 100 mm Hg durch retrograde Füllung verursachte eine vergleichsweise geringe Erhöhung des mittleren subcapsulären Druckes.

Subcapsuläre hydrostatische Drucke allogener Rattennierentransplantate. Der mittlere SHD von Nierentransplantaten stieg bis zum Zeitpunkt der Abstoßungsreaktion deutlich an. Am 5. postoperativen Tag (Tabelle 2) lagen die Mittelwerte bei 6,3 cm H_2O. Demgegenüber entsprachen die subcapsulären Drucke isogener Transplantate zu diesem Zeitpunkt den Kontrollwerten.

Tabelle 1. Subcapsuläre hydrostatische Drucke von Rattennieren nach Abklemmung der Nierenvene und Druckerhöhung im Nierenbecken

Versuchsanordnung	hydr. subcaps. Druck (cm H_2O) $\bar{x} \pm$ S.E.M.	N
Kontrollen	$2,38 \pm 0,88$	17
300 mg/kg Prednisolon	$2,30 \pm 0,78$	7
Abklemmung der Nierenvene	$43,26 \pm 9,27$	5
Druckerhöhung im Nierenbecken 100 mm Hg	$3,72 \pm 2,01$	5

Tabelle 2. Vergleich der Prednisolonwirkung[a] auf die Transplantatüberlebenszeit und das interstitielle Transplantatödem

	Zeitpunkt (Tage postOP)	Überlebenszeit (Tage) $\bar{x} \pm$ S.E.M.	N	hydr.subcaps.Druck[b] (cm H_2O) $\bar{x} \pm$ S.E.M.	N
unbehandelt	-	$7,8 \pm 0,7$	10	$6,3 \pm 2,0$	7
300 mg/kg i.v.[a]	0	$12,7 \pm 1,5$	15	$2,9 \pm 1,26$	5
300 mg/kg i.v.[a]	2	$10,8 \pm 1,8$	5	-	
300 mg/kg i.v.[a]	4	$8,7 \pm 1,6$	5	$1,6 \pm 0,65$	5

[a] Prednisolonhemisuccinat.
[b] Messung 5. Tag nach Nierentransplantation.

Einfluß von Prednisolon auf die subcapsulären hydrostatischen Drucke allogener Rattennierentransplantate. Die einmalige Verabreichung von 300 mg/kg KG Prednisolon am Tag der Transplantation bewirkte, wie die Messung am 5. postoperativen Tag zeigt (Abb. 2), signifikant geringere mittlere Druckwerte. Nach einmaliger Verabreichung von 300 mg/kg KG Prednisolon am 4. postoperativen Tag, d.h. 24 Std vor Ermittlung der Meßwerte (Abb. 2), wurde eine Senkung der mittleren SHD auf 1,6 cm H_2O festgestellt.

Diskussion

Der akuten Abstoßungsreaktion eines Nierentransplantates gehen charakteristische histopathologische Veränderungen, wie perivasculäres und interstitielles Ödem und Zellinfiltration, voraus. Die enge funktionelle Verbindung und Übereinstimmung der Druckverhältnisse zwischen renalem Interstitium und subcapsulärem Raum wurde von WUNDERLICH (1) untersucht und nachgewiesen. In unserem gering modifizierten Versuchsmodell war eine eindeutige Differenzierung verschiedener Einflüsse wie Venenstauung, Druckerhöhung im Nierenbecken und Abstoßung auf den subcapsulären Druck möglich. Somit ist dieses Modell für die Messung einer direkten

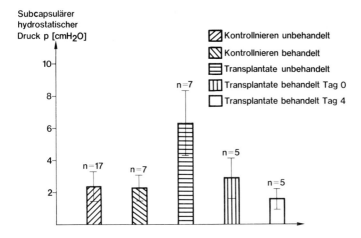

Abb. 2. *Subcapsuläre hydrostatische Drucke allogener Nierentransplantate am 5. postoperativen Tag ohne Behandlung oder nach einmaliger Verabreichung von 300 mg/kg Prednisolon*

oder indirekten Wirkung immunsuppressiver Maßnahmen auf das interstitielle Transplantatödem geeignet. Nach den vorliegenden Untersuchungsergebnissen ist die einmalige hochdosierte Prednisolon-Verabreichung unmittelbar nach Nierentransplantation oder zu Beginn der Abstoßungsreaktion mit signifikant niedrigeren subcapsulären Drucken verbunden. Der Unterschied zur Transplantatüberlebenszeit in der Zeit-Wirkungsbeziehung (2), wie in Tabelle 2 dargestellt, läßt auf verschiedene Wirkungsmechanismen und differenzierte Anwendungsmöglichkeiten der Glucocorticoide im ersten Behandlungsabschnitt nach Nierentransplantation schließen.

Zusammenfassung

Die subcapsulären Drucke von Rattennieren und allogenen Rattennierentransplantaten wurden mittels eines PVC-Katheters von ca. 50 µ Durchmesser und einem Druckaufnehmer gemessen. Es fand sich ein signifikanter Anstieg der Meßwerte zum Zeitpunkt der akuten Abstoßungsreaktion. Nach einmaliger Verabreichung von 300 mg/kg Prednisolon am Tag der Nierentransplantation oder am 4. postoperativen Tag wurden deutlich niedrigere mittlere subcapsuläre Drucke festgestellt. Dieser Glucocorticoideffekt könnte in Kombination mit anderen immunsuppressiven Maßnahmen einen wesentlichen Einfluß auf die Transplantatfunktion und -prognose ausüben.

Summary

To measure subcapsular pressure of rat kidneys and kidney allografts, microcatheters were implanted in the subcapsular space and the pressure was continuously recorded with a transducer. Subcapsular pressure was found to increase significantly during allograft rejection. After single bolus injection of prednisolone 300 mg/kg on the day of transplantation or on the fourth postoperative day, considerably lower subcapsular pressures were recorded. This steroid effect together with other immunosuppressive measures could have an important influence on graft function and prognosis.

Literatur

1. WUNDERLICH, P., PERSSON, E., SCHNERMANN, J., ULFENDAHL, H., WOLGAST, M.: Hydrostatic Pressure in the Subcapsular Interstitial Space of Rat and Dog Kidneys. Pflügers Arch. 328, 307-319 (1971)
2. WAGNER, E.: Einfluß der hochdosierten Prednisolonverabreichung auf die Antikörperbildung und Transplantatüberlebenszeit nach allogener Rattennierentransplantation. Langenbecks Arch. Chir. Suppl. Chir. Forum 1978, 293

Dr. E. Wagner, Klinik für Abdominal- und Transplantationschirurgie der Medizinischen Hochschule Hannover, Karl-Wiechert-Allee 9, D-3000 Hannover 61

65. Klinische Bedeutung immunologischer Befunde für die Überlebenszeit von Nierentransplantaten unter ALG-Therapie

W. Bullinger, C. Hammer, W. Land und H. Welter

Institut für Chirurgische Forschung und Transplantationszentrum, Klinikum Großhadern der Universität München

Neben den Antikörpern sind es vor allem sensibilisierte Lymphocyten und Monocyten, die eine Abstoßungsreaktion bei transplantierten Nieren bedingen. Routinemäßig werden diese cellulären Immunreaktionen mit immunsuppressiven Medikamenten, oft auch in Kombination mit Antilymphocytenglobulin, abgeschwächt. Es handelt sich dabei um eine Manipulation der komplexen Vorgänge bei der allogenen Abstoßungsreaktion, deren Bedeutung erst kürzlich besser erfaßt werden konnte (1). Damit wurde klar, daß bei einem immunologischen "Monitoring" bei Nierentransplantation die Messung einzelner Parameter nicht ausreicht (2). In der vorliegenden Studie wurden daher mehrere, auch neuere immunologische Teste angewandt, um das immunologische Verhalten von Patienten nach Nierentransplantation zu messen und den Einfluß der Immuntherapie abzuschätzen; dies insbesondere im Hinblick auf eine mögliche Einsparung von Cortison durch Ersatz mit anderen Immunsuppressiva wie z.B. ALG und Azathioprin.

Material und Methoden

35 Nierentransplantatempfänger, regelmäßig durch Bluttransfusion vorbehandelt, wurden nach zwei Schemata therapiert (Tabelle 1).

Als Messung wurden herangezogen:

a) Nachweis der T-B-Zellverschiebung mittels Rosettentechnik (E-Rosetten=T-Lymphocyten) sowie der Immunfluorescenz (IgG-positive Zellen=B-Lymphocyten, durch F(ab)²-Fragmente eines anti-human-IgG-Serums).

b) <u>In vitro</u>-Bestimmung "spontaner" sowie durch Concavalin-A-"aktivierter" Suppressor-T-Zellen und der Einfluß von ALG-Therapie auf die Aktivität solcher Suppressor-Zellen vor und während Abstoßungskrisen (3).

c) Rosetten-Inhibition durch Patientenserum als Bestimmung der Menge des frei zirkulierenden ALGs (4).

d) Fluorescenz von peripheren Lymphocyten der Patienten mit anti-Pferde-IgG zur Quantifizierung von ALG auf Einzelzellen.

Tabelle 1. Einfluß der immunosuppressiven Therapie mit und ohne Urbason-Gabe intraoperativ, auf die Anzahl auftretender Abstossungsreaktionen bei 35 nierentransplantierten Patienten

Gruppe	Therapie i.OP	Therapie post-OP	Abstoßungsreaktionen (n=)				Transpl. Entn.
			keine A	Gruppe 1 B	2 C	mehr. D	
I	mit Urbason intra-OP	Prednisolon[a] Imurek[b] ALG[c]	2	4	9	6	6
II	ohne Urbason intra-OP	Prednisolon[a] Imurek[b] ALG[c]	2	4	6	2	2
ges.			4	8	15	8	

[a] Prednisolon: 1. Woche: 100 mg abnehmend bis 60 mg;
2. Woche: 50 mg abnehmend bis 30 mg i.d.4. Wo.;
2. Monat: 25 mg abnehmend bis 15 mg im 8. Monat;

[b] Imurek: initial 5-3 mg/kg KG abnehmend bis 2,5 mg/kg KG (Erhaltungsdosis).

[c] ALG: 20 mg/kg KG über 10 Tage unmittelbar nach Transplantation, ultrazentrifugiert (100 000 x g, 1h) als Infusion in Kochsalz. Lymphocytotoxischer Titer 1:1024, Hämaggl. Titer 1:4.

e) Zählung und Differenzierung der zirkulierenden Leukocyten und Thrombocyten.

Diese Daten wurden die ersten 4 Tage nach Transplantation täglich, danach in dreitägigen Abständen gesammelt und mit den klinischen Daten wie Kreatinin und Harnstoff und dem Zustand des Patienten auf Grund von intraoperativer Therapie mit oder ohne Urbason eingeteilt und je nach Anzahl der Abstoßungsreaktionen in vier Untergruppen unterteilt (Tabelle 1 bzw. Tabelle 3).

Ergebnisse

Die angewandte Therapie wurde von allen Patienten toleriert. Ein signifikanter Unterschied zwischen Anzahl der Abstoßungsreaktionen im Laufe eines Jahres mit und ohne intraoperativer Urbasongabe konnte nicht beobachtet werden. Die Zahlen der T- und B-Zellen variieren stark von Patient zu Patient, jedoch bestand keine Differenz zwischen den T- bzw. B-Zellzahlen beider Gruppen vor Transplantation. Nach der Nierenübertragung und dem Einsetzen der Therapie (Tabelle 1) stiegen in beiden Gruppen die Leukocytenzahlen um fast 100% an, um sich im Laufe von vier Wochen wieder zu normalisieren (Tabelle 2). Im Gegensatz dazu sinken die Gesamtlymphocyten unter Cortison- und Azathioprin-Einfluß, beson-

Tabelle 2. Verhalten der peripheren Leukocyten und Lymphocyten bei Nierentransplantierten (n=18) mit und ohne (n=15) Abstoßungsreaktionen während der ersten vier Wochen postoperativ

Therapie	Prä OP	Nierenpatienten (n=18) mit Abstoßungsreaktion					
		1.postOP	2.postOP	3.postOP	1.Wo	2.Wo	4.Wo
Leukoc.	6,6[a]	12,1	12,6	8,0	8,8	9,8	6,7
Lymphoc.	1,8	1,2	1,6	0,7	0,7	1,2	0,7
T-Zellen	1,1	0,7	1,0	0,2	0,2	0,5	0,2
B-Zellen	0,3	0,3	0,2	0,2	0,1	0,1	0,1
		Nierenpatienten (n=15) ohne Abstoßungsreaktion					
Leukoc.		10,0	11,0	8,9	8,7	8,3	
Lymphoc.		0,6	0,7	0,7	0,9	1,6	
T-Zellen		0,3	0,3	0,3	0,2	0,5	
B-Zellen		0,2	0,2	0,1	0,1	0,3	

[a] Zahlen x $10^3/mm^3$.

ders aber unter ALG-Therapie signifikant ab. Wie in Tabelle 2 und 3 dargestellt, weisen die Patienten, die ohne Abstoßungsreaktion blieben, in beiden Therapiegruppen Ia und IIa die beste Nierenfunktion auf.

Es scheint, als ob diese Ergebnisse auch im Zusammenhang mit den einfach oder mehrfach auftretenden Abstoßungsreaktionen während der Beobachtungszeit korrelieren. Die Lymphopenie, die im Laufe der ersten Woche unter immunsuppressiver Therapie + ALG-Gabe auftritt, und die auch hier bei Patienten, die keine Abstoßungsreaktionen aufweisen, am deutlichsten zum Vorschein kommt, drückt sich in ähnlicher Weise bei der Population der T-Lymphocyten aus. Während die B-Zellen in allen Gruppen und an allen gemessenen Tagen etwa identisch sind, weisen die T-Lymphocyten gegenüber ALG eine besondere Sensibilität auf. Dieser Effekt wurde dargestellt, indem periphere Lymphocyten der Patienten mittels fluorescierendem Pferde-anti-human-ALG auf ihre Oberflächeneigenschaften hin untersucht wurden. Auch hier zeigt sich, daß besonders in den Gruppen mit keiner oder wenigen Abstoßungsreaktionen ALG-positive Zellen am deutlichsten abnehmen. In Prozent ausgedrückt bedeutet dies, daß die rd. 70% ALG-positiven Lymphocyten am Tag vor der Transplantation auf 30% im Laufe einer Woche absinken. Die Funktion der Suppressorzellen, die mittels Concanavalin A-Stimulation über 2 Tage aus ihren Vorläuferzellen aktiviert wurden, wird während der Abstoßungsreaktion und der ALG-Therapie, d.h. immunsuppressiven Therapie, stark abgeschwächt (Tabelle 4). Die sogenannten spontanen Suppressorzellen zeigen nur bei Patienten im therapiefreien Stadium ohne Abstoßungsreaktion normale Werte von 31% Suppression, gemessen als Abnahme der Proliferation einer gemischten Lymphocytenreaktion bzw. 40% gemessen als Suppression der PHA-Stimulation. Sowohl unter Abstoßungsreaktion wie auch unter ALG-Therapie geht diese Funktion partiell verloren. Es gelingt auch nicht, durch Concanavalin A diese Funktion wesentlich zu steigern. Dabei scheint Immunsuppression und ALG diese Eigenschaft der sogenannten Regulator-Lymphocyten besonders aus-

Tabelle 3. Anzahl von Leukocyten, Lymphocyten, T- und B-Zellen sowie ALG-positiven Lymphocyten in x10³ unter verschiedenen Therapie-Schemata gruppiert in Patienten ohne Abstoßung (A), mit einer Abstoßung (B), zwei Abstoßungen (C) sowie mehreren Abstossungen (D). Aufgetragen in Korrelation zu den Kreatininwerten präoperativ Tag 0, postoperativ Tag 1 bzw. Tag 7

	Leukoc. 10^3			Lymphocyt. 10^3			T-Ly.Cyt. 10^3		
Therapie I	TG 0	TG 1	TG 7	TG 0	TG 1	TG 7	TG 0	TG 1	TG 7
Gruppe A	6.0	9.6	7.1	2.0	0.7	0.6	1.0	0.3	0.2
B	6.5	9.8	6.4	2.0	0.8	0.7	0.9	0.2	0.4
C	5.4	10.1	7.9	2.1	0.9	1.0	0.7	0.4	0.3
D	6.7	10.4	8.1	1.7	0.7	0.8	0.8	0.3	0.3
Therapie II									
Gruppe A	6.2	10.7	11.9	2.0	0.5	0.9	0.8	0.2	0.4
B	7.8	11.3	7.8	1.5	1.2	0.5	0.4	0.3	0.1
C	5.7	6.6	5.2	1.9	0.8	0.8	0.6	0.2	0.3
D	6.4	10.6	6.2	2.0	0.2	0.6	0.8	0.1	0.2

	B-Ly.Cyt. 10^3			ALG^{pos}·Ly.Cyt. 10^3			Kreatinin		
Therapie I	TG 0	TG 1	TG 7	TG 0	TG 1	TG 7	TG 0	TG 1	TG 7
Gruppe A	0.4	0.2	0.1	0.8	0.6	0.2	8.9	7.6	1.7
B	0.3	0.1	0.2	1.9	0.3	0.3	6.1	6.6	4.2
C	0.5	0.1	0.1	0.8	0.5	0.3	8.3	7.0	5.3
D	0.1	0.1	0.1	---	0.3	0.3	12.2	12.0	10.0
Therapie II									
Gruppe A	0.9	0.1	0.2	0.9	0.3	0.3	9.2	9.5	3.1
B	0.2	0.1	0.1	0.9	0.3	0.3	7.7	7.5	7.9
C	0.2	0.1	0.1	1.0	0.4	0.4	8.4	9.5	6.6
D	---	---	0.1	---	---	0.4	12.8	11.8	10.3

geprägt zu beeinflussen. Während Patienten in krisenfreien Intervallen unter Basistherapie Suppressoraktivitäten bis zu 60% aufweisen, schwankt diese bei Abstoßung oder ALG-Therapie zwischen 5% und 20%. Es scheint jedoch, als ob diese Zellpopulationen sich besonders schnell von der Immuntherapie, insbesondere der ALG-Gabe wieder erholen.

Zusammenfassung

Eine ausgeglichene, kombinierte immunsuppressive Therapie mit Cortison, Azathioprin und ALG ist in der Lage, Abstoßungskrisen in der Anzahl einzuschränken und in der Heftigkeit zu unterdrücken. Durch ALG-Gabe werden besonders die Lymphocyten, hier die T-Lymphocyten, beeinflußt. Diese Abnahme dürfte sowohl die cytotoxischen Effektorlymphocyten wie auch Regulatorlymphocyten (Suppressorzellen) betreffen. Allerdings wird diese für das Transplantat günstige suppressive Aktivität nicht nur unter immunsuppressiver Therapie und ALG-Gabe reduziert, sondern geht auch

Tabelle 4. Suppressive Aktivität von Lymphocyten von nierentransplantierten Patienten

	mit Abstoß.Reak. ohne ALG-Therapie	mit Abstoß.Reak. mit ALG-Therapie	ohne Abstoß.Reak. mit ALG-Therapie	ohne Abstoß.Reak. ohne ALG-Therapie
MLC/Spont. ^+Ly_S	+ 134 %	+ 130 %	+ 117 %	31 %
MLC/Aktiv. Ly_S	13 %	19 %	4 %	59 %
PHA/Spont. Ly_S	14 %	+ 132 %	21 %	46 %
PHA/Aktiv. Ly_S	50 %	73 %	30 %	54 %

^+Ly_S = Suppressor Lymphocyten spontan bzw. aktiviert.

+ = Verlust der Suppress. Aktivität (Stimulierung) der MLC/PHA Reaktion durch Suppressor-Lymphocyten.

während der Abstoßungskrisen verloren. Aus den Ergebnissen geht jedoch hervor, daß diese für das Transplantat günstige Suppressorzell-Population sich am Ende der ALG-Therapie wieder schnell erholt.

Summary

A balanced combination of immunosuppressive regimens like cortisone, azathioprine and ALG can not only reduce the frequency, but also the severity of rejection episodes in kidney transplant patients. Addition of ALG influences the lymphocyte populations, especially T-lymphocytes. The significant reduction produced obviously includes cytotoxic effector lymphocytes as well as so-called regulator cells (suppressor cells). It seems as if this beneficial function for the graft is not only reduced under immunosuppressive therapy and administration of ALG, but disappears during rejection crises. The results indicate, however, that these cell populations recover quickly after finishing the immunosuppressive regimen.

Literatur

1. LENHARD, V., RESCH, K., DREIKORN, K., RITZ, E.: Neuere Vorstellungen zu den Mechanismen der Abstoßungsreaktion nach Nierentransplantation. Klin. Wschr. 56, 51 (1978)
2. THOMAS, J., THOMAS, S., MENDES-PICON, G., LEE, H.: Immunological monitoring of long surviving renal transplantations. Surgery 81, 125 (1977)

3. HAMMER, C., JERRY, L.M., LEWIS, M.G.: Suppressor cell activity of peripheral blood in lymph node lymphocytes in cancer patients. Immunotherapy of malignant diseases. Ed. K. Rainer, S. 12. Stuttgart - New York: Schattauer 1978
4. BACH, J.F., DORMONT, J., DARDENNE, M., BALNER, H.: "In vitro"- Rosette-Inhibition by anti-human-ALS. Correlation with skin graft prolongation in primates. Transplantation $\underline{8}$, 265 (1969)

Dr. W. Bullinger, Institut für Chirurgische Forschung, Klinikum Großhadern der Universität München, Marchioninistraße 15a, D-8000 München 70

66. Effektivitätsbeurteilung von ALG bei klinischer Nierentransplantation in alternierender Studie

G. Tidow, H. Bunzendahl, K. Wonigeit und R. Pichlmayr

Klinik für Abdominal- und Transplantationschirurgie (Leiter: Prof. Dr. R. Pichlmayr) der Medizinischen Hochschule Hannover

Gegenüber der eindrucksvollen Wirksamkeit von Antilymphocytenseren im Tierexperiment ist die Wirksamkeit bei klinischer Anwendung bei Organtransplantationen geringer und auch umstritten. Erklärungsmöglichkeiten sind Unterschiede der Serumpräparation, der zur Immunisierung verwendeten Zellen unterschiedlichen Ursprungs wie Thymuszellen, Lymphzellen, Milzzellen etc.. Weiterhin werden Antilymphocytenseren nur in Kombination mit der Standardimmunsuppression aus Prednisolon und Imurek verabreicht, so daß die Wirksamkeit nur anhand einer Verbesserung der Transplantatfunktionszeit und leichterer Beherrschbarkeit der Abstoßungsreaktion gewertet werden kann. Die in einigen kontrollierten Studien angegebenen Ergebnisse sind nicht ohne weiteres vergleichbar, da unterschiedliche Serumpräparationen verwendet wurden und die Dosierung der Seren unterschiedlich war, sowohl hinsichtlich der täglich verabreichten Serummenge, als auch der Dauer des Einsatzes. Wir haben das in der Bundesrepublik am häufigsten verwendete Serum, ein Antilymphocytenglobulin vom Pferd gegen Kulturlymphocyten der Behring-Werke in einer alternierenden Studie erprobt.

Methodik

In der Zeit vom 1.1.75 bis 31.12.76 wurden 84 Nierentransplantationen durchgeführt, 14 hiervon bei Kindern, die generell kein ALG erhielten. Die restlichen 70 Patienten erhielten unabhängig von Alter, Geschlecht, HLA-Typisierung oder Blutvortransfusionen streng alternierend neben der üblichen Standardtherapie Antilymphocytenglobulin. Die Dosierung betrug 70 mg am Tag 1, 35 mg am Tag 2-5, 15 mg am Tag 6-21. Beurteilt wurden die Zahl und Stärke der Abstoßungsreaktionen, Mengen der notwendigen Prednisolon-Stoßbehandlung, Funktionsquoten der Transplantate und die Transplantatüberlebenszeit.

Ergebnisse

Die angestrebte ALG-Dosierung konnte in den ersten 8 Tagen bei 70%, in den ersten 14 Tagen bei etwa 60% und in voller Dosierung bei 50% der Patienten eingehalten werden. Hauptgrund der Beendigung der Therapie waren allergische Reaktionen wie Hautjucken, Exanthem oder Fieber nach der Serumgabe. Alle Patienten entwickelten unter der Therapie Funktionsveränderungen des Transplantats, die als Abstoßungsreaktion gewertet und entsprechend mit Prednisolon-Grammstößen behandelt wurden. Die durchschnittliche Zahl der Grammstöße lag in beiden Gruppen bei 9 g/Patient.

Die Transplantatfunktionsergebnisse sind in Abb. 1 dargestellt. Während die Überlebensquote in beiden Gruppen etwa gleich ist, zeigt sich doch in der Transplantatfunktion ein deutlicher Unterschied zu Gunsten der ALG-behandelten Patienten, der sich besonders deutlich nach einem Jahr mit einem geringeren Transplantatverlust in der Folgezeit auswirkt. Die Haupttodesursachen in der ALG-Gruppe sind gastrointestinale Komplikationen. Ursache hierfür ist möglicherweise eine zu zurückhaltende chirurgische Therapie bei diesen Komplikationen gewesen.

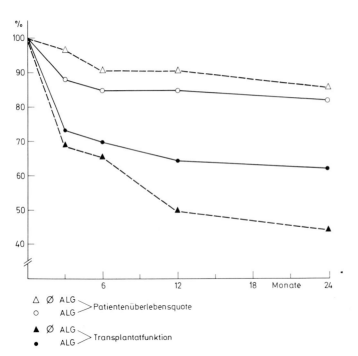

Abb. 1. ALG-Studie (1.1.1975 - 31.12.1976). ALG n = 34, Ø ALG n = 36

Diskussion

Vergleicht man unsere Ergebnisse mit den Erfolgen anderer Arbeitsgruppen, so fallen im wesentlichen zwei Punkte auf. Während wir bei praktisch allen Patienten, ob ALG-behandelt oder nicht, Abstoßungsreaktionen gesehen und therapiert haben, wird dieses von anderen Autoren nicht berichtet. Dies mag mit der Höhe der ALG-Dosierung im Zusammenhang stehen. Im Karolinska-Hospital wurde das Behring ALG in zwei verschiedenen Dosierungen von 15 mg und 30 mg/kg verglichen und es findet sich ein deutlich positiver

Effekt bei der höheren Dosierung. Ein ähnliches Ergebnis wird von KOUNTZ und NAJARIAN (2) berichtet. Alle diese Gruppen sehen unter der höheren Dosierung eine fast vollständige Unterdrückung der frühen Abstoßungsreaktionen und eine deutlich bessere Transplantatfunktionsrate.

Als Schluß aus diesen Untersuchungen läßt sich folgendes zusammenfassen. 1. Die adjuvante ALG-Therapie in ausreichend hoher Dosierung verhindert oder unterdrückt Abstoßungsreaktionen in der Frühphase nach Transplantation, wenn das Transplantat durch Tubulusnekrose, Perfusionsschäden o.ä. möglicherweise empfindlicher auf die Abstoßung reagiert. 2. Die Transplantatfunktionsrate ist im Vergleich zur Kontrollgruppe deutlich besser und 3. die Anzahl der Abstoßungsbehandlungen durch Prednisolon-Grammstöße läßt sich reduzieren, was eine geringere Gefährdung für den Patienten darstellt. 4. Die Infektionsrate oder Letalitätsquote für die Patienten ist unter ALG nicht erhöht.

Aus diesen Gründen scheint eine adjuvante ALG-Therapie zur Verbesserung der Transplantationsergebnisse sinnvoll.

Zusammenfassung

Der Effekt von ALG (Pferdeserum gegen kultivierte Lymphocyten) zusätzlich zur Standardimmunsuppression wurde in einer alternierenden Studie bei erwachsenen 70 Patienten getestet. Bei praktisch gleicher Patientenüberlebensquote wurde eine Transplantatfunktionsrate über 2 Jahre von 64% mit ALG gegenüber 48% ohne ALG erreicht.

Summary

The efficacy of ALG (horse serum against cultured human lymphocytes) in addition to a standard azathioprine and steroid regimen has been investigated in an alternating series of 70 renal transplantations in adults. Patient survival was almost identical in both groups. Transplant survival after 2 years was 64% in the ALG group as opposed to 48% in the group without ALG. In agreement with current literature, immunosuppression with ALG in high dosage seems to be justified.

Literatur

1. SHEIL, A.G.R., MEARS, D., JOHNSON, J.R., STEWART, J.H., KELLY, G.E., MAY, J., IBELS, L.S.: Antilymphocyte Globulin in Patients With Renal Allografts From Cadaveric Donors. Lancet, August 4, 1973
2. KOUNTZ, S.L., BUTT, K.H.M., RAO, T.K.S., ZIELINSKI, C.M., RAFI, M., SCHULTZ, J.R.: Antithymocyte Globulin (ATG) Dosage and Graft Survival in Renal Transplantation. Transpl. Proc. IX, 1 (1977)
3. GROTH, C.G., BERG, H., COLLSTE, H., LUNDGREN, G., MAGNUSSON, G., RINGDEN, O., PIEPER, R.: A controlled trial of antihuman lymphocyte globulin (Behring) in cadaveric renal transplan-

tation: Improvement in graft and patient survival at one year using a high-dose regimen. Scand. J. Urol. Nephrol. Suppl. 42, 83-85 (   )
4. HOWARD, R.J., CONDIE, R.M., SUTHERLAND, D.E.R., SIMMONS, R.L., NAJARIAN, J.S.: The Effect of Serum ALG Concentrations on Results Following Renal Transplantation. Ann. Surg. 186, No. 5. (1977)

Dr. H. Tidow, Klinik für Abdominal- und Transplantationschirurgie, Medizinische Hochschule Hannover, Karl-Wiechert-Allee 9, D-3000 Hannover 61

67. Verlängerte Überlebenszeiten xenogener Nierentransplantate nach intravenöser Applikation von Concanavalin A

H. Welter, H. Krause, C. Hammer und W. Brendel

Institut für Chirurgische Forschung (Dir.: Prof. Dr. Dr. W. Brendel) und Chirurgische Universitätsklinik München (Dir.: Prof. Dr. G. Heberer)

Das pflanzliche Mitogen Concanavalin A (Con A) wird seit Jahren zur in vitro Stimulation von Lymphocyten verwendet. Im Gegensatz zu dieser Stimulation resultierte nach neueren Untersuchungen aus der in vivo Anwendung eine Art immunsuppressiver Effekt.

Während in Tierversuchen mit unterschiedlichen Protokollen bei allogener Hundenieren- (2) und Pankreastransplantation (1) signifikant verlängerte Überlebenszeiten nach Perfusion mit Con A-Lösungen erzielt wurden, konnten solche Ergebnisse bei allogener Rattennierentransplantation nicht in allen Fällen reproduziert werden (3).

Aufgrund dieser widersprüchlichen Ergebnisse und der Tatsache, daß von den meisten Autoren eine zusätzliche Immunsuppression postoperativ durchgeführt wurde, war es das Ziel der vorliegenden Studie, die Wirkung von Con A auf Nierentransplantate ohne Begleitmedikation zu überprüfen.

Als Modell wurde das nahe verwandte xenogene System Fuchs-Hund gewählt, da bei dieser Specieskombination im Gegensatz zur allogenen Transplantation keine langen Überlebenszeiten durch zufällige Histokompatibilität zu erwarten sind. Im Hinblick auf eine spätere klinische Anwendung sollte parallel in Pilotstudien die Wirkung einer kombinierten Vorbehandlung, bestehend aus Antilymphocytenglobulin (ALG), Fuchserythrocyten (FRBC) und Con A untersucht werden. Eine alleinige xenogene Blutvorbehandlung hatte keinen transplantatverlängernden Effekt erbracht (6).

Methodik

26 Beagle Hunde wurden in 5 Gruppen eingeteilt:
1. Unbehandelte Kontrollgruppe (n=8);
2. 250 µg Con A i.v. vom Transplantationstag an (n=5);
3. 2,5 mg Con A i.v. vom Transplantationstag an (n=5);
4. 1.8×10^9 Fuchserythrocyten i.v. 6 Tage vor der Transplantation (n=5);
5. ALG (20 mg/kg KG) vom 10.-6. Tag vor der Transplantation, 1.8×10^9 Fuchserythrocyten i.v. 6 Tage vor der Transplantation, 250 µg Con A 2 Tage vor der Transplantation (n=6).

In täglich entnommenen Blut- und Serumproben wurden Leukocyten, Thrombocyten, Hämatokrit und Differentialblutbilder bestimmt: hämagglutinierende und lymphocytotoxische Antikörper austitriert und der Anstieg von Harnstoff, Kreatinin und Elektrolyten verfolgt.

Ergebnisse

Im Vergleich zu den beiden Kontrollgruppen (Gruppe 1 und 4) wurden nach Anwendung von Con A signifikant verlängerte Transplantatüberlebenszeiten beobachtet (Tabelle 1). Harnstoff, Kreatinin und Kalium stiegen bei Applikation von Con A in den Gruppen 2, 3 und 5 deutlich langsamer an als in den beiden Kontrollgruppen.

Tabelle 1. Behandlungsschemata und Überlebenszeiten xenogener Nierentransplantate

Gruppe	n	Behandlung	Überlebenszeiten (in Tagen, $\bar{x} \pm s_{\bar{x}}$)	statistische Auswertung (t-Test)
1	8	keine	6,5 ± 0,4	$p < 0,05$
2	5	250 µg Con A i.v. täglich	9,4 ± 1,7	
3	5	2,5 mg Con A	12,0 ± 1,1	
4	5	1,8 x 10^9 FRBC, 6 Tage vor Tpl.	5,6 ± 0,9	$p < 0,05$
5	5	ALG 10.-6. Tag, FRBC 6. Tag, Con A 2.Tag vor Transplantation	11,0 ± 0,9	

Die Gesamtleukocytenzahlen nahmen in allen Versuchen nach der Transplantation deutlich zu, fielen nach 5 bis 6 Tagen jedoch wieder ab. Auffallend war jedoch, daß bei täglicher Con A-Gabe eine signifikante Verringerung der Leukocytenzahlen im Vergleich zu Gruppe 1, 4 und 5 zu beobachten war.

Im Einzelfall konnten ausgeprägte Leukopenie (800 Zellen/mm^3) und ein fast völliges Verschwinden der Lymphocyten aus der peripheren Zirkulation beobachtet werden.

Während unter immunsuppressiver Therapie gewöhnlich Thrombocyten und Lymphocyten gleichermaßen reduziert werden, weisen unter Con A-Applikation alle Gruppen normale Thrombocytenzahlen auf. Außer nach der alleinigen Vorbehandlung mit FRBC (Gruppe 4) wurden keine Antikörpertiter gegen Fucksantigene nachgewiesen, die Titerstufen präformierter Antikörper überstiegen.

Die in den vorliegenden Untersuchungen ausgewerteten Befunde
lassen den Schluß zu, daß gewisse, zirkulierende, immunologisch
wirksame Zellen durch Con A-Einwirkung verändert oder sogar aus
der Zirkulation eliminiert werden.

Bisher wurden verschiedene Hypothesen zur Erklärung des transplantatverlängernden Effektes von Con A aufgestellt. Während
TOLEDO-PEREYA (5) den günstigen Effekt der Con A-Perfusion von
Hundenierentransplantaten durch eine Markierung von Oberflächenantigenen erklärt, vermutet DeWOLF (2), daß die gegen die Antigene
der Transplantate gerichtete Reaktion der Lymphocyten unter dem
Einfluß von Con A moduliert wird.

In Rattenversuchen wurden von STEINMULLER (4) bei Verwendung der
Stammkombination Lewis x Brown Norway die Ergebnisse der erstgenannten Arbeitsgruppen bestätigt. Dagegen fand DOWNING bei gleichem Versuchsprotokoll und identischer Stammkombination keine
verlängerten Transplantatüberlebenszeiten (3).

Markierungsstudien zeigten, daß Con A nach Perfusionen schon innerhalb weniger Stunden aus dem Nierenparenchym ausgeschwemmt
wurde und im zirkulierenden Blut nachzuweisen war, d.h. daß eine
Ausschwemmung des zunächst am Nierenparenchym gebundenen Con A
mit anschließender Besetzung von Lymphocytenoberflächen einhergeht.

Da in der vorliegenden Studie noch keine Markierungsversuche
durchgeführt wurden, ist nicht bekannt, ob Con A tatsächlich zirkulierende Lymphocyten besetzt und wo solche, von Con A beeinflußten Lymphocyten, im Organismus bleiben.

Die beobachtete Leuko- und Lymphopenie unter Con A-Gabe spricht
jedoch dafür, daß immunologisch wirksame Zellen aus dem peripheren Blut verschwinden und so die Verlängerung der Überlebenszeiten von Transplantaten begünstigen.

In Pilotstudien hatte weiter eine deutlich verlängerte Überlebenszeit von Fuchsnierentransplantaten nach kombinierter Vorbehandlung mit ALG, FRBC und Con A überrascht, da mit alleiniger
ALG-, Con A- oder FRBC-Vorbehandlung keine vergleichbaren Resultate zu erzielen waren.

Zusammenfassung

Con A wird als Mitogen zur Stimulation von Lymphocyten in vitro
verwendet. Dabei wird die Proliferation bestimmter Zellpopulationen angeregt und die Funktion von Regulatorlymphocyten beeinflußt.

Dieser Effekt wird in vivo dahin modifiziert, daß bei täglicher
i.v.-Applikation die Überlebenszeiten von allogenen und xenogenen
Nierentransplantaten signifikant verlängert werden. In Pilotstudien wurde weiter versucht, durch kombinierte präoperative Gabe
von ALG, FRBC und Con A diesen Mechanismus zu unterstützen.

Summary

Concanavalin A is used as a mitogen for the stimulation of lymphocytes in vitro. It increases the proliferation of different populations of lymphocytes and activates the function of regulator lymphocytes.

This effect appears to be modified in vivo in such a way that daily IV application prolongs survival times of allogeneic and xenogeneic kidney grafts significantly. The reason seems to be an influence on behavior, which is reflected in a pronounced peripheral lymphopenia.
To support and investigate this mechanism, further combinations of antilymphocyte globulin, fox red blood cells, and Concanavalin A pretreatment were used in pilot studies.

Literatur

1. CHEE, M., TOLEDO-PEREYA, L.H., SIMMONS, R.L., LILLEHEI, R.C.: Improvement of pancreas allograft survival after perfusion with Concanavalin A. J. Surg. Res. 22, 376 (1977)
2. DE WOLF, W.C., BENTLEY, M., STALEY, N.A., SINHA, A.A., MILLER, J.: The effect of Concanavalin A on canine renal allograft survival. Transplantation 22, 406 (1976)
3. DOWNING, T.P., COLEMAN, D.A.: Failure to confirm the prolonged survival of rat kidney allografts perfused with Concanavalin A. Transplantation 25, 283 (1978)
4. STEINMULLER, D., COLEMAN, D.A.: Prolonged survival of rats receiving kidney allografts perfused with Concanavalin A. Transplantation 21, 430 (1976)
5. TOLEDO-PEREYA, L.H., RAY, P.K., CALLENDER, C.O., NAJARIAN, J.S., SIMMONS, R.L.: Renal allograft prolongation using phytomitogens to mask graft antigens. Surgery 76, 121 (1974)
6. WELTER, H., KRAUSE, H., HAMMER, C., BRENDEL, W.: Effect of blood pretreatment on xenogeneic kidney grafts. Europ. Surg. Res. 10, 10 (1978)

Dr. H. Welter, Inst. für Chirurgische Forschung der Chirurgischen Universitätsklinik München, Marchioninistraße 15, D-8000 München 70

68. Untersuchungen zur immunsuppressiven Eigenschaft von Anturan

U. Quellmalz, G. Dostal und P. Heesen

Aus der Abteilung für Allgemeine Chirurgie (Direktor: Prof. Dr. F.W. Eigler) des Universitätsklinikums Essen

Sulfinpyrazol (Anturan) wird als Thrombocyteninhibitor zur Prävention thrombotischer Komplikationen in der Herz- und Gefäßchirurgie angewandt. In einer Studie bei Nierentransplantationen am Hund (SHARMA et al., (4)) wurde elektronenmikroskopisch nachgewiesen, daß vor der Transplantation mit Anturan behandelte Hunde eine deutlich verminderte Mikroaggregation der Thrombocyten in den peritubulären Capillaren und eine verlängerte Transplantatüberlebenszeit zeigten.

Ziel der vorliegenden Untersuchung war es zu zeigen, ob Anturan über die Hemmung der Thrombocytenaggregation hinaus weiteren Einfluß auf den Ablauf der Immunantwort ausübt. Weiterhin wurde der günstigste Zeitpunkt einer Anturan-Therapie ermittelt.

Material und Methoden

Als Parameter der Immunantwort untersuchten wir die Beeinflussung der Rosetten bildenden Zellen (RBZ) in Blut und Milz und der hämolysierenden Antikörper im Serum.

Dazu wurden nach einer eigenen Modifikation (3) der Methode von BACH (1) am 4. Tag nach der Immunisierung die Tiere entblutet und splenektomiert. Nach Homogenisation der Milzen in einem Potter-Gerät und Isolierung der Lymphocyten aus dem Blut über ein Ficoll-Urografin Gemisch wurden die Lymphocytensuspensionen 3 x mit Hanksscher Lösung gewaschen und auf eine Konzentration von 12×10^6 Lymphocyten/ml eingestellt. Nach Zugabe von inaktiviertem Wistarserum und 40×10^6 Hammelerythrocyten wurden die Proben nach 12stündiger Inkubationszeit bei + 4°C ausgezählt. Die Anzahl der Rosetten bildenden Zellen wurde auf 10^4 Lymphocyten bezogen.

Der Hämolysintest wurde entsprechend den Angaben von TRIGER und WRIGHT (5) durchgeführt.
Versuchstiere waren männliche Wistar-Ratten (Zentralinstitut für Versuchstierzucht, Hannover) mit einem Gewicht zwischen 250 g und 350 g, die in konventionellen Käfigen gehalten wurden und Altromin-Trockenfutter nach Belieben erhielten.

Untersuchte Substanz

Sulfinpyrazol (Anturan, Hersteller Ciba-Geigy, Grenzach/Baden) ist ein Pyrazolderivat, das in der Therapie der chronischen Gicht zur Harnsäuresenkung und seit 1975 als Thrombocyteninhibitor eingesetzt wird.
Je nach Versuchsgruppe wurde Anturan in einer Dosierung von 100 mg/kg Körpergewicht intravenös an den Tagen -2, -1, 0, +1 und +2 verabreicht. Am Tag 0 erfolgte die Immunisierung mit 5×10^8 Hammelerythrocyten durch die Penisvene. Als Kontrollgruppen dienten eine Gruppe nicht immunisierter und eine Gruppe immunisierter, aber nicht mit Anturan behandelter Tiere.

Ergebnisse

Die Anzahl der RBZ betrug ohne Immunisierung und ohne Anturan-Therapie bei 14 Tieren im Mittel 1,8 RBZ/10^4 Lymphocyten im Blut und 7,6 RBZ/10^4 Lymphocyten in der Milz. Bei den 15 ausschließlich immunisierten Tieren zeigte sich ein Anstieg auf 14,0 RBZ/10^4 Lymphocyten im Blut bzw. 84,00 RBZ/10^4 Lymphocyten in der Milz.

Bei den 124 mit Anturan behandelten Tieren lagen die RBZ in allen Versuchsgruppen signifikant niedriger als in den Kontrollgruppen (Abb. 1 und 2). Als ungünstigster Behandlungstag erwies sich hier der Tag +1 mit einem Mittelwert von 10,82 RBZ/10^4 Lymphocyten im Blut und 29,88 RBZ/10^4 Lymphocyten in der Milz. Die niedrigsten Rosettenzahlen fanden sich am Tag +2 mit 6,2 RBZ/10^4 Lymphocyten im Blut und 16,9 RBZ/10^4 Lymphocyten in der Milz.

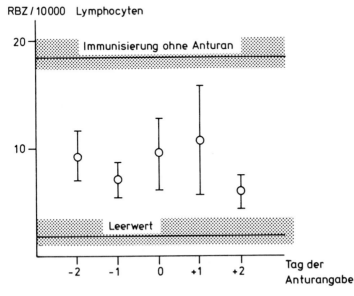

Abb. 1. Verhalten der Rosetten bildenden Zellen im Blut nach Immunisierung mit 5×10^8 Hammelerythrocyten am Tag 0 und Gabe von Anturan an 5 unterschiedlichen Tagen

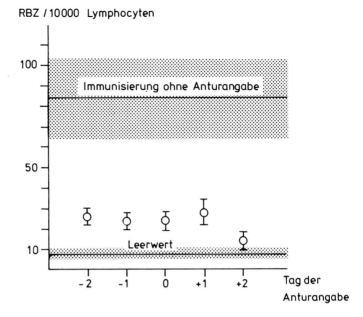

Abb. 2. Verhalten der Rosetten bildenden Zellen in der Milz nach Immunisierung mit 5×10^8 Hammelerythrocyten am Tag 0 und Gabe von Anturan an 5 unterschiedlichen Tagen

Auch bei den hämolysierenden Antikörpern findet sich ein - mit Ausnahme des Tages -2 - signifikanter Abfall unter Gabe von Anturan. Bei nicht immunisierten Tieren liegt der Mittelwert bei einer Titerstufe von 2,5 und steigt unter Immunisierung auf 12,3 an. Nach Gabe von Anturan findet sich für den Tag -2 der höchste Wert mit 10,7, der sich nicht signifikant vom Wert nur immunisierter Tiere unterscheidet. An den folgenden Tagen sinken die Hämolysintiter kontinuierlich ab und erreichen am Tag +2 mit einem Wert von 5,2 ihren tiefsten Stand (Abb. 3).

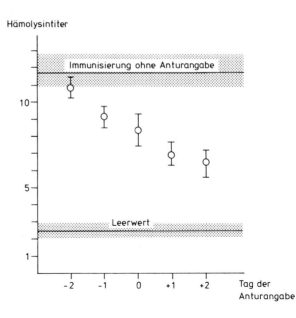

Abb. 3. Verhalten der hämolysierenden Antikörper im Serum nach Immunisierung mit 5×10^8 Hammelerythrocyten am Tag 0 und Gabe von Anturan an 5 unterschiedlichen Tagen

Diskussion

Die bisher vorliegenden Untersuchungen über Anturan gaben lediglich Hinweise auf eine Beeinflussung der Transplantatabstoßung durch Verhinderung von Thrombocytenaggregationen in peritubulären Capillaren (4). Diese Mikroaggregationen stellen die ersten elektronenmikroskopisch erkennbaren Anzeichen einer Transplantatabstoßung dar.

Die hier vorgelegten Untersuchungen zeigen darüberhinaus einen Einfluß des Anturan auf die humorale und celluläre Immunantwort selbst.

Die Tatsache, daß Anturan sowohl an den Tagen -2 wie +2 eine signifikante Verringerung der Immunantwort bewirkt, diese Verringerung jedoch zumindest bei der cellulären Immunantwort nicht linear erfolgt, spricht dafür, daß die Kinetik der Immunantwort beeinflußt wird.

Da die Substanz nach 24 Std zu 55% und nach 72 Std zu 90% über Urin und Galle ausgeschieden wird (2), könnte die Tatsache, daß sich der Tag +2 als günstigster für eine Anturan-Therapie erwies, damit erklärt werden, daß ein zusätzlicher additiver Effekt wie etwa eine Bindung an zirkulierende Antikörper oder immunkompetente Zellen auftritt.

Letztlich jedoch bleibt die Wirkungsweise des Anturan auf die humorale und celluläre Immunantwort ungeklärt.
Die hier beschriebenen immunsuppressiven Eigenschaften müßten gerade nach Nierentransplantationen besonders ausgeprägt sein, da diese Wirkung zusätzlich zur bereits beschriebenen Thrombocytenaggregationshemmung (4) entfaltet würde.

Zusammenfassung

Es wurde der Einfluß von Anturan auf die Rosetten bildenden Zellen und die hämolysierenden Antikörper bei männlichen Wistar-Ratten untersucht, die mit 5×10^8 Hammelerythrocyten immunisiert wurden.
Es wurde ein bisher unbekannter supprimierender Einfluß des Anturan auf die celluläre und humorale Immunantwort festgestellt. Bei Anturan-Gabe an 5 unterschiedlichen Tagen fand sich die beste Wirkung bei Gabe am 2. Tag nach der Immunisierung.

Summary

The influence of Anturan on rosette-forming cells and hemolytic antibodies in male Wistar rats immunized with $5 \cdot 10^8$ sheep red blood cells was investigated. An unknown influence of Anturan on the cellular and humoral immune response was detected. Anturan was most effective when given 2 days after immunization.

Literatur

1. BACH, J.F., DARDENNE, M., DORMONT, J., ANTOINE, B.: A new in vitro test evaluating antilymphocyte serum potency. Transpl. Proc. 1, 403 (1969)
2. MORY, H., DIETERLE, W.: Metabolism and kinetics of Anturan in the animal (mouse, rat, dog). CIBA-GEIGY ltd. Basel Pharma Research, Biology Diskussion 7/1974
3. QUELLMALZ, U.: Vergleichende Untersuchungen zur Immunantwort auf cavale und portale Antigenapplikation mit und ohne gleichzeitige Milzentfernung. Dissertation, Essen 1979
4. SHARMA, H.M., MOORE, S., MERRICK, H.W., SMITH, M.R.: Platelets in early hyperacute allograft rejection in kidneys and their modification by sulfinpyrazone (Anturan) therapy. Amer. J. Pathol. 66, 445 (1972)
5. TRIGER, D.R., WRIGHT, R.: Studies on hepatic uptake of antigen. II. The effect of hepatotoxins on the immune response. Immunology 25, 951 (1973)

Dr. U. Quellmalz, Abteilung für Allgemeine Chirurgie des Universitätsklinikums Essen, Hufelandstraße 55, D-4300 Essen 1

69. Orthotope Lebertransplantation bei der Ratte. Verlängerung der Überlebenszeit von Allotransplantaten durch Cyclosporin A in einem starken Abstoßungsmodell

F. A. Zimmermann, D. J. G. White, J. M. Gokel und R. Y. Calne

Kinderchirurgische Klinik der Universitätskinderklinik München im Dr. v. Hauner'schen Kinderspital (Direktor: Prof. Dr. W.Ch. Hecker),
Department of Surgery, University of Cambridge, England (Head: R.Y. Calne, Professor of Surgery, F.R.S.) New Addenbrookes Hospital, Cambridge,
Pathologisches Institut der Universität München (Direktor: Prof. Dr. M. Eder)

Einleitung

Die Einführung von Cyclosporin A in die immunsuppressive Therapie bei Organtransplantationen scheint die Möglichkeiten unspezifischer Immunsuppression entscheidend zu erweitern. Herz-, Nieren- und Pankreastransplantate bei verschiedenen Tierspecies wurden nach Absetzen der Cyclosporin A Therapie entweder stark verzögert oder gar nicht abgestoßen (2, 3).

Über Untersuchungen mit Cyclosporin A bei allogenen Lebertransplantationen wurde bislang noch nicht berichtet.
Für diese Untersuchungen wurde zunächst nach einem tierexperimentellen Modell gesucht, bei dem es regelmäßig zu einer Transplantatabstoßung kommt. In zahlreichen Transplantationen zwischen verschiedenen H-1 inkompatiblen Rattenstämmen wurde eine Stammkombination gefunden, die diese Bedingung erfüllt. An diesem Modell testeten wir die Wirkung von Cyclosporin A auf die Transplantatüberlebenszeit.

Material und Methoden

Männlichen BN ($H-1^n$) Inzuchtratten[1] wurden Lebern von männlichen DA ($H-1^a$) Inzuchtratten[1] orthotop transplantiert. Einzelheiten der Technik wurden bereits ausführlich beschrieben (6). Die transplantierten Tiere (n=26) wurden in 5 Gruppen eingeteilt: eine unbehandelte Kontrollgruppe und 4 Gruppen mit verschieden hoher Cyclosporin A Therapie. Cyclosporin A (CS-A) (Sandoz Ltd., Basel, Schweiz), gelöst in Olivenöl (20 mg/ml oder 10 mg/ml)

---

[1] Die Tiere wurden von der Anstalt für Versuchstierzucht der DFG in Hannover bezogen.

wurde in 4 verschiedenen Dosierungsschemata (Gruppe I-IV) über 28 Tage hinweg in zweitägigem Rhythmus den transplantierten Tieren i.m. injiziert.

Tabelle 1

Tag	Gruppe I	Gruppe II	Gruppe III	Gruppe IV
0	7	10	15	20
2	5	5	10	20
4	2	5	10	20
6	2	5	7	20
8	2	5	7	20
10	2	5	5	15
12	2	5	5	15
14	2	5	5	15
16		2	5	10
18	1	2	5	10
20		2	5	10
22	1	2	2	10
24		2	2	10
26	1	2	2	7
28		2	2	7
Gesamtmenge	27	66	87	209

Angaben in mg/kg/Körpergewicht.

Die Funktion der transplantierten Lebern wurde in viertägigen Abständen durch die Bestimmung des Bilirubins und der alkalischen Phosphatase im Serum kontrolliert (Merck Test, optimiert). Während die Lebern der unbehandelten Kontrolltiere sofort nach dem Tode zur histologischen Untersuchung entnommen wurden, führten wir bei den mit Cyclosporin A behandelten Tieren zwischen dem 65. und 73. Tag Leberbiopsien durch.

Ergebnisse

Die unbehandelten Kontrolltiere verlieren nach der Transplantation sehr rasch an Gewicht. Bis zum 15. Tag nach der Transplantation sind ausnahmslos alle Tiere verstorben. Dagegen überleben die mit CS-A behandelten Tiere mindestens 60 Tage. Die Tiere der Gruppe I sterben zwischen dem 76. und 93. Tag, während die Tiere der Gruppe II, III und IV zum Zeitpunkt der Drucklegung noch lebten. Auch die behandelten Tiere verlieren nach der Transplantation zunächst erheblich an Gewicht. Nach dem 30. Tag nach Transplantation nehmen die Tiere jedoch wieder langsam an Gewicht zu und erreichen um den 60. Tag fast wieder ihr Ausgangsgewicht. Dabei zeigen alle behandelten Tiere unabhängig von der verschiedenen CS-A-Dosierung ein grundsätzlich gleichartiges Gewichtsverhalten. Abb. 1 zeigt die Gewichtskurven der allotransplantierten behandelten und unbehandelten Tiere über einen Zeitraum von 60 Tagen nach der Transplantation.

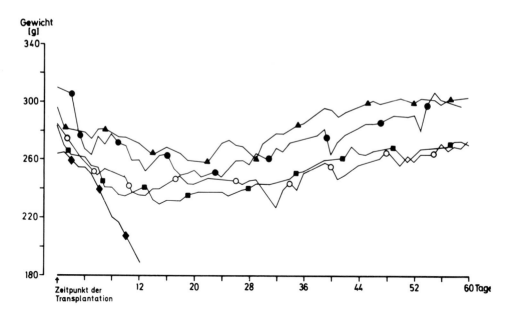

Abb. 1. Gewichtsverläufe von unbehandelten Kontrolltieren und CS-A behandelten transplantierten Tieren.
Kontrolltiere (♦); Gruppe I (●); Gruppe II (▲); Gruppe III (○); Gruppe IV (■)

In der Abb. 2 sind die Serumwerte der alkalischen Phosphatase und des Bilirubins bis zu 60 Tagen nach der Transplantation dargestellt. Bei den mit CS-A behandelten Tieren der Gruppe II, III und IV bleibt das Bilirubin im Normbereich, während es bei den Tieren der Gruppe I noch vor dem Ende der CS-A Behandlung rasch steil ansteigt und bis zum Tod der Tiere Werte von ca. 6 mg/dl erreicht. Die alkalische Phosphatase ist bei den Tieren der Gruppe I und II während des gesamten Beobachtungszeitraums gegenüber der Norm stark erhöht. Bei den Tieren mit stärkerer immunsuppressiver Behandlung (Gruppe III und IV) bleibt die alkalische Phosphatase dagegen nach dem 8. Tag im Normbereich. Bei den unbehandelten Kontrolltieren steigen Bilirubin und alkalische Phosphatase bis zum Tod sehr rasch und steil an.

Histologische Ergebnisse

Alle <u>unbehandelten Kontrolltiere</u> zeigen histologisch gleichartige Veränderungen, die jedoch von Tier zu Tier teilweise unterschiedlich stark ausgeprägt sind. Man beobachtet eine ödematöse Verbreiterung und eine dichte Infiltration der Portalfelder durch mononucleäre, pyroninophile Zellen. Diese Infiltrate sind in der Umgebung der Portalvenen besonders dicht. Gelegentlich erkennt man auch eine Infiltration der Venenwand und sekundäre Thromben, die die Gefäßlumina verlegen. Die Portalfelder zeigen außerdem eine starke Gallengangsproliferation, jedoch keine Anhaltspunkte für eine Gallenabflußbehinderung oder eine Cholangitis. Dichte mononucleäre Zellinfiltrate kommen auch in den Disseschen Räumen

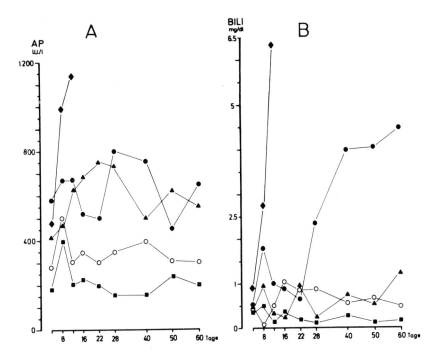

Abb. 2. Verläufe von Serumwerten der alkalischen Phosphatase (A) und des Bilirubins (B). Beide Parameter wurden nach durchgeführter Transplantation in festgelegten Abständen bestimmt. Kontrolltiere (♦); Gruppe I (●); Gruppe II (▲); Gruppe III (○); Gruppe IV (■)

und in der Umgebung der Zentralvenen vor. Die Leberzellbälkchen sind verschmälert. Die Hepatocyten sind atrophisch und lassen zum Teil erhebliche Unterschiede in der Größe und Form des Cytoplasmas und der Zellkerne und schwere degenerative Veränderungen erkennen. Mottenfraßnekrosen sind regelmäßig, Gruppenzellnekrosen in den perizentralen und intermediären Läppchenabschnitten häufig zu beobachten. Gelegentlich kommen auch regellos verteilte, grössere, infarkartige ischämische Parenchymnekrosen vor.

Alle <u>mit CS-A behandelten Tiere</u> zeigen gegenüber den Kontrolltieren eine geringere Schädigung des Leberparenchyms und auch weniger Zellinfiltrate in den Portalfeldern und im Parenchym. Dabei besteht der Eindruck, daß das Ausmaß der Zellschädigung und der Zellinfiltration in Abhängigkeit von der höheren Dosierung von CS-A geringer war. Während bei den Tieren der Gruppe I noch Mottenfraßnekrosen und auch Gruppenzellnekrosen vorkommen, sind bei den Tieren der Gruppe II, III und IV nur noch gelegentlich Hepatocyten mit acidophiler Degeneration und gelegentlich auch acidophile Einzelzellnekrosen nachzuweisen. Alle behandelten Tiere zeigen jedoch wie die Kontrolltiere verbreiterte Portalfelder mit Fibrose und Gallengangsproliferation sowie eine geringe septale Fibrose.

Diskussion

In umfangreichen in vitro Studien wurden zahlreiche Effekte von CS-A nachgewiesen. CS-A beeinflußt sowohl die humorale wie die celluläre Immunantwort. Im einzelnen konnte eine Verminderung von antikörperbindenden Zellen (PFC) und eine Verringerung der Hämagglutinationstiter unter CS-A Behandlung bei Mäusen nachgewiesen werden (1). Die Letalität von Ratten und Mäusen bei "Graft versus host disease" konnte ebenfalls signifikant gesenkt werden. Entgegen einer früheren Ansicht ist CS-A toxisch für Lymphoblasten der T- und B-Zellabstammung. CS-A wirkt offensichtlich nicht auf ruhende unstimulierte Lymphocyten und auch nicht auf andere vom Knochenmark abstammende Zellen. GREEN und ALLISON (4) vermuteten, daß die lange Überlebenszeit von Allotransplantaten nach Absetzen der CS-A Therapie, die auch durch die eigene Untersuchung an transplantierten Lebern bestätigt werden konnte, durch eine spezifische Supprimierung der Klonbildung verursacht wird. In der gemischten Lymphocytenkultur konnte gezeigt werden, daß CS-A die Reaktion von Empfängerlymphocyten gegen Spenderantigen spezifisch hemmt, wobei die Immunantwort gegen ein anderes Antigen aber unverändert bleibt. Im Gegensatz dazu ist interessant, daß bei Nierentransplantationen beim Kaninchen (3) nach Beendigung der Therapie ein weiteres Nierentransplantat sowohl von einem zweiten Spender wie auch vom ursprünglichen Spender toleriert wird. Dieses Phänomen kann mit einem langen Verweilen von CS-A im Organismus erklärt werden.

Weitere Hinweise zum Phänomen der Organtoleranz nach Beendigung der immunsuppressiven Therapie hoffen wir durch gegenwärtige Untersuchungen der Antikörperantwort auf das Transplantat unter CS-A Behandlung, als auch nach Beendigung der Therapie zu erhalten.

Zusammenfassung

Orthotope Lebertransplantationen wurden zwischen DA Inzuchtratten als Spender und BN Inzuchtratten als Empfänger durchgeführt. Die Tiere verstarben regelmäßig an der Transplantatabstoßung. Mit Cyclosporin A behandelte Tiere (4 verschiedene Dosierungsschemata) überlebten dagegen einen Beobachtungszeitraum von mindestens 60 Tagen, wobei die immunsuppressive Therapie nach 28 Tagen bereits beendet wurde. Es konnte gezeigt werden, daß die histologischen Veränderungen in den Transplantaten in umgekehrter Relation zu der Höhe der immunsuppressiven Therapie stehen.

Summary

Livers from inbred DA rats were transplanted orthotopically into inbred BN rats. Within 15 days all animals died due to rejection of the transplant. However, when rats were treated with Cyclosporin A (four different regimens) they survived for at least 60 days, even if therapy was withdrawn at day 28. It could be shown that the histologic changes in the graft stood in an inverse relationship to the extent of immunosuppressive therapy.

Literatur

1. BOREL, J.F., FEURER, C., GUBLER, H.U., STÄHELIN, H.: Biological Effects of Cyclosporin A: A New Antilymphocytic Agent. Agents and Actions, 6/4, Basel: Birkhäuser Verlag 1976
2. CALNE, R.Y., WHITE, D.J.G., ROLLES, K., SMITH, D.P., HERBERTSON, B.M.: Prolonged survival of pig orthotopic heart grafts treated with Cyclosporin A. Lancet 1183, (1978)
3. DUNN, D.C., WHITE, D.J.G., HERBERTSON, B.M., WADE, J.: Prolongation of kidney survival during and after Cyclosporin A therapy. Transplantation (in press)
4. GREEN, C.J., ALLISON, A.C.: Extensive prolongation of rabbit kidney allograft survival after short-term Cyclosporin A treatment. Lancet 1182, (1978)
5. WHITE, D.J.G., CALNE, R.Y., HERBERTSON, B.M., PLUMB, A.: Mode of action of Cyclosporin A: A new immunosuppressive agent. Transpl. Proc. 9 (1979) in press
6. ZIMMERMANN, F.A., BUTCHER, G.W., DAVIES, H.S., BRONS, G., KAMADA, N., TUREL, O.: Techniques for orthotopic liver transplantation in the rat and some studies of the immunological responses to fully allogeneic liver grafts. Transpl. Proc. 9 (1979) in press

Dr. med. F.A. Zimmermann, Kinderchirurgische Klinik der Universitätskinderklinik München im Dr. v. Hauner'schen Kinderspital, Lindwurmstraße 4, D-8000 München 2

70. Aktives Enhancement durch B-Lymphocyten*

W. Lauchart[1], B. J. Alkins[2] und D. A. L. Davies[2]

[1] Wellcome Laboratories of Experimental Pathology, St. Marys Hospital Medical School, London W2;
[2] G.D. Searle Research Laboratories, High Wycombe, England

Der begünstigende Einfluß von Bluttransfusionen vor Organtransplantationen auf die Transplantatfunktion ist unbestritten, wenn auch die Mechanismen dieses Phänomens ungeklärt sind (5). Jedoch erhöht sich das Risiko der Sensibilisierung gegen Transplantationsantigene des Spenders mit jeder Transfusion. Es werden Antikörper gegen die auf den T- und B-Lymphocyten vorhandenen Transplantationsantigene gebildet, die eine unterschiedliche Rolle in der immunologischen Auseinandersetzung mit dem späteren Transplantat spielen. Bei Patienten mit einem positiven Cross-Match-Test allein gegen die T-Lymphocyten des Spenders muß mit einer hyperakuten Transplantatabstoßung gerechnet werden. Ist jedoch eine Sensibilisierung gegen die B-Lymphocyten des Spenders eingetreten, besteht keine Contraindikation gegen die Transplantation. Transplantate in derart sensibilisierten Patienten zeigen sogar eine bessere Funktion und Überlebenszeit, verglichen mit denen in Patienten, die nicht oder nur gegen die T-Lymphocyten des Spenders sensibilisiert waren (1).

In dieser Untersuchung sollte festgestellt werden, ob durch aktive Immunisierung mit T- oder B-Lymphocyten die Abstoßungsreaktion unterschiedlich beeinflußt wird und damit der begünstigende Effekt der Bluttransfusion als aktives Enhancement erklärt werden kann.

Material und Methodik

Als Versuchstiere wurden Inzuchtratten der Stämme Brown Norway (BN) AgB^3, Lewis (L) AgB^1 und deren F_1-Hybriden (LxBN) F_1 verwendet.

40 männliche ca. 200 g schwere L-Ratten erhielten ein heterotopes auxiliäres (LxBN) F_1-Herztransplantat. Die Transplantatfunktion wurde durch Palpation überprüft, der Abstoßungszeitpunkt bei Sistieren der Pulsation und vergrößertem Transplantat festgelegt und eine histologische Untersuchung angeschlossen. Die

---

* Mit Unterstützung durch den Deutschen Akademischen Austauschdienst.

Tiere wurden in 7 Gruppen eingeteilt, jedes Empfängertier erhielt 7 Tage vor der Transplantation eine i.v. Injektion mit BN-Blutelementen: 1) 0.1 ml isot. NaCl-Lösung (Kontrollgruppe); 2) 10^7 leuko- und lymphocytenfreie Erythrocyten (RBC), Präparation nach (2); 3) 10^7 über einen Dichtegradienten separierte Lymphocyten des peripheren Blutes (PBL); 4) 10^7 B-Lymphocyten einer über Nylonwolle angereicherten Milzzellensuspension (Technik modifiziert nach (3)); 5) 10^7 T-Lymphocyten; 6) 10^7 B-Lymphocyten + 10^7 RBC; 7) 10^7 T-Lymphocyten + 10^7 RBC.

Ergebnisse

Scheinbehandelte Tiere (Kontrollgruppe) stoßen ihr Transplantat innerhalb von 9 Tagen ab (Tabelle 1), isogene Transplantate überleben unbegrenzt.

Tabelle 1. Überlebenszeit von heterotop auxiliär implantierten (LxBN)F_1-Herztransplantaten in Lewis-Empfängertieren.

Behandlung	n	Transplantatüberlebenszeit (Tage)		p^c
			MST ± SD	
Unbehandelt	7	7,7,7,8,8,8,9	7.7±0.7	
RBC[a]	5	6,7,7,10,12	8.4±2.5	N.S.
PBL[b]	5	9,10,13,16,16	12.8±3.3	0.0025
B-Lymphocyten	6	13,15,17,17,18,19	16.5±2.2	0.0001
T-Lymphocyten	6	5,7,9,10,11,12	9.0±2.6	N.S.
B-Lympho. + RBC	5	10,13,13,16,20	14.4±3.8	0.0001
T-Lympho. + RBC	5	8,9,10,12	9.6±1.5	N.S.

[a] RBC = leukocytenfreie Erythrocyten; [b] PBL = periphere Blutlymphocyten; [c] Signifikanzberechnung nach dem Student-t-Test.

Die mittlere Transplantatüberlebenszeit wird in den mit gereinigten Erythrocyten (Gruppe 2) oder mit T-Lymphocyten (Gruppe 5) vorbehandelten Tieren nicht signifikant verlängert. Alle Transplantate sind innerhalb von 12 Tagen abgestoßen.

In den mit PBL (Gruppe 3) vorbehandelten Tieren wird die mittlere Transplantatüberlebenszeit signifikant ($p < 0.0025$) verlängert, 60% der Tiere stoßen ihr Transplantat erst nach dem 13. Tag ab. Durch Vorbehandlung mit B-Lymphocyten allein (Gruppe 4) oder in Kombination mit RBC (Gruppe 6) läßt sich der deutlichste Effekt hinsichtlich einer Transplantatverlängerung erzielen. Alle Transplantate zeigen histologisch Abstoßungszeichen.

Diskussion

Jeder Empfänger einer Bluttransfusion bildet Antikörper gegen die ihm übertragenen "fremden" Antigene. Die Bildung von cytotoxischen Antikörpern gegen Transplantationsantigene kann eine spätere Transplantation unmöglich machen. Trotzdem haben mehrfach transfundierte Patienten eine günstigere Transplantatprognose als solche, die überhaupt nie transfundiert wurden (5). Es werden also auch schützende Antikörper gebildet (Enhancement). Diese Eigenschaft wird den Antikörpern gegen B-Lymphocyten zugeschrieben, die, passiv übertragen, eine Abstoßungsreaktion aufheben können (2). Auch durch aktive Immunisierung mit Knochenmarkszellen (vornehmlich B-Lymphocyten) wird ein Lebertransplantat beim Affen gegen eine unmittelbare Abstoßung geschützt (4).

In der vorgelegten Untersuchung zeigen alle mit B-Lymphocyten vorbehandelten Tiere eine signifikant längere Transplantatüberlebenszeit. In den mit PBL injizierten Tieren ist dieser Effekt nicht so stark ausgeprägt, doch reichen 15 - 30% B-Lymphocyten im peripheren Blut aus, eine signifikante Verlängerung der Überlebenszeit zu erzielen. T-Lymphocyten und gereinigte Erythrocyten haben keine transplantatverlängernde Wirkung gezeigt. Diese Zellen tragen keine LD- oder Ia-Antigene auf ihren Zellmembranen, die ausschließlich auf B-Lymphocyten, Spermien und Makrophagen vorhanden sind. LD-Antigene führen zur Bildung von Anti-LD-Antikörpern, die transplantatverlängernd wirken (2).

Weitere Versuche müssen zeigen, in welcher Dosierung und zu welchem Zeitpunkt B-Lymphocyten injiziert werden müssen, um die Abstoßungsreaktion noch effektiver zu unterdrücken.

Zusammenfassung

Durch aktive Immunisierung mit B-Lymphocyten 7 Tage vor auxiliärer heterotoper Herztransplantation wird die Abstoßungsreaktion signifikant verzögert. T-Lymphocyten und gereinigte Erythrocyten führen zu keiner Transplantatverlängerung. Die begünstigende Wirkung von Bluttransfusionen wird durch die Übertragung von B-Lymphocyten erklärt, die im Transplantatempfänger aktives Enhancement induzieren.

Summary

B-lymphocytes given 7 days prior to auxiliary heterotopic heart transplantation significantly delay transplant rejection. T-lymphocytes or purified erythrocytes have no effect at all on the subsequent heart graft. The beneficial effect of blood transfusions could be due to the transfusion of B-lymphocytes, which create a state of active enhancement in the transplant recipient.

Literatur

1. CARPENTER, C.B., MORRIS, P.J.: Transpl. Proc. 10, 509 (1978)
2. DAVIES, D.A.L., ALKINS, B.J.: Nature 247, 294 (1974)

3. HANDWERGER, B.S., SCHWARTZ, R.H.: Transplantation 18, 544 (1974)
4. MYBURGH, J.A., SMIT, J.A.: Transplantation 26, 76 (1978)
5. vanROOD, J.J., BALNER, H.: Transplantation 26, 275 (1978)

Dr. med. W. Lauchart, Wellcome Laboratories of Experimental Pathology, St. Mary's Hospital Medical School, London W2 1PG, England

71. Frühabstoßung von intraportalen und intralinealen Pankreas-Allotransplantaten

Edith Kolb und F. Largiadèr

Chirurgische Klinik A, Universitätsspital Zürich

Sowohl die intraportale wie die intralienale Autotransplantation von ungereinigten Pankreas-Mikrofragmenten führt beim total pankreatektomierten Hund zur raschen und bleibenden Normalisierung des Nüchternblutzuckerspiegels (1). Allotransplantate in der Leber werden dagegen nach unserer Erfahrung mit oder ohne Immunosuppression mit Azathioprin und Prednison in 2-3 Tagen abgestossen (2). Bei der Frühabstoßung intraportaler Transplantate spielen wahrscheinlich lokale Gewebemakrophagen eine wesentliche Rolle. Das Ziel der vorliegenden Experimente war ein Vergleich bezüglich Abstoßungszeit und histologischer Abstoßungsreaktionen zwischen intraportal und intralienal transplantierten allogenen Pankreas-Mikrofragmenten beim Hund.

Material und Methoden

Die Allotransplantationen wurden an 2 Gruppen von je 10 Bastardhunden durchgeführt. Alle Versuchstiere wurden unmittelbar vor der Transplantation total pankreatektomiert. Das Spenderpankreas wurde sofort nach der Entnahme abgekühlt und durch mechanische Zerkleinerung und schrittweise Verdauung mit Kollagenase (Worthington, Typ IV) in Suspensionsform gebracht (3). Nach einer Präparationsdauer von 50-60 min wurde die Suspension in die V. portae (Gruppe 1) oder durch 2 oberflächliche Stichkanäle ins subcapsuläre Milzparenchym (Gruppe 2) infundiert. Postoperativ wurde den Hunden zur exokrinen Substitution täglich 50 g Pankrotanon (Hausmann) verabreicht.

Resultate

Bei den Hunden in Gruppe 1 betrug der Nüchternblutzucker bereits am 1. postoperativen Tag in 9/10 Fällen, bei denjenigen in Gruppe 2 bei 10/10 Fällen weniger als 150 mg/100 ml. In beiden Gruppen kam es jedoch zu einer frühen Abstoßung. Die Abstoßung, d.h. Blutzuckerwerte über 250 mg/100 ml, trat in Gruppe 1 durchschnittlich 2.4 Tage, in Gruppe 2 3.9 Tage nach der Transplantation auf (Abb. 1). Histologisch zeigte sich in beiden Gruppen zu Beginn der Abstoßung eine Infiltration der Transplantate durch Gewebemakrophagen und erst in den folgenden Tagen eine leucocytäre Infiltration.

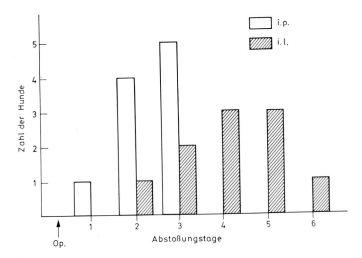

Abb. 1. *Abstoßung intraportaler (i.p.) und intralienaler (i.l.) Pankreastransplantate*

Diskussion

Die gewöhnlich frühe Abstoßung von Pankreasfragmenten, vor allem in der V. portae, aber auch im Milzparenchym, wird auf Grund der histologischen Untersuchungen wahrscheinlich durch lokale Makrophagen ausgelöst. Für den etwas früheren Funktionsverlust der intraportalen Transplantate könnte eine rasche Thrombocyten- und Fibrinablagerung auf dem angedauten Kollagen der Gewebepartikel teilweise verantwortlich sein. Dieser Mechanismus allein kann den frühen Funktionsverlust jedoch nicht erklären, da intraportale Autotransplantate rasch und dauernd funktionieren (1). Preliminäre Versuche mit Heparin und Aspirin bei intraportalen Allotransplantationen brachten keine eindeutige Verbesserung der Resultate. Die Rolle der exokrinen Enzyme bei der raschen Aktivierung der Makrophagen und/oder cytotoxischer Lymphocyten wurde nicht abgeklärt.

Die Auslösung der Frühabstoßung durch lokale Makrophagen könnte auch die Unwirksamkeit der traditionellen anti-lymphocytären Immunosuppression erklären, die wir experimentell (2) und auch klinisch bei 6 diabetischen Patienten nach Transplantation von Pankreasfragmenten in die Leber (4 Fälle) oder Milz (2 Fälle) beobachteten, so daß neue Wege der Abstoßungsverhütung oder der Pankreastransplantation gefunden werden müssen.

Zusammenfassung

Bei 2 Gruppen von je 10 Hunden wurden allogene Pankreas-Mikrofragmente in die V. portae bzw. ins Milzparenchym transplantiert. Die Transplantate wurden 2.4 resp. 3.9 Tage postoperativ abgestossen, wahrscheinlich durch Aktivierung von Gewebemakrophagen.

Summary

Allogeneic pancreatic microfragments were transplanted into the portal vein or splenic pulp of two groups of 10 dogs. The transplants were rejected after 2.4 and 3.9 days, respectively, probably by activation of local macrophages.

Literatur

1. KOLB, E., RUCKERT, R., LARGIADÈR, F.: Intraportal and intrasplenic autotransplantation of pancreatic islets in the dog. Eur. Surg. Res. 9, 419 (1977)
2. KOLB, E., URFER, K., LARGIADER, F.: Early rejection of allotransplanted pancreatic islets in the dog. Transplant. Proc. 1979, im Druck
3. KOLB, E., HOLLINGER, A., LARGIADÈR, F.: Experimentelle Weiterentwicklung der Pankreastransplantation. Helv. Chir. Acta 43, 793 (1976)

Dr. Edith Kolb, Chirurgische Klinik A, Universitätsspital, CH-8091 Zürich

72. Der Einfluß exokrinen Drüsengewebes auf den Transplantationserfolg isolierter Langerhansscher Inseln

U. Gerasch und K. D. Rumpf

Klinik für Abdominal- und Transplantationschirurgie der Medizinischen Hochschule Hannover

Obwohl die Inseltransplantation im Tierexperiment erfolgreich ist, hat sie in der Diabetes-Therapie des Menschen noch keinen Platz gefunden. Als Ursache muß man u.a. technische Probleme anschuldigen, die bei der Abtrennung Langerhansscher Inseln aus menschlichem Pankreas auftreten. Viele Gruppen verzichten deshalb auf eine Trennung der Inselzellareale vom umgebenen Drüsengewebe. So hat man u.a. mechanisch zerkleinerte Pankreasgewebsteile oder allein enzymatisch angedaute Gewebssuspensionen auf diabetische Tiere verpflanzt.

Wir sind der Frage nachgegangen, ob eine komplette Abtrennung des exokrinen Drüsengewebes von den Langerhansschen Inseln für einen endokrinen Transplantationserfolg notwendig ist und ob, ggf. wie, mittransplantiertes nicht endokrines Gewebe auf die Inseltransplantate einwirkt und deren Funktion beeinträchtigt.

Material und Methodik

Dazu haben wir an isolierten Rattenstämmen nach vorheriger Kollagenaseinkubation vitale Inselkomplexe aus dem resezierten Pankreas herausgelöst. Als Trennverfahren wurde die Ficoll-Gradient-Technik angewandt, die wir dem Vorgehen von BALLINGER et al. (1) entsprechend geringfügig modifiziert hatten. Es wurden 4 Inselgewebssuspensionen hergestellt, denen zunehmend vermehrt zuvor abgetrenntes exokrines Pankreasgewebe wieder zugesetzt worden ist (Tabelle 1). Der Grad dieser Verunreinigung der Insel-Suspensionen wurde nach ihrem Gehalt an Langerhansschen Inseln und nach ihrer Amylase-Aktivität definiert. Die Inselmenge konnte in einer Probe unter dem Stereomikroskop ausgezählt werden. Der Amylasegehalt wurde enzymatisch im Amylase-Test nach Street-Close gemessen, nachdem die Zellstrukturen durch Ultraschall-Homogenisierung zertsört worden waren.

Zur Charakteristik der Stoffwechselwirkung dieser Transplantate haben wir ein vielfach erprobtes Transplantationsmodell angewandt: Die Injektion in die zuvor freigelegte Pfortader streptocotocindiabetischer Ratten. In einem 3-monatigen Beobachtungszeitraum wurden bestimmt: Körpergewicht, Wasserbilanz, Nüchternblutzucker, Insulin i.S., sowie i.v.-GTT.

Tabelle 1

Insel-suspension	Anzahl Langerhans Inseln	Zugesetztes nichtendokrines Gewebe mg Frischgewicht	Amylaseaktivität	Amylase Aktivität / Insel[a]
I	1900-2200	12 ± 6,5	41000 ± 22400	20,2 U/l
II	2000	57 ± 17	197000 ± 58800	98,5 U/l
III	1950-2100	148 ± 16	510000 ± 55000	252,0 U/l
IV	1800-2800	412 ± 42	$1,42 \cdot 10^6$ ± 145000	618,0 U/l

[a] = Reinheitsquotient der Inselsuspension.

Ergebnisse

Die Höhe der Blutzuckerwerte vor und nach der Transplantation für die einzelnen Gruppen gibt die Abb. 1 wieder. Man erkennt, daß die in Gruppe I erfolgte rasche BZ-Normalisierung in der 5-fach verunreinigten Gruppe II verzögert einsetzt: Erst nach 6 - 8 Wochen sind annähernd normale Glucosewerte i.S. vorhanden. In der Gruppe III mit 12-fachem Zusatz an exokrinem Drüsengewebe bleibt der Glucosespiegel hoch. Die Tiere scheinen sich dennoch zu erholen, ihre diabetische Kachexie verstärkt sich nicht. Blutzuckermessungen in der Gruppe IV mit 30-facher Verunreinigung sind wegen des raschen Sterbens der Tiere nicht mehr möglich gewesen.

Im RIA konnten die der Blutzuckerregulation zugrundeliegenden Insulinwerte direkt bestimmt werden. 90 min vorher erfolgte eine Stimulation der Insulinfreisetzung durch Verabreichung von 600 mg Glucose/kg KG intraperitoneal. Wir fanden (Abb. 2) in der Gruppe III Insulinserumwerte, die mit 40-60 µE/ml gegenüber den Gruppen I und II deutlich erniedrigt waren.

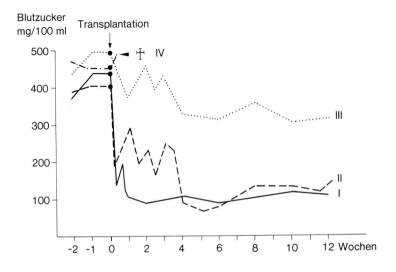

Abb. 1

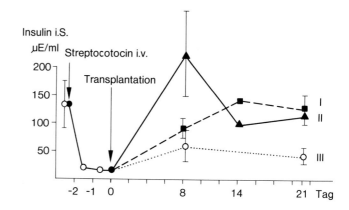

Abb. 2

Eine entsprechende Tendenz kann man beim Glucose-Toleranz-Test ablesen, als dessen Exponenten wir den Assimilationskoeffizienten K errechnet haben (Abb. 3). Als auffallendsten Befund fanden wir in der Gruppe III wiederum Werte unter 1,0, die, wie erwartet, im diabetischen Bereich lagen.

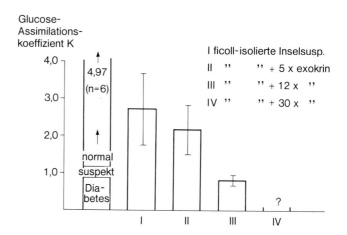

Abb. 3

Die Amylase im Serum erhöhte sich nur unmittelbar nach dem Transplantationseingriff bis auf das ca. 10- bis 20-fache der Norm. Bis zu einer Dauer von 3 Monaten wurden keine weiteren Hyperamylasämien mehr festgestellt.

Diskussion

Es sollen die vorliegenden Befunde im Hinblick auf die anfangs gestellte Frage nach der Bedeutung exokriner Beimischungen zu Inseltransplantaten folgendermaßen interpretiert werden:

Geringe Verunreinigungen von isolierten Insel-Transplantaten sind offenbar ohne Einfluß auf deren Einheilung im Wirtsorgan. Sie beeinträchtigen dort nicht die Insulinsynthese und -freisetzung.

Anders verhält es sich, wenn der Grad der Verunreinigung einen Grenzwert überschreitet, im eigenen Experiment etwa das 12-fache des bei der Ficoll-Isoliertechnik unvermeidbaren Wertes. Körpergewicht, AZ und Restinsulinmengen im Serum weisen zwar auch dann noch auf eine partielle Wirksamkeit der Inseltransplantate hin, eine Diabetesnormalisierung findet jedoch nachweislich nicht mehr statt.

Wird schließlich ein vielfaches an nicht endokrinem Gewebe in die Pfortader mitübertragen, dann sterben die Tiere innerhalb weniger Stunden bis Tage. Herausragendes Merkmal ist dabei die Ausbildung einer portalen Hypertension.

Eine Amylaseerhöhung im Serum konnte nur unmittelbar nach dem Transplantationseingriff gemessen werden, spätere Kontrollen zeigten zu keinem Zeitpunkt eine pathologisch erhöhte Freisetzung dieser Enzyme, was darauf schließen läßt, daß offenbar keine autolytischen Prozesse größerer Ausdehnung am Implantationsort ablaufen.

Histologische Studien zeigten, daß im Falle der Mitübertragung größerer Drüsenanteile die Inseln im Pfortadersystem zunächst von einem dichten Mantel exokriner Zellfragmente und unspezifischen Detritus umgeben sind. Letztere fallen später der Nekrose anheim und werden phagozytiert. Bis dahin hindern sie aber offenbar die intakte Insel daran, den für die Revascularisierung notwendigen engen Kontakt mit dem Leberparenchym aufzunehmen.

Zusammenfassung

Anhand tierexperimenteller Studien an isologen Rattenstämmen wurde der Frage nachgegangen, ob die gezielte Mitübertragung von exokrinem Pankreasgewebe die Funktion isolierter Inseltransplantate beeinträchtigt. Die Funktion wurde bestimmt durch den Einfluß, den ca. 2000 in die Lebern diabetischer Ratten verpflanzte Langerhanssche Inseln auf die Glucosestoffwechsellage nahmen. Körpergewicht, Blutzucker, Insulin i.S. nach Stimulation und i.v. Glucose-Toleranz wurden gemessen.

Es zeigte sich, daß in der zweiten von 4 Gruppen (5-fache exokrine Verunreinigung) kein Einfluß auf den positiven Transplantationserfolg festzustellen war. Die Übertragung einer 12-fachen Verunreinigung jedoch verhinderte eine Normalisierung des diabetischen Status.

Es wird, in Anlehnung an SUTHERLAND, der Reinheitsfaktor der Inseltransplantate bestimmt durch seine Amylaseaktivität pro Insel.

Summary

Islet cells were transplanted into isologous rat strains with exocrine pancreatic tissue as contaminant. The relationship of transplant function to the degree of contamination was tested. No influence on transplant success was found despite a five fold amount of exocrine tissue in one group after transplantation into livers of diabetic animals. But a 12-fold contamination of the 2000 isolated islets of Langerhans did not allow a normalization of blood sugar content. The glucose assimilation coefficient was constantly below 1.0. Purification of islet cell transplants was estimated by determination of amylase activity per islet according to SUTHERLAND.

Literatur

1. BALLINGER, W.F., LACY, R.E.: Transplantation of intact pancreatic islets in rats. Surgery 72, 175 (1972)
2. KRETSCHNER, G.J., SUTHERLAND, D.E.R., MATAS, A.J., NAJARIAN, J.S.: Autotransplantation von Pankreasfragmenten an total pankreatektomierten Hunden unter Verzicht auf Trennung von exo- und endokrinem Gewebe. Langenbecks Arch. Chir. Suppl. 1978, 203-207
3. LORENZ, D., REDING, R., PETERMANN, J. et al.: Transplantation of isologous islets of Langerhans in diabetic rats. Long-term immunohistological results. Acta Diabetol. Latina 14, 5/6, 199-210 (1977)
4. RUMPF, K.D., ZICK, R., THIELE, J.: Methoden zur Funktionskontrolle transplantierter Langerhans'scher Inseln. Langenbecks Arch. Chir. 343, 293-305 (1977)
5. SUTHERLAND, D.E.R., STEFFES, M.W., BAUER, G.E., et al.: Isolation of human and porcine islets of Langerhans and islet transplantation in pigs. J. Surg. Res. 16, 102-111 (1974)

PD Dr. K.D. Rumpf, Klinik für Abdominal- und Transplantationschirurgie, Medizinische Hochschule Hannover, Karl-Wiechert-Allee 9, D-3000 Hannover 61

Chirurgisches Forum 1980
München 14. bis 17. Mai

Vortragsanmeldungen

Die Sitzungen des FORUM *für experimentelle und klinische Forschung* sind ein fester Bestandteil im Gesamtkongreßprogramm. Sie bestehen aus 8-Minuten-Vorträgen mit ausreichender Diskussionszeit über Ergebnisse aus der *experimentellen* und *klinischen Forschung*. Zur Beteiligung sind bevorzugt der chirurgische Nachwuchs, aber auch junge Forscher aus anderen medizinischen Fachgebieten zur Pflege interdisziplinärer Kontakte aufgefordert. Verhandlungssprachen sind Deutsch und Englisch.

Als *Leitthemen* der einzelnen Sitzungen sind vorgesehen: Schock, Herz, Gefäßsysteme, Lunge, Magen und Darm, Leber – Galle – Pankreas, Niere, Transplantation, endokrine Organe, Trauma, prä- und postoperative Behandlung, Wundheilung und -behandlung, Onkologie.

Die Auswahl der Sitzungstitel für das endgültige Programm richtet sich nach dem zahlenmäßigen Überwiegen der eingereichten Beiträge zu den verschiedenen Themenkreisen auf der Basis der Qualitätsbewertung (siehe 9).

Bedingungen für die Anmeldung

1. Für die Anmeldung ist eine *Kurzfassung in sechsfacher Ausfertigung* bis spätestens 30. September des Vorjahres vor dem Kongreßjahr an den FORUM-Ausschuß der Deutschen Gesellschaft für Chirurgie einzusenden:

    Sekretariat „Chirurgisches FORUM"
    Chirurgische Universitätsklinik
    D-6900 Heidelberg

    Bereits veröffentlichte Arbeiten dürfen nicht eingesandt werden!

2. Grundsätzlich ist die Anmeldung mehrerer verschiedener Beiträge möglich. Die Auswahl durch den wissenschaftlichen Beirat orientiert sich dahingehend, daß der *Erstautor* im endgültigen Programm *nur einmal* genannt werden kann.

3. Die Anmeldung eines Beitrags zum FORUM schließt die Anmeldung eines Vortrages mit dem gleichen Grundthema für eine andere Kongreßsitzung aus.

Kurzfassung

4. Die *Kurzfassung* soll in klarer Gliederung ausschließlich objektive Fakten über die Zahl der Untersuchungen oder Experimente, die angewandten Methoden und endgültigen Ergebnisse enthalten. Ausführliche Einleitungen, historische Daten und Literaturübersichten sind zu vermeiden. Nur Mitteilungen von *wesentlichem Informationswert* ermöglichen eine sachliche Beurteilung durch die Mitglieder des wissenschaftlichen Beirats.

5. Auf einem *vorgeschalteten eigenen Blatt* sind die Namen der Autoren (beginnend mit dem Vortragenden) mit akademischem Grad sowie Anschrift von Klinik oder Institut und der Arbeitstitel einzutragen.

6. Da sich die Deutsche Gesellschaft für Chirurgie einer „*Empfehlung über die Begrenzung der Autorenzahl*" angeschlossen hat (siehe MITTEILUNGEN Heft 4/1975, Seite 140), können einschließlich des Vortragenden nur 4 Autoren genannt werden. Lediglich bei interdisziplinären Arbeiten sind insgesamt 6 Autorennamen möglich.

7. Dem *Text der Kurzfassung* wird nur der Arbeitstitel ohne Autorennamen vorangestellt, damit eine anonyme Weiterbearbeitung gesichert ist (siehe 9). Der Umfang darf $1^1/_2$ Seiten (DIN A 4, $1^1/_2$ Zeilenabstand, 4 cm Rand) nicht überschreiten. Die Einsendung hat per Einschreiben zu erfolgen. Sammelsendungen ist eine Liste der Einzelbeiträge beizufügen.

8. Jeder Beitrag soll von dem Autor durch einen Vermerk für eines der oben angegebenen Leitthemen vorgeschlagen werden.

Anonyme Bearbeitung

9. Vor der Sitzung des FORUM-Ausschusses werden die Beiträge anonym (ohne Nennung der Autoren und der Herkunft) zur Beurteilung an die Mitglieder des wissenschaftlichen Beirats versandt. (Bestimmungen für den FORUM-Ausschuß siehe MITTEILUNGEN Heft 3/1973 Seite 70).

10. Die Autoren der angenommenen Beiträge werden bis Mitte November des Vorjahres vor dem Kongreß verständigt.

Manuskript

11. Das *Manuskript* ist in doppelter Ausfertigung mit klarer Gliederung (Zielsetzung, Methodik, Ergebnisse) und Zusammenfassungen auf Deutsch und Englisch einzureichen.

    Wenn *keine* Bilder oder Tabellen eingereicht werden, darf das Manuskript einschließlich deutscher und englischer Zusammenfassung und Literaturangaben 5 Schreibmaschinenseiten haben (bei 4 cm Rand und $1^1/_2$zeiligem Abstand).

    Bei Verkürzung des Schreibmaschinentextes auf 3 Seiten (4 cm Rand, $1^1/_2$zeilig) ist die *Wiedergabe von 2 Schwarzweiß-Abbildungen* (schematische Strichabbildungen) und *2 Tabellen* möglich. Es werden Positivabzüge (tiefschwarz) in Endgröße erbeten. Für jede Abbildung oder Tabelle ist eine kurze prägnante Legende auf besonderem Blatt erforderlich.

    Halbtonbilder, Fotos und Röntgenbilder werden nicht angenommen.
    Die *Bibliographie* soll 5 Zitate nicht überschreiten.

12. Die redaktionellen Vorschriften sind sorgfältig zu beachten. Gelegentlich trotzdem erforderlich werdende redaktionelle Änderungen im Rahmen der gegebenen Vorschriften behält sich die Schriftleitung vor.

13. Die *endgültige Fassung* wird in einem zitierfähigen FORUM-Band als Supplement von Langenbecks Archiv vor dem nächsten Kongreß gedruckt vorliegen.

Einsendeschluß

14. Manuskripte, die bis zum 10. Januar des Kongreßjahres nicht eingegangen sind, können im FORUM-Band nicht berücksichtigt werden und schließen eine Aufnahme in das endgültige Kongreßprogramm aus.

15. Lieferung von *Sonderdrucken* nur nach vorheriger Bestellung und gegen Berechnung.

Wissenschaftlicher Beirat im FORUM-Ausschuß der Deutschen Gesellschaft für Chirurgie

F. LINDER – Heidelberg	U. MITTMANN – Heidelberg
Vorsitzender des Beirats	H. D. RÖHER – Duisburg
	Für das FORUM-Sekretariat

Chirurgisches Forum '78

für experimentelle und klinische Forschung
95. Kongreß der Deutschen Gesellschaft für
Chirurgie, München, 3. bis 6. Mai 1978
Herausgeber: H. Junghanns
Schriftleitung: L. Linder, H.-D. Röher, U. Mittmann
1978. 85 Abbildungen, 49 Tabellen. XIV, 319 Seiten
(englische Zusammenfassung). (Langenbecks
Archiv für Chirurgie, Supplement 1978)
DM 29,50; US $ 16.20
ISBN 3-540-08695-1

Funktionsstörungen der Speiseröhre

Pathophysiologie, Diagnostik, Therapie
Herausgeber: R. Siewert, A. L. Blum, F. Waldeck
Mit einem Geleitwort von R. Nissen
Unter Mitarbeit zahlreicher Fachwissenschaftler
1976. 150 Abbildungen, 23 Tabellen.
XXII, 344 Seiten
Gebunden DM 128,–; US $ 70.40
ISBN 3-540-07571-2

K. Hell, M. Allgöwer
Die Colonresektion

1976. 50 zum Teil farbige Abbildungen,
43 Tabellen. VII, 143 Seiten
Gebunden DM 68,–; US $ 37.40
ISBN 3-540-07777-4

H. R. Mittelbach
Die verletzte Hand

Ein Vademecum für Praxis und Klinik
3., überarbeitete Auflage. 1977. 210 Abbildungen in
339 Einzeldarstellungen. IX, 273 Seiten
DM 28,–; US $ 15.40
ISBN 3-540-07969-6

Klinischer Unterricht und Weiterbildung in der Chirurgie

Symposium aus Anlaß des 75. Geburtstages von
Rudolf Zenker. Herausgeber: G. Heberer, G. Feifel
Mit Beiträgen zahlreicher Fachwissenschaftler
1978. 21 Abbildungen, 64 Tabellen. XXI, 157 Seiten
(22 Seiten in Englisch)
DM 38,–; US $ 20.90
ISBN 3-540-08794-X

W. Hess, R. Liechti
Gleithernie und Refluxkrankheit

Mit Beiträgen von C. Jacot, B. Roethlisberger,
G. Terrier
1978. 313 Abbildungen, davon 116 farbig,
20 Tabellen. VIII, 223 Seiten
Gebunden DM 240,–; US $ 132.00

G. Fischer
Chirurgie vor 100 Jahren

Historische Studie über das 18. Jahrhundert aus
dem Jahre 1876
Reprint der Erstauflage F. C. W. Vogel Leipzig
1876 – ergänzt um ein Vorwort von R. Winau
1978. (8) X, 585 Seiten
DM 48,–; US $ 26.40
ISBN 3-540-08751-6

L. F. Hollender, A. Marrie
Die selektive proximale Vagotomie

Vorwort von J. L. Lortat-Jacob
Übersetzt aus dem Französischen und bearbeitet
von K. Junghanns
1978. 40 Abbildungen, 10 Tabellen. XI, 135 Seiten
DM 58,–; US $ 31.90
ISBN 3-540-08613-7

R. Pichlmayr, B. Grotelüschen
Chirurgische Therapie

Richtlinien zur prä-, intra- und postoperativen
Behandlung in der Allgemeinchirurgie
1978. 27 Abbildungen, 45 Tabellen. VIII, 656 Seiten
DM 78,–; US $ 42.90
ISBN 3-540-08600-5

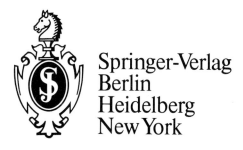

Springer-Verlag
Berlin
Heidelberg
New York

Allgemeine und spezielle Chirurgie

Herausgeber: M. Allgöwer. Unter Mitarbeit zahlreicher Fachwissenschaftler
3., neubearbeitete Auflage. 1976. 425 Abbildungen. XXIV, 657 Seiten
DM 48,–; US $ 26.40
ISBN 3-540-07702-2

C. Burri, F. W. Ahnefeld
Cava-Katheter

Unter Mitarbeit von K. H. Altemeyer. B. Gorgass, O. Haferkamp, D. Heitmann, G. Krischak, P. Lintner, A. Ott, H. H. Pässler, E. Plank, D. Spilker, W. Stotz
1977. 54 Abbildungen, 18 Tabellen. VII, 86 Seiten
DM 28,–; US $ 15.40
ISBN 3-540-08190-9

W. Glinz
Thoraxverletzungen

Diagnose, Beurteilung und Behandlung
1978. 133 Abbildungen, 31 Tabellen. X, 294 Seiten
DM 98,–; US $ 53.90
ISBN 3-540-08597-1

G. Heberer, W. Köle, H. Tscherne
Chirurgie

Lehrbuch für Studierende der Medizin und Ärzte. Mit erweitertem Hinweisindex zum Gegenstandskatalog
2., korrigierte Auflage 1979. 476 zum größten Teil farbige Abbildungen. XXVI, 876 Seiten (Heidelberger Taschenbücher, Band 191, Basistext Medizin)
DM 36,–; US $ 19.80
ISBN 3-540-09146-7

Herzchirurgie

Herausgeber: E. Derra, W. Bircks
Mit Beiträgen zahlreicher Fachwissenschaftler
1976. 570 Abbildungen. LIII, 1288 Seiten. In zwei Bänden, die nur zusammen abgegeben werden. (Handbuch der Toraxchirurgie, Ergänzungswerk)
Gebunden DM 1180,–; US $ 649.00
ISBN 3-540-07312-4

Herz und herznahe Gefäße

Herausgeber: H. G. Borst, W. Klinner, Å. Senning
Unter Mitarbeit zahlreicher Fachwissenschaftler
1978. 388 zum Teil farbige Abbildungen in 797 Einzeldarstellungen, 7 Tabellen. XXII, 802 Seiten (Allgemeine und spezielle Operationslehre, Band 6, Teil 2)
Gebunden DM 740; US $ 407.00
Subskriptionspreis Gebunden DM 592,–; US $ 325.60
ISBN 3-540-08267-0

Indikation zur Operation

Herausgeber: G. Heberer, G. Hegemann
Mit 118 Beiträgen
1974. 232 Abbildungen, 155 Tabellen. XVI, 505 Seiten
Gebunden DM 238,–; US $ 130.90
ISBN 3-540-06551-2

L. Leger, M. Nagel
Chirurgische Diagnostik

Krankheitslehre und Untersuchungstechnik
Mit einer Einleitung von L. F. Hollender und einem Vorwort von F. Kümmerle
Unter Mitarbeit von E. Stahl
Übersetzung des aus der französischen Ausgabe verwendeten Textes U. Nagel
3., überarbeitete und erweiterte Auflage. 1978. 644 Abbildungen. XXV, 400 Seiten
DM 58,–; US $ 31.90
ISBN 3-540-08896-2

Unfallchirurgie

Von C. Burri, H. Beck, H. Ecke, K. H. Jungbluth, E. H. Kuner, A. Pannike, K. P. Schmit-Neuerburg, L. Schweiberer, C. H. Schweikert, W. Spier, H. Tscherne
Unter Mitarbeit zahlreicher Fachwissenschaftler
2., überarbeitete und erweiterte Auflage. 1976. 144 Abbildungen, 10 Tabellen. XX, 284 Seiten (Heidelberger Taschenbücher, Band 145, Basistext Medizin)
DM 19.80; US $ 10.90
ISBN 3-540-07874-6

Preisänderungen vorbehalten

Springer-Verlag
Berlin Heidelberg New York